ホリスティック療法の最高峰！

メディカル・タイマッサージ入門

GUIDE to MEDICAL THAI MASSAGE

日本タイマッサージ協会会長

大槻一博

Kazuhiro Otsuki

BAB JAPAN

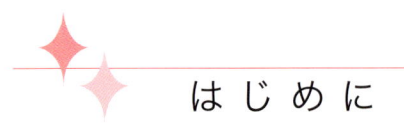
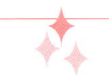

はじめに

タイマッサージには、2千5百年の歴史があるといわれています。約2千5百年前、タイマッサージのファーザードクターであるシワカ・コマラパ医師が、釈尊の主治医として生きていたという逸話が残されているのです。2018年現在、タイ王国は建国780年になりますが、タイマッサージにはそれよりもずっと長い歴史があることになります。

タイに行くと、至るところでタイマッサージの看板が見られ、タイ語表記はもちろんのこと、英語表記、日本語表記、韓国語表記、そして最近増えてきた中国人の観光客相手に中国語表記のお店も増えています。中国人のお客さんの要望に答えて、強もみのセラピストも増えているそうです。

そんなタイマッサージには、「世界一気持ち良いマッサージ」という別名があります。そのため、アメリカ、カナダ、メキシコ、ブラジル、チリなどの北米、中米、南米をはじめ、ヨーロッパや中東にまで広がりつつあるのです。

タイ人もタイマッサージが大好きで、体調の悪い時どうするかという調査では、病院に行く人が10%、薬を飲む人が20%、そしてタイマッサージを受けに行く人が50%という結果が出ています(テレビ番組「世界ふしぎ発見」スタッフによる現地調査)。つまり、体調をこわした時、タイ人の約半数が、病院や薬局に頼るよりも、タイマッサージを受けに行って体調を整えるのです。つまりそれだけタイマッサージに素晴らしい治療効果があることを物語っています。

そしてタイマッサージには、予防医学として の一面もあります。病気が発症する前にその前兆を察知し、症状が発現する前に治すことも可能なのです。

タイマッサージを筆頭とするタイ伝統医学の源流は、遠くインドまで遡ることができます。インド医学のナーディー（中国医学の「経絡」に相当）の考え方は、「セン」という形でタイに伝わりました。タイ伝統医学では、その10本のセンに刺激を与えることで体調を整えます。

また、インド医学には「マルマ」というツボに相当する治療点が存在します。それは「ジュ」という名称でタイに伝わり、セン上にある特定の「ジュ」を押すことで、様々な症状を改善できるとタイ伝統医学では考えられています。

現地タイでは、リラクゼーション用のタイマッサージ（ヌアッド・パン・ボラーン）のお店がほとんどですが、そのほかに、タイの伝統医や長年の経験を持つタイマッサージ師からは、治療効果の高いメディカルタイマッサージ（ヌアッド・バンバット）を受けることができます。

バンコクの北、ノンタブリーにあるタイ国保健省でタイマッサージを受けたことがあります。そこでは、まずリラクゼーション用か治療用かを選び、問診と血圧測定をします。リラクゼーション用は、60分の一般的なタイマッサージで、治療用は、45分の症状改善のタイマッサージと15分のハーバルボールがセットになっています。

本書では、一般的なリラクゼーション用のタイマッサージではなく、施術を受ける人それぞれが満足できる機能解剖学と整体学に基づいたメディカルタイマッサージの一部を紹介いたします。

そのほか、本書では、「ルースィーダットン」という健康体操法も紹介します。「仙人体操」と呼ばれ、体のゆがみを正し、筋肉を伸ばしてこりを取り去り、「未病を治す」という、予防医学の観点からみても素晴らしい体操です。

タイマッサージとルースィーダットンは、よく車の両輪にたとえられます。どちらが欠けても車は真っ直ぐに進めません。その両方を体得することで、タイマッサージを受けて症状を改善する「人任せ健康法」ではなく、体操によって自分で体の異常に気づき、硬くなった筋肉を緩めていく「自主的健康法」に目覚めることができるのです。

また、タイ北部に存在したラーンナー王国の秘技「トークセン」という施術法も紹介します。これは、木槌と杭を用いて、筋肉や腱を叩いてほぐす独特な施術法です。トークセンは、施術側の負担が少なく、体の深層部まで刺激を届かせることができます。叩く時の音と振動には、精神をリラックスさせる効果もあります。本書では、身近にあるものを用いて同じような効果が期待できる方法を紹介します。

そして、「ヌントーン」という手技も紹介します。素焼きのポットを200℃まで熱して、それを不燃性の繊維で包み、腹部を中心に体全体を温める方法です。タイマッサージやトークセンを受けた場合とはまた違ったゆるみ方をします。例えていうならば、陽だまりにゆったり寝ている気持ちよさです。

最後に、バスタオル体操を紹介します。バスタオル体操は、ルースィーダットンとは違い、簡単にいえば筋肉のトレーニングとストレッチをバランス良く組み合わせた体操です。人生を最後まで元気で楽しく過ごすために必要な筋力をつける理想的な体操です。

「タイマッサージ」「ルースィーダットン」「トークセン」の3大健康法と「ヌントーン」、「バスタオル体操」で、より多くの人々の健康が維持・実現されることを願っています。

日本タイマッサージ協会、日本ルースィーダットン協会、太極治療院

大槻一博

※「マッサージ」は、法律上、あん摩・指圧・マッサージ師の国家資格を持っている方による手技とされています。そのため「タイマッサージ」を「マッサージ行為の範疇」として無資格で治療を行うと、法律上は医業類似行為と見なされ、取り締まりの対象になる場合があります。タイマッサージを治療行為として行う場合は、そのことを十分認識していただきたいと思います。ただし、タイマッサージをリラクゼーションの一環として行う場合は、現法令上、問題はありません。

Part ⑤ バスタオル体操

Part

1

タイマッサージ

Step 1

タイマッサージの基礎知識

1．タイマッサージは「サバイ・サバイ」

　サバイとは、タイ語で「気持ち良い」という意味で、タイでタイマッサージを受けている時は「サバイマイ？」（気持ち良いですか？）と聞かれることがあります。そして「サバイ・サバイ」（とっても気持ち良い）と答えると、マッサージ師達はとても喜んでくれます。

　このサバイという言葉は、タイマッサージのためにできたような言葉で、実際にタイマッサージを受けると、いかにサバイの気持ちを大切にして作られたかが体験できます。仰向けで足のマッサージやストレッチから始まり、うつ伏せで腰や背中のマッサージになると、熟睡してしまう方も多いと思います。

　この魔法の言葉「サバイ」には、タイの人々が何を求めて生活をしているのかを知る手がかりが隠されています。そう、タイ人はいつでもどこでもサバイであることを好む国民なのです。仕事をする時も、人と付き合う時も、サバイの精神は大切にされています。タイのマッサージ店のきき過ぎた冷房も、外があまりにも暑いためにサバイを追求した結果なのでしょうが、体が冷えすぎることもあり、外に出てその温かさに逆にサバイを感じることもあります。

　人生、長く生きていると、後悔することも落ち込むこともあるでしょう。そんな時は、タイマッサージを受けて気分転換をしてみてはいかがでしょうか。気持ち良いタイマッサージを受けているうちに心が癒され、サバイの気持ちを体験することで、些細なことに悩んでいる自分がばからしくなることもあります。これもタイマッサージの大切な効果なのかも知れません。

　そしてサバイの体験は、タイマッサージを施す側にも用意されています。相手を伸ばしているようで、実は自分がストレッチされている手技がいくつかあります。どのテクニックでその体験ができるかは、この本で紹介している手技をいろいろ試してみてください。施術者のサバイを楽しみに、この本を最後までお読みください。

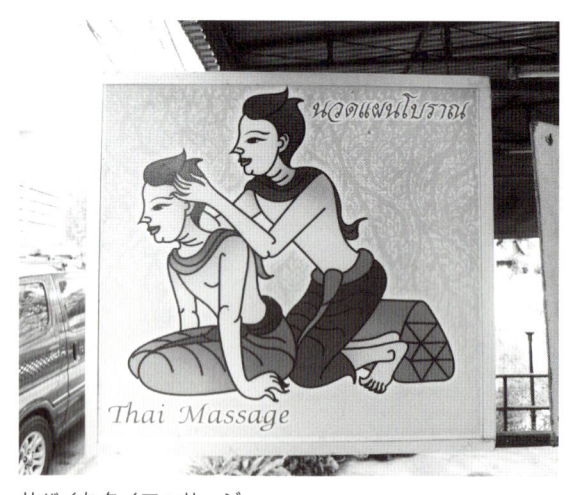

サバイなタイマッサージ

2．タイマッサージの歴史

　約2千5百年の歴史を持つタイマッサージの創始者は、釈尊と同じ時代に生きていたシワカ・コマラパ医師といわれています。彼がインドのビンビサーラ王の痔瘻や頭頂部のできものを手術で治したため、ビンビサーラ王は、彼を「医師の王」に任命し、釈尊の主治医に決めました。

　その時、釈尊は「前世で私とあなたは、人々を癒すという誓いを立てた。私は心の病気を、あなたは体の病気を治すのだ」とコマラパ師に言ったそうです。コマラパ師の住居は、ちょうど釈尊が説法をした場所（霊鷲山）から家に帰る途中にありました。そのため、2人はよくそこで対話していたという逸話が現地に残っています。

　またコマラパ師は、仏教僧の集団「サンガ」の筆頭医師としても活躍していました。当時の医学は、仏教伝来と共にタイに伝わり、アユタヤ時代にタイ伝統医学として確立されました。そして、ワットと呼ばれる寺院で、体の悪い民衆たちを無償で救いながら、タイ全土に広まっていったのです。

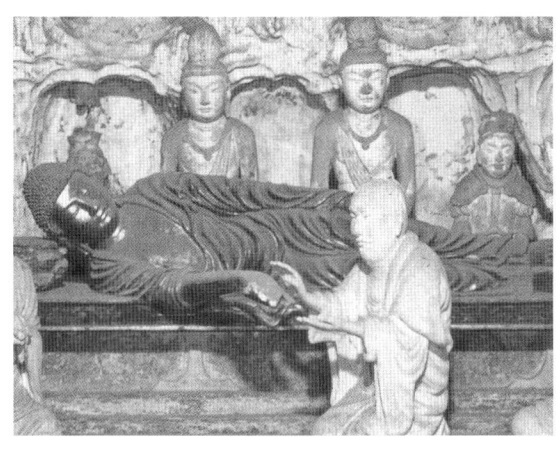

奈良法隆寺にある、釈尊を施術するコマラパ師。ワットポーにも同じような像がある

3．タイマッサージの総本山、ワットポーについて

　バンコクにあるタイマッサージの総本山ワットポーは、タイ国第一級の王立寺院です。ラタナコーシン王朝時代の1788年、ラーマ1世によって建立されました。

　境内には、スリランカから持ってきた大きな菩提樹の木があり、人々の礼拝の対象になっています。この木は、釈尊がその下で悟りを開いたといわれている菩提樹の枝を、挿し木して育てたものと伝えられています。菩提樹のことをポー・トゥリーと呼ぶため、この寺院は通称ワットポーと呼ばれています。

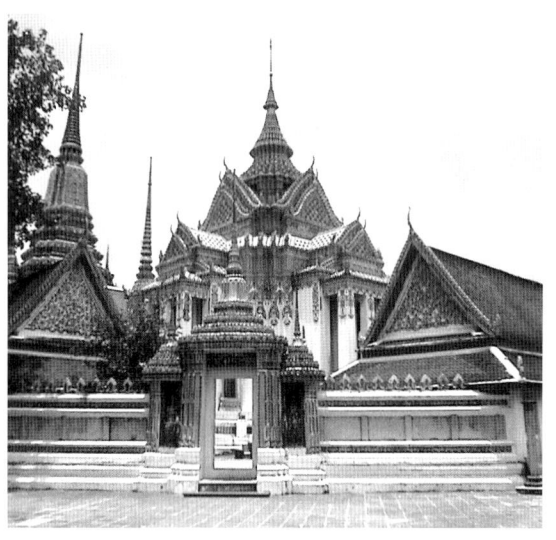

マッサージの総本山ワットポー

　また、ここにある大寝釈迦仏は、長さ46m、高さ15mの大きさがあり、ラーマ3世によって建立されました。

　現在もここにはタイ伝統医学の学校があり、タイ方医師の資格を取るため、学生たちは勉強に励んでいます。そして外国人や一般の人たちもタイマッサージの施術や短期間の実技講習を受けることができます。本堂の西側にはサー

ラーラーイ（東屋）があり、タイ伝統医学の理論であるセンとジュッ（ツボ）を書き記した32枚の石板が、天井付近に掲げてあります。

南の入り口近くには、仙人が体操をしている

彫像を集めた小山が2つあります。その近くでは、毎朝ルースィーダットンが行われていて、一般の人たちも一緒に体操をすることができます。

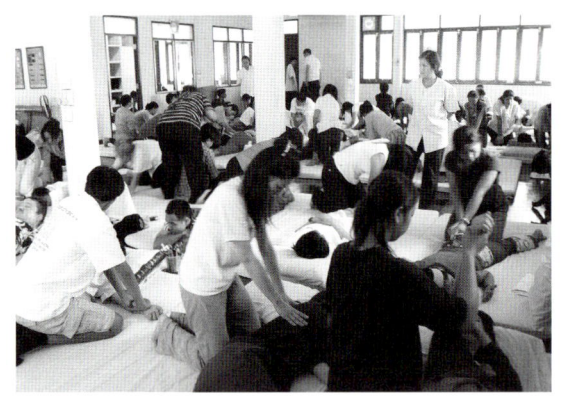

タイマッサージ・スクールの授業風景

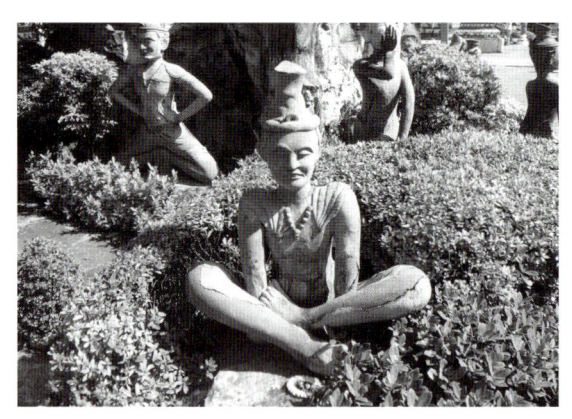

仙人が体操をしている彫像

コラム 1　　◆ コ マ ラ パ 師 の 名 前 の 由 来

　シワカ・コマラパ師は、遊女サーラヴァティーの子として、ラージキル（現在のインド北東部）に生まれました。

　生まれてすぐに彼は召使いに預けられ、その召使いはその子を籠に入れて、がらくたの山に捨ててしまいました。

　その時、偶然通りかかったアバヤ王子が男の子を見つけ、家来に「その子はまだ生きているか？」と聞きました。家来は「まだ生きています」と答えました。パーリ語でシワカ（ジーヴァカ）は、「まだ生きていた」という意味で、コマラパ（コマラバッカ）は「王子によって養われた」という意味なのです。

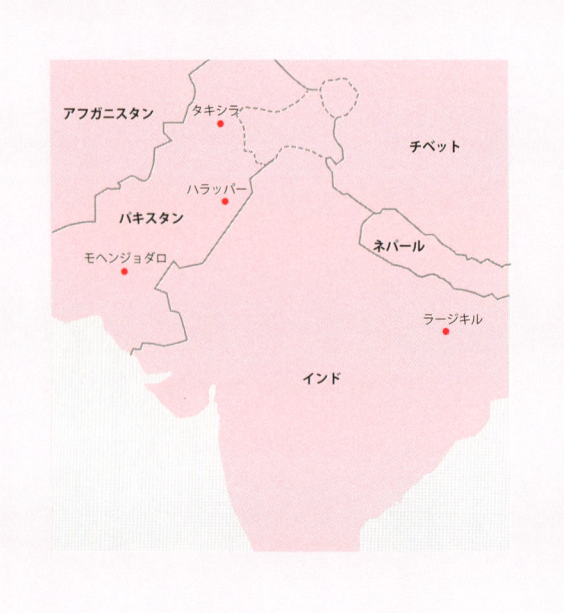

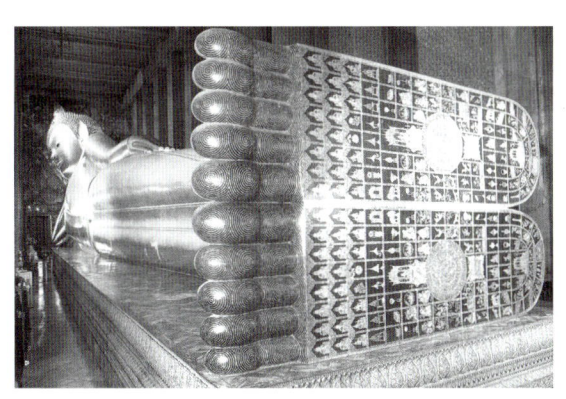

長さ 46 m、高さ 15 mの大寝釈迦仏

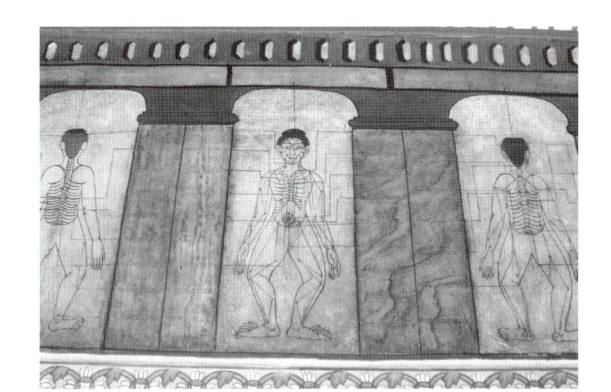

センとシュッ（ツボ）を書き記した石板

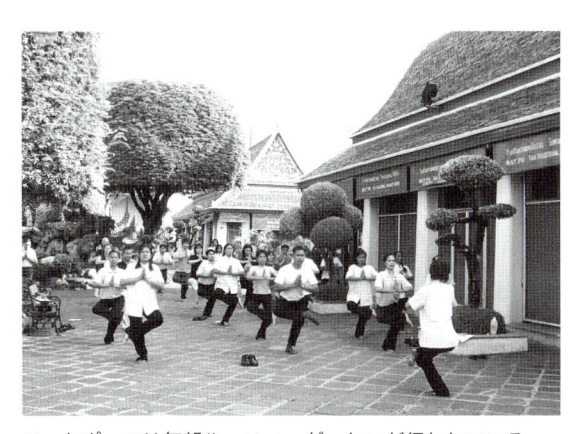

ワットポーでは毎朝ルースィーダットンが行われている

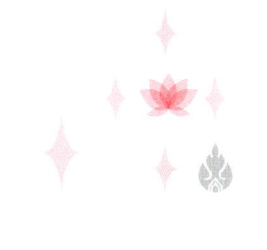
コラム 2　◆ コマラパ師が
　　　　　　　医師になるまで

　彼が自分で生計を立てなければならない年齢に達した時、タキシラ（現在のパキスタン北西部）に有名な医師がいることを耳にしました。早速、彼はインド・ラージキルから1600km の長旅を経てタキシラに着き、医師の王アートレーヤに弟子入りしました。アートレーヤ医師の教えは、後のアーユル・ベーダの基礎になっています。

　コマラパ師は、アートレーヤ医師のもとで7年間、鍼術、開頭術、薬草療法、脈診術など全ての医学を学び、最後の卒業試験を受けることになりました。アートレーヤ医師は「森に行って、薬にならない草を取ってくるように」と命じました。しかしコマラパ師は、薬にならない草は一つもないことを知っていたので、何も取ってきませんでした。

　無事卒業試験に合格したコマラパ師に対し、アートレーヤ医師は「今私はインドの中で一番の医師だが、私の死後、君が後を受け継ぐことになる」と言ったそうです。

　コマラパ師がタキシラからラージキルに帰

る途中、薪を抱えた少年に出会います。その時コマラパ師は、少年の体の内部が透けて見えることに気付きました。すぐに少年から薪を買い求めたコマラパ師は、その薪の中に幸運の宝珠を発見しました。その宝珠は、患者の前に置くとその光で体の内部を照らして、病気の原因を明らかにする宝物だったのです。

彼はその宝珠を診断具の一つとして、長い医師生活の中でよく用いたそうです。

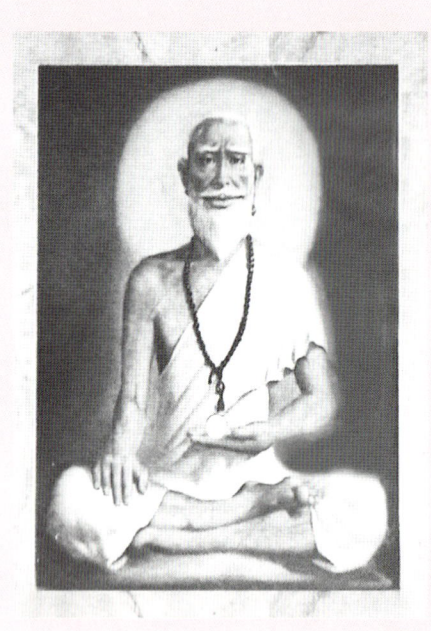

タイマッサージの創始者、シワカ・コマラパ師。手には宝珠を持っている

4．タイマッサージの効果

1）筋肉の柔軟性アップと老化防止

私たちの体は、生まれた時には非常に柔軟性に富んでいますが、10代をピークに筋肉は徐々に硬くなり、関節の可動域も狭くなり、運動機能も低下し老化が進みます。硬くなった筋肉内には、老廃物が停滞し、痛みや筋力低下を招きます。

タイマッサージでは、筋肉をしっかりほぐし、ゆっくりと伸ばすため、筋肉内の老廃物が排出され、こりが取れ、酸素や栄養素も入ってきます。すると元々の柔軟性が取り戻され、筋肉を若返らせることができるのです。

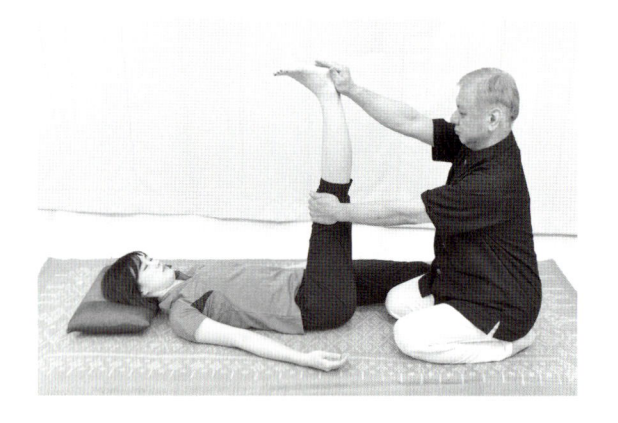

2）自律神経を整えてリラックス

私たちの体は、交感神経と副交感神経の2つの自律神経によって支配されています。自律神経は、血圧、脈拍、呼吸、体温、消化・吸収、免疫、ホルモンなどをコントロールしています。私たちが強いストレスを感じると、交感神経が優位になり、体は戦闘状態になります。その結果、血圧上昇、心拍数増加、筋肉硬直、呼吸数増加、内臓機能低下、免疫力低下、ホルモンのバランスの崩れなどが生じます。

タイマッサージで筋肉のこりがほぐれると、自律神経は本来のバランスを取り戻します。副交感神経が優位になることで、脳はリラックスし、筋肉も緩み、心身ともにゆったりと落ち着くことができるのです。

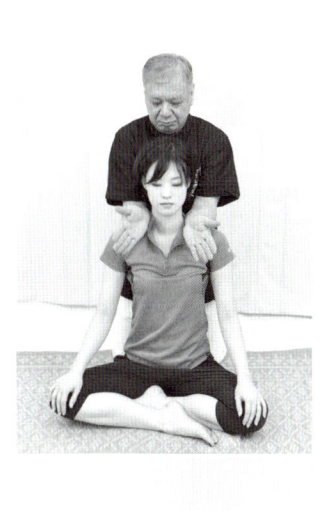

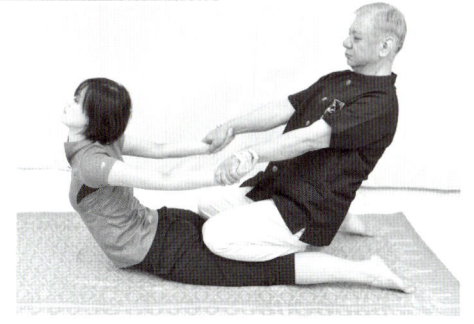

3）長く深い呼吸

私たちの体は、食べ物を消化吸収し、呼吸により酸化反応を続けることで、エネルギーを得ています。この時、酸素が不足すると、体質が酸性化して病気にかかりやすい体になります。また炭酸ガスの排出が充分でないと、神経の働きが鈍くなり、筋肉は硬化し、各臓器の働きも低下します。

タイマッサージでは、ストレッチをする側もされる側も、吐く息が中心の長い呼吸になります。体内に酸素が行き渡り、炭酸ガスも排出さ

れるので、体質の酸性化を防ぐことができます。この時、脳波はアルファー波が多い瞑想状態となり、集中力が高まり、良いインスピレーションを得ることもできるのです。

4）体のゆがみ解消、神経痛・関節痛の緩和

左右・前後のバランスの悪いスポーツ（ゴルフ、野球、テニス、ボーリングなど）や不良姿勢（猫背、横座り、片側に鞄をかける）などで、筋肉の緊張に差が生じると、背骨や関節がゆがみます。ゆがんだ体では、神経や血管が圧迫され、神経痛・血行障害・内臓の機能低下などの症状が起こります。

タイマッサージには、左右の筋肉を対称的にほぐす手技と、骨盤、股関節、仙腸関節、腰椎、胸椎などを矯正する手技があるため、関節のズレがなくなり、体の前後左右のバランスも良くなります。それによって神経や血管、リンパ管の圧迫がとれ、腰痛、神経痛、関節痛、血行障害、むくみ、内臓の機能低下などが解消されるのです。

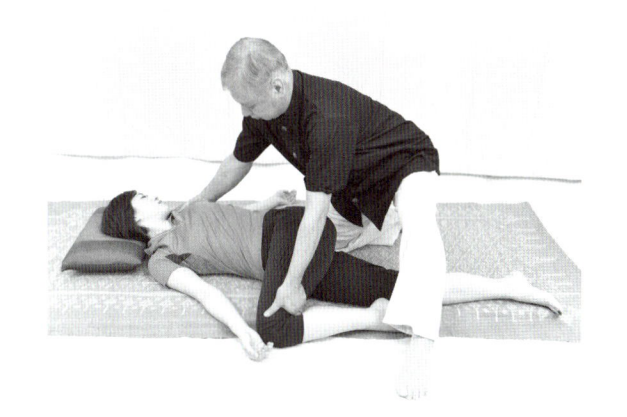

5) 慢性病の予防および改善

　私たちの体には、内臓に異常があると、その内蔵に対応するや筋肉が緊張する反射というシステムがあります。特に、背骨の両脇にある脊柱起立筋には反射部位が多く存在し、その反射部位の圧痛やこりを解消すると、関連した内臓の機能を改善することができます。

　タイマッサージで反射部位をほぐすと、各臓器に関係する様々な慢性病（頭痛、不眠症、めまい、花粉症、鼻づまり、耳鳴り、喘息、気管支炎、五十肩、心臓病、胃腸病、肝臓病など）の改善に効果があり、それらの慢性病を未然に防ぐこともできます。

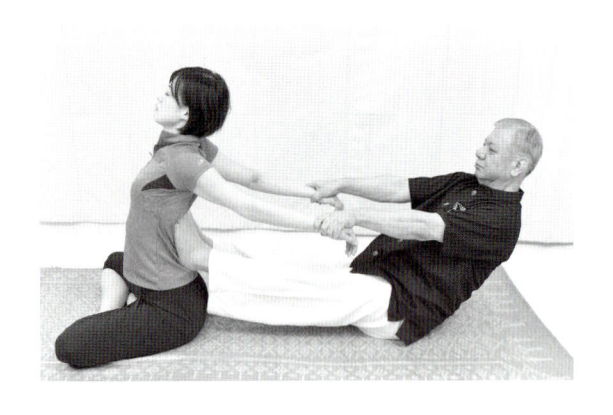

　タイの保健省は、タイマッサージの治療効果に注目し、病院内の治療に応用する試みが行われています。その結果、腰痛、肩こり、生理痛、生理不順、喘息、高血圧症、冷え症、便秘、アレルギーなど数十種類の症状に効果があることが証明されました。

　これだけの症状に効果があれば、たとえ自覚症状がなくても、多くの人がタイマッサージを受けに行く理由が理解できます。西洋医学では扱われないような予防医学的効果も大きな特徴で、定期的に受けることで、症状が悪化する前に治すことも可能なのです。

5．タイマッサージを行う時の心構え

　タイマッサージを行う時には、仏教の教えが大変参考になります。それは、仏教でいう愛の概念「慈・悲・喜・捨」という心構えです。

①慈（メッター）…相手を慈しみ、思いやりを持ち、相手の成長にとってプラスになることを願う気持ち
②悲（カルナー）…痛みや苦しみに悩んでいる人がいたら、その痛みや苦しみを取り去ってあげたいと思う気持ち
③喜（ムディター）…その痛みや苦しみがなくなった時、「本当に良かったなあ」とあたかも自分のことのように喜ぶ気持ち
④捨（ウペッカー）…相手に対しての自分勝手な判断を捨て、その人のあるがままの姿を受け入れる気持ち

　もし皆さんがどなたかにタイマッサージをする時には、これらの教えを思い出してください。その方の痛みや苦しみが取れることを願ってマッサージをし、もし痛みや苦しみが取れて少し楽になったら、それをあたかも自分のことのように喜び、その人に対しては偏見を持たずに、素直にその人の存在を受け入れることを心がけると良いでしょう。

6．タイマッサージを行う時の注意事項

　タイマッサージを行う時は、次のことに注意すると安全で気持ちの良いマッサージが提供できます。

①マッサージ前は、心を落ち着かせて呼吸を整え、相手に気持ちを集中させましょう。
②マッサージ中は、手技をゆっくりと行い、相手の表情や体の変化に注意を向けましょう。
③ツボを押す時は、いきなり押さず、ゆっくりと相手の反応を見ながら押しましょう。
④ストレッチする時も、相手の表情や体の変化に注意を払い、必要以上にストレッチしないように心がけましょう。
⑤母指や肘、手のひらで押す時は、自分の背筋を真っ直ぐに伸ばし、体重を使って押すようにしましょう。
⑥母指で押す時は、指先ではなく指の腹を使うように押しましょう。指の腹は面積が広いため、皮ふへの当たりが柔らかく、気持ち良い感じを与えることができるからです。

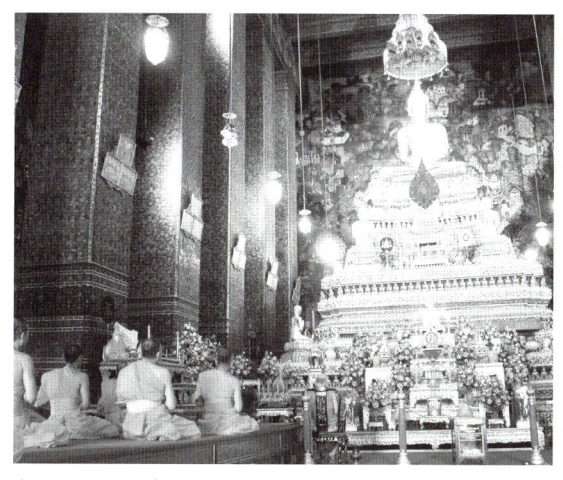

タイマッサージの総本山ワットポーはタイ国第一級の王立寺院で、1日2回の読経ではタイマッサージに必要な釈尊の教えも伝えられている

7．タイマッサージをしてはいけない場合

　軽い風邪などにかかっている場合は、お互いにマスクなどをして感染予防に注意すれば大丈夫ですが、次の場合は、行わないようにしましょう。

①高熱がある場合、伝染病にかかっている、伝染性皮膚病にかかっている
②食中毒、ノロウイルスなどで下痢をしている
③虫垂炎、腹膜炎などの急性炎症
④吐血、喀血、下血、脳卒中直後など
⑤怪我、打撲、骨折、捻挫、脱臼など
⑥心臓弁膜症、腎炎などの重病
⑦性病、化膿性疾患、肺結核、関節炎、痛風
⑧泥酔している

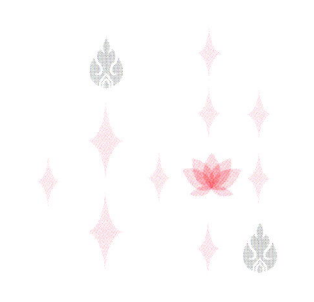

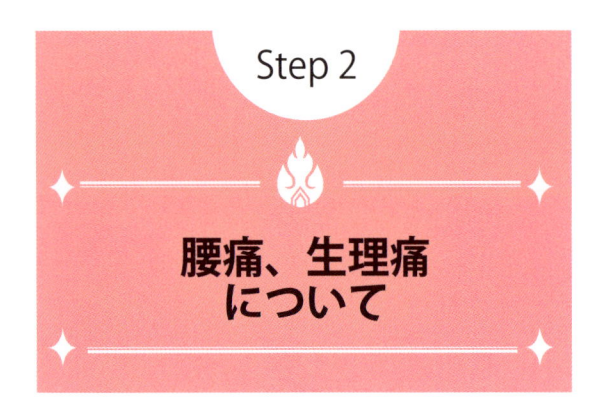

Step 2

腰痛、生理痛について

1．腰痛とは

　「腰」の字は「からだ」という意味の月の字と「かなめ」という意味の要の字で作られています。つまり、上半身と下半身を結ぶ「かなめ」、蝶つがいという意味になります。実際、腰には上半身と下半身を繋ぐ大きな関節はありませんが、腰椎・仙腸関節・股関節がその役割を果たしています。

　人類は、4足歩行から2足歩行に進化してきた結果、手を自由に使えるようになりました。しかし、重力に逆らって立って動き回ることで、四つ足の時にはなかった腰への負担が極度に増大しました。腰痛はいつ誰に起こっても不思議ではない症状の一つです。

　ちょっと考えてみましょう。座っている時も、立っている時も、歩いている時も、そして寝ている時でさえ、図のように腰椎の椎間板には体重に比例した圧力がかかり、腰の筋肉は体を支えています。

　体重70kgの人で、横向きに寝ているだけで、体重と同じ位の75kgの圧力が腰椎椎間板にかかっています。

　また、立っていると体重の1.4倍の100kg、座っているだけでも体重の2倍の140kg、そしてお辞儀をすると2倍以上の150kg、の荷重が腰にかかっています。つまりお相撲さん1人が腰にのっかっている状態なのです。

■ 体重70kgの人の第3腰椎椎間板に
　かかる圧力（単位：kg）

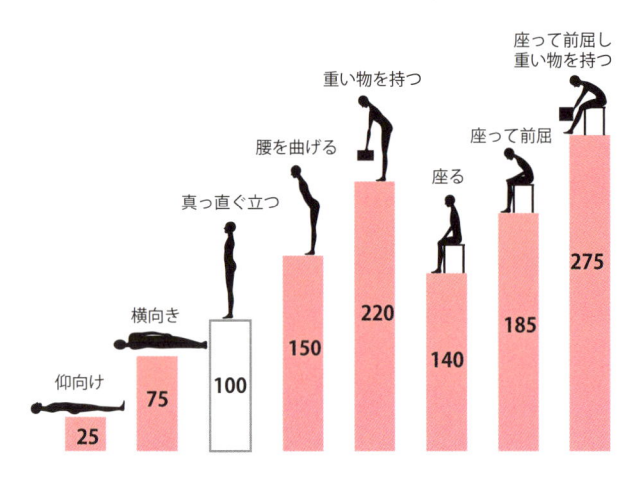

スウェーデンのアルフ・ナケムソン（Alf Nachemson）1976より

　このように生まれてから今までずっと、腰の筋肉は働き続けており、全国民の22％（5人に1人以上）に当たる2千8百万人が腰痛を抱えている状況です。

　心臓や肺は生死に関わる病気に直結しているため重要な臓器と考えられますが、実は腰も、私たちにとってかけがえのない存在なのです。

　腰の筋肉は、負荷が加わり働き続けてもすぐには痛みの信号を出しません。初期の信号は、腰が重い、座っていると疲れる、長く歩くと疲れる、あぐらをかきづらい、足がむくむ、前屈しづらいといった症状です。そして腰をほぐさないで放っておくと、内臓にも影響が及び、便秘や生理痛などの形で信号が発信されます。

　生理痛は、子宮や卵巣、そしてホルモンの問題として扱われがちですが、子宮や卵巣を支配する神経は腰から出ているため、腰の筋肉のこ

り具合も生理痛に大きく影響します。また同様に、便秘も大腸だけの問題ではなく、腸の動きを支配する腰からの神経が関係していることがあります。

　腰の張りによる重さやだるさ、そして生理痛や便秘などの異変に気づき、腰の筋肉を早めにほぐせば良いのですが、腰のこりに原因があることを知っている人が少ないため、せいぜい湿布薬でも貼ってごまかすことが多いのではないでしょうか。

　腰がこっていても、放っておけば治ると思っている人が多いと思います。しかし、体のどこの筋肉もそうですが、もんだり、動かしたり、温めたり、ストレッチなどをしない限り、そのこりはなくなりにくいのです。

　そのこり感はやがて痛みへと変わっていきますが、痛みの信号を出しているうちはまだ良い方です。腰痛が慢性化し、神経に栄養が行きにくくなると、神経は痛みや違和感の信号を徐々に出すことができなくなります。その結果、突然のぎっくり腰、さらに坐骨神経痛、椎間板ヘルニア、靭帯骨化症、すべり症、脊柱管狭窄症などの重大な症状へと移行していくのです。

　早めにほぐしておけば大事に至らなかったはずなのに、なぜ私たちはそのことに気がつかないのでしょうか。それは今の医学が西洋医学中心の考え方になっているからです。

　もちろん西洋医学には、症状を素早く改善してくれる薬や素晴らしい手術法が山ほどあります。また、最新の機器を使った検査法も私たちの知りたい情報を正確に教えてくれます。

　しかし整形外科では、腰痛の85％が原因不明と考えています。筋肉のこりや関節のゆがみは、実際に体を触らない西洋医学では扱いにくく、腰痛で病院に行っても原因不明と診断される

ることが多くあります。

　なぜならば、整形外科医はレントゲン写真やMRIの画像上で診断し、腰の筋肉を押して筋肉の張り具合を確認することはめったにないからです。そのため、筋肉のこりが痛みの原因だと気づくことができないのです。

　そして原因がわからない場合は、精神的な問題として扱われ、精神安定剤などが処方されることもあります。腰の筋肉をほぐせば良いだけなのに、脳の問題へとすり替えられるとは、恐いことだと思いませんか？

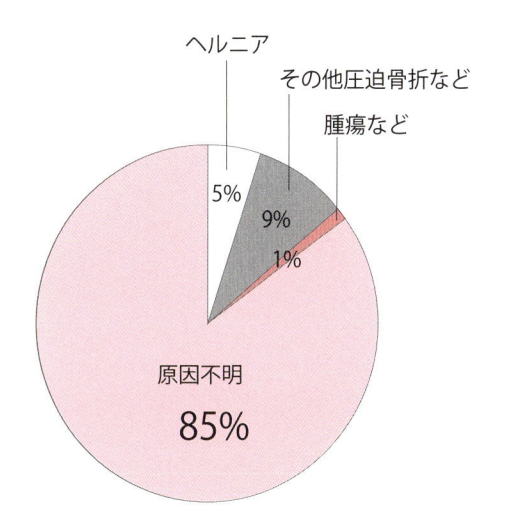

■ 整形外科医が考える腰痛の本当の原因

ヘルニア
その他圧迫骨折など
腫瘍など
5%
9%
1%
原因不明
85%

２．腰の骨格

　腰部周辺には、腰椎、仙骨、尾骨、寛骨（腸骨・恥骨・坐骨が合わさった骨）があります。

　腰椎は５つの椎骨からできていて、仙骨は１つ、尾骨は１つ、寛骨は左右で２つあります。

　尾骨は３～５個の尾椎が融合したもので、多数の靱帯や肛門周囲を構成する筋肉（骨盤底筋群）がついています。

　一つ一つの腰椎は、厚くて大きい椎体、後ろに出ている棘突起、左右に出ている肋骨突起、そしてそれらをつなぐ椎弓でできています。

　椎骨の中心部には空洞があり、それが縦につながって脊柱管を作り、そこに脊髄が通っています。脊髄は左右の椎間孔から出て、太い神経根を経て、筋肉や皮ふ、そして、大腸・小腸、膀胱、子宮・卵巣、前立腺、直腸、生殖器などをコントロールしています。

　上部の腰椎の下関節突起と下部の腰椎の上関節突起は、椎間関節を構成していて、ここが伸ばされると（ストレッチされると）、ポキッと音が鳴ります。

■ 骨盤前面

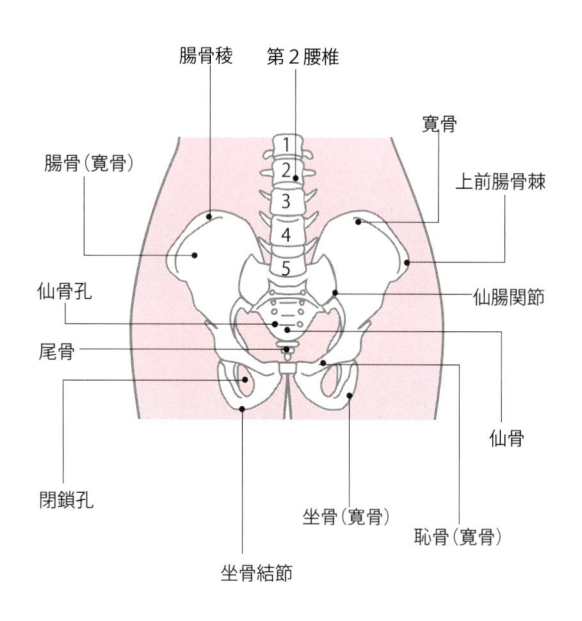

腸骨稜　第2腰椎

腸骨（寛骨）
寛骨
上前腸骨棘
仙骨孔
仙腸関節
尾骨
仙骨
閉鎖孔
坐骨（寛骨）
恥骨（寛骨）
坐骨結節

■ 骨盤後面

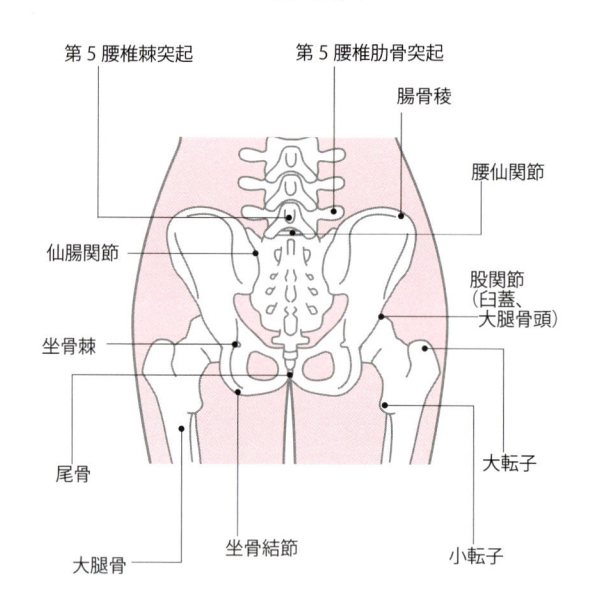

第5腰椎棘突起　　第5腰椎肋骨突起

腸骨稜
腰仙関節
仙腸関節
股関節
（臼蓋、大腿骨頭）
坐骨棘
尾骨
大転子
大腿骨
坐骨結節
小転子

■ 椎間関節の状態

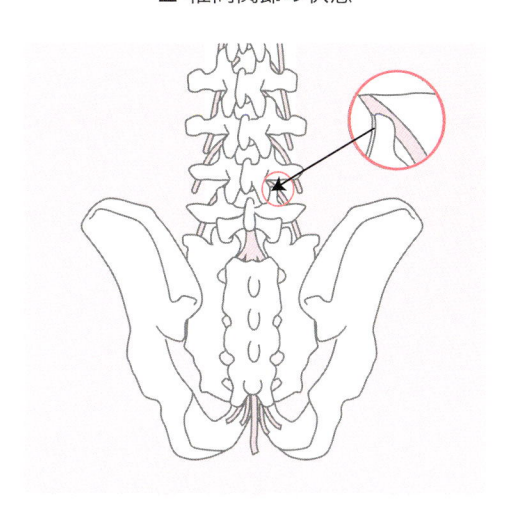

ストレッチされていない右第4・5腰椎椎間関節

■ 腰椎のつくり

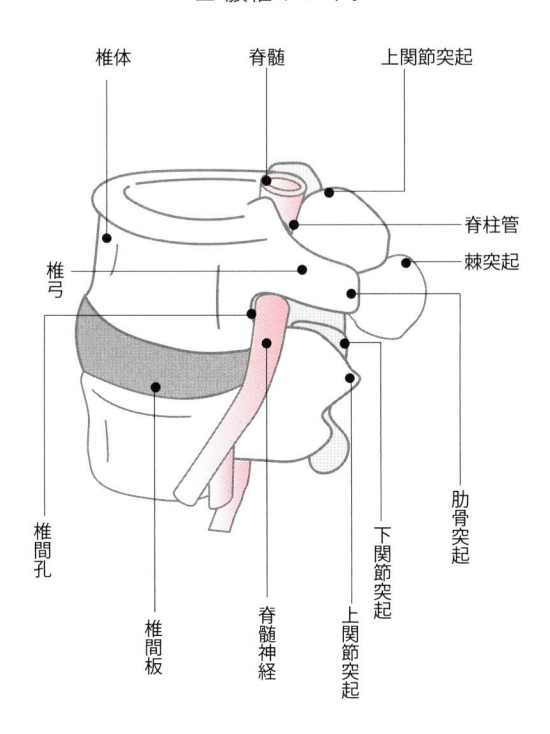

椎体　　脊髄　　上関節突起

脊柱管

棘突起

椎弓

肋骨突起

下関節突起

上関節突起

脊髄神経

椎間板

椎間孔

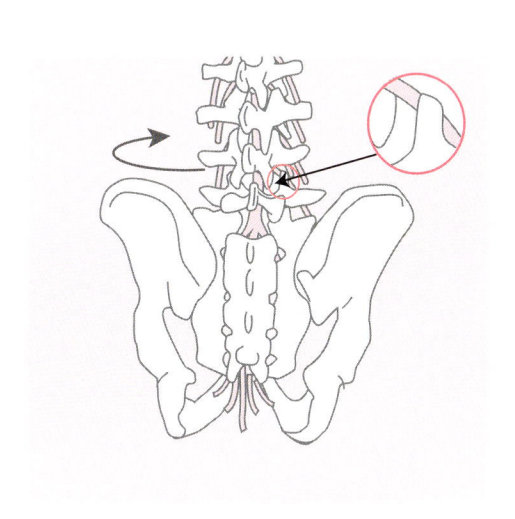

ストレッチされた右第4・5腰椎椎間関節

◆ 腰 を 捻 る と ポ キ ッ と 鳴 る の は 何 の 音 ？

　自分で腰を捻った時や、タイマッサージで腰を伸ばされた時に、ポキッと音が鳴ることがあります。一般的には、骨が鳴っていると思われていますが、実際には骨は鳴っていません。

　腰を伸ばしたり捻ったりすると、腰椎の椎間関節が引っ張られて、関節包が広がり、関節液に溶け込んでいる空気が一瞬で気泡となって破裂する時の音といわれています（最近では、引っ張られた瞬間、関節内に空洞ができる時の音という説もあります）。

　つまり音がするということは、関節の周りの筋肉や靱帯に柔軟性があり、関節が広がりやすいということなのです。

　もし、関節を捻っても伸ばしても音が全く鳴らない場合は、関節周囲の筋肉が硬くなっているため、いくら伸ばしても関節液に気泡が生じず音は鳴りません。

　そのため、音が鳴ることは、関節に柔軟性があることの目安になり、逆に鳴らないことは、関節周囲の筋肉がこって硬くなっていると判断できるのです。そして、一度鳴った関節は、細かくなった空気が再度関節液に溶ける30分〜1時間の間は、いくら伸ばしても音は鳴りません。

　タイマッサージで筋肉を緩めて関節を広げると、今まで鳴らなかった関節が鳴ることがありますが、それは筋肉がほぐれて緩んできた証拠でもあるのです。

■ 関節周囲の構造

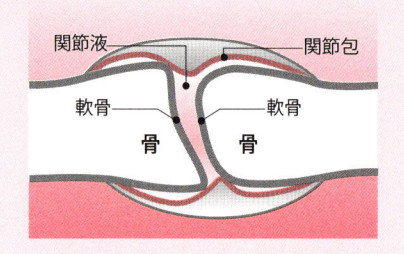

関節液　　　　　　関節包
軟骨　　　　　　軟骨
骨　　骨

■ 関節の音が鳴る時の状態

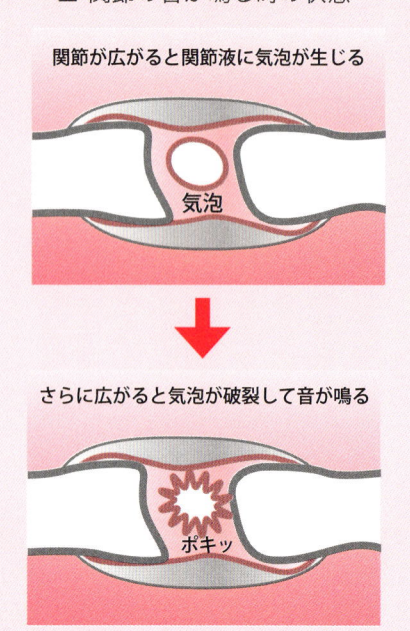

関節が広がると関節液に気泡が生じる

気泡

さらに広がると気泡が破裂して音が鳴る

ポキッ

コラム4　◆ この本で使うツボの名称は？

タイ伝統医療では、「セン」と呼ばれる経絡上に「ジュ」と呼ばれるツボがあります。ただしジュの名称は長く複雑なので、ここでは中国医学の経穴名を代用して解説します。

この本で紹介するツボの位置は、1寸を母指の横幅の長さ、1寸半を指2本分、2寸を指3本分の横幅として位置を決めています。

■ 石版に描かれている、腰の5つのツボ

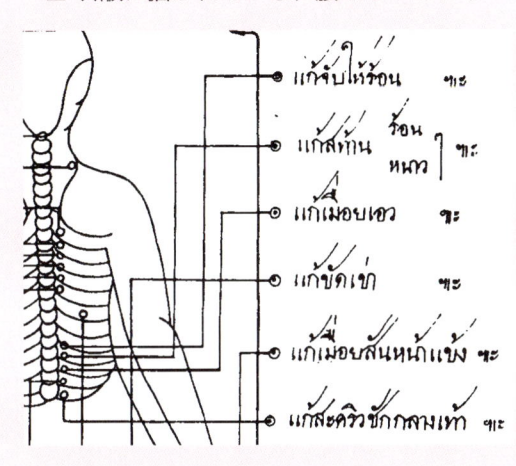

（カッコの中はそのツボに相当する経穴名）
①熱くなるのを治すツボ（胃兪）
②熱さ・寒さによる震えを治すツボ（三焦兪）
③腰のこりを治すツボ（腎兪）
④小便のつまりを治すツボ（気海兪）
⑤足の中央の痙攣を治すツボ（大腸兪）

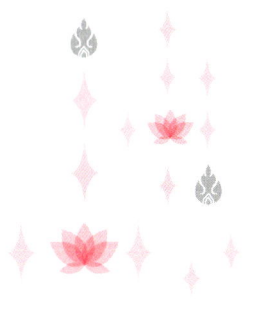

3．腰の筋肉

腰の筋肉は、外側に広背筋、中心部に胸腰筋膜という硬い膜に包まれた脊柱起立筋（腸肋筋、最長筋、多裂筋）、そしてその奥に腰方形筋、大腰筋があります。腰をほぐすには、表面の筋肉を押すだけではなく、時によっては深部にある腰方形筋や内側の多裂筋まで圧を加え押すことが必要になります。

また腰をストレッチする場合も、表面や中心から遠いところにある筋肉は伸びやすいのですが、奥の方にある筋肉はストレッチでは伸びにくく、そのためマッサージや指圧でほぐす必要があるのです。

1）広背筋（胸背神経、C6 〜 C8）

・腕を体に引き寄せ、さらに背中へ回す（トイレでお尻を拭く、ボートを漕ぐなど）

【起始】第7〜12胸椎・腰椎棘突起、仙骨、腸骨陵、胸腰筋膜

【停止】上腕骨小結節稜

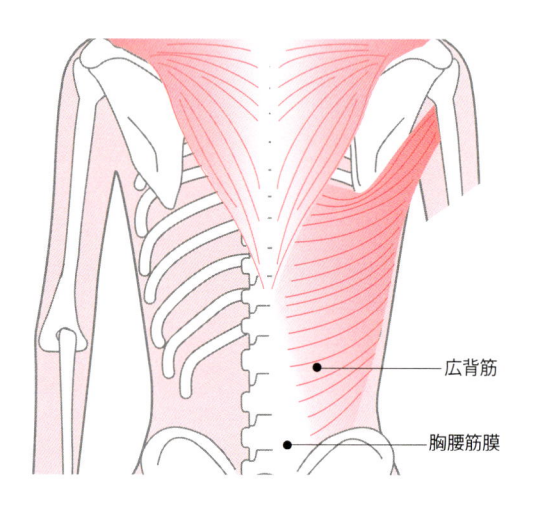

2）脊柱起立筋

①腰腸肋筋（C8 〜 L1）

・体を反らす・横に曲げる・捻る、背中を真っ直ぐに保つ、前屈時に体を支える

【起始】胸腰筋膜・腸骨陵・仙骨・下位腰椎肋骨突起

【停止】第7〜12肋骨

②胸最長筋（C1 〜 L5）

【起始】腰椎・仙椎の棘突起、下位胸椎横突起

【停止】腰椎肋骨突起、胸椎横突起、肋骨

③多裂筋（C3 〜 S4）

【起始】後仙骨孔、仙骨後面、腰椎肋骨突起

【停止】3〜5つ上方の棘突起

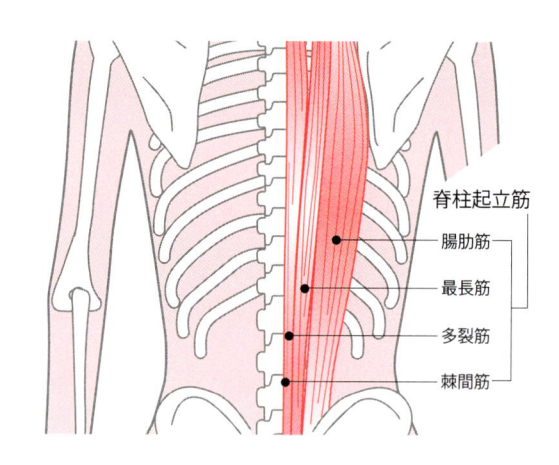

■ 第2腰椎レベルの筋肉断面図

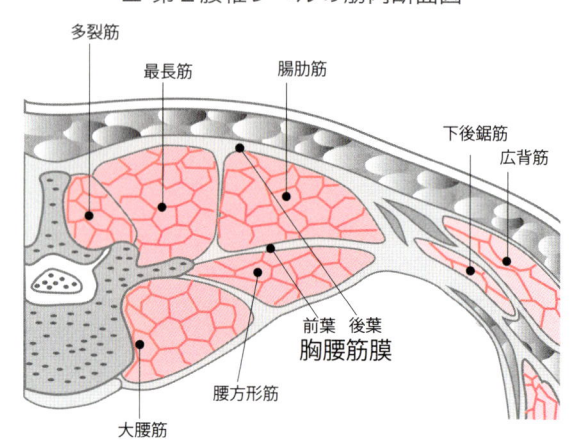

3）腰方形筋（胸神経、T12 と腰神経、L1 〜 L3)

・腰を反らす・横に曲げる、第 12 肋骨を下げる（骨盤を介して股関節を上げる）
　【起始】腸骨稜、腸腰靭帯
　【停止】第 12 肋骨、L1 〜 4 の肋骨突起

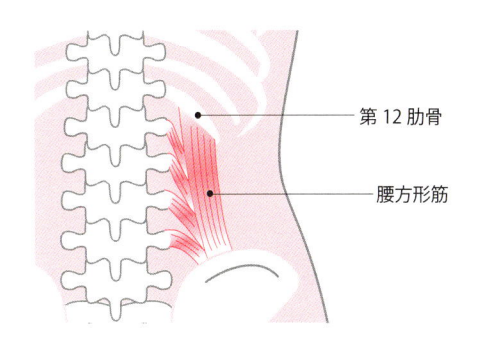

第 12 肋骨
腰方形筋

4）大殿筋（下殿神経、L4 〜 S2)

・足を後ろに伸ばす、外に捻る、階段を上る、椅子から立つ、ジャンプ・スクワットをする
　【起始】腸骨外面・仙骨、尾骨の後面、仙結節靭帯
　【停止】大腿骨殿筋粗面、腸脛靭帯

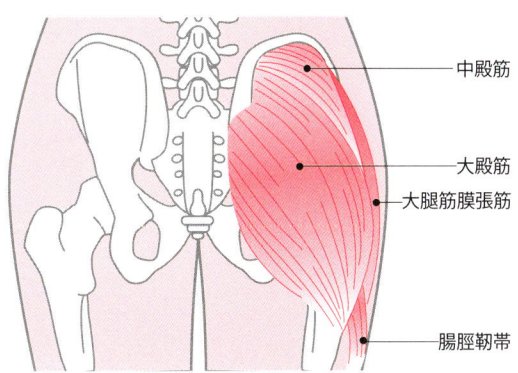

中殿筋
大殿筋
大腿筋膜張筋
腸脛靭帯

5）中殿筋（上殿神経、L4、L5)

・股関節の外転・内旋（歩行時遊離脚の支持）
　【起始】腸骨外面
　【停止】大腿骨大転子先端と外側面

6）梨状筋（仙骨神経叢、S1、S2)

・股関節の外旋・外転（坐骨神経を圧迫しやすい）
　【起始】仙骨前面
　【停止】大腿骨大転子

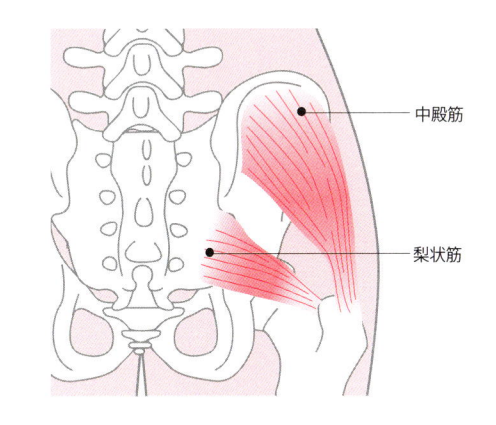

中殿筋
梨状筋

4．腰のチェック法

腰がどこまで曲がるか、どちらの足が短いかなどをチェックします。

1）上背部を固定して左右に曲げる

まず、自分の腰がどの程度硬くなっているかチェックしてみましょう。鏡の前で、つま先をつけて立ち、両手を頭の後ろで組みます。肘を横に張った状態で、体を左に曲げられるところまで曲げます。同様に右に曲げます。その角度が30度以下ならば硬くなっていると考えられます。曲げにくい方向とは逆の腰の筋肉（左に曲げにくければ、右腰の筋肉）が硬くなっている可能性があります。腰の筋肉が柔らかければ、45度以上曲げられます。左右行い、どちらの筋肉が硬くなっているかをチェックしてみましょう。

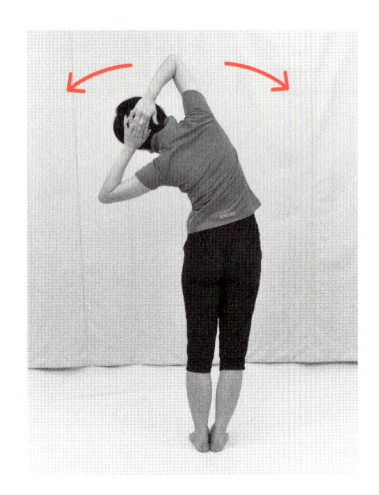

上背部を固定して左右に曲げる

2）上背部固定して左右に捻る

次に、手を頭の後ろで組んだまま、左にできるだけ捻ります。同様に右に捻ります。後ろになった肘の位置が60度以下だと主に腰から背中の筋肉が硬くなっていると考えられます。捻りにくい方向の反対側の筋肉（左に捻りにくければ、右腰から右背中の筋肉）と股関節・足関節が硬くなっている可能性があります。腰から足関節までの筋肉が柔らかければ、後ろの肘の位置が90度（真後ろ）以上まで捻れます。左右行い、どちらの筋肉が硬くなっているかをチェックしてみましょう。

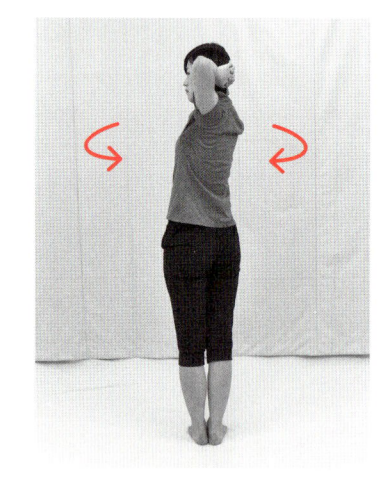

上背部固定して左右に捻る

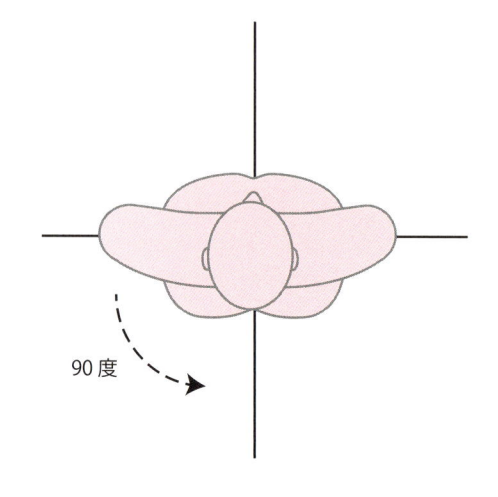

90度

3）うつ伏せで左右の足の長さをチェック

　うつ伏せになってもらい、相手の足を外側からそっと寄せ、左右の踵を合わせて踵の中心部の位置を見ます。腰から踵まで左右に長さの違いがあるかをチェックしてみましょう。

　長さに差があれば、短い方の腰の筋肉が硬くなっている可能性が高いのです。病的な場合を除いて、腰の筋肉に左右の緊張差がなければ、足の長さは同じになります。

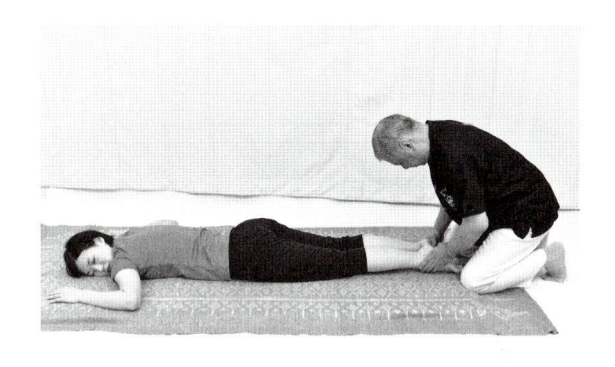

足の長さをチェックする

■ 左右同じ長さの場合

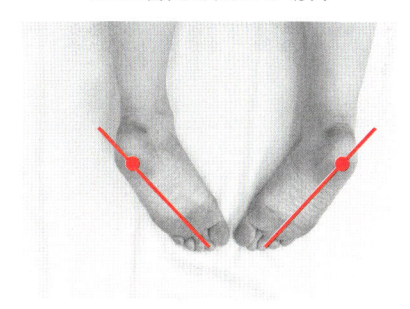

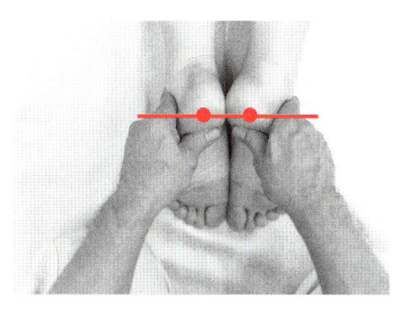

■ 右足が約4cm短い場合

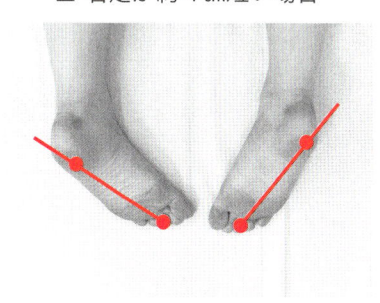

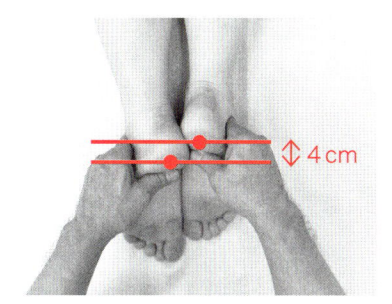

$\updownarrow$ 4cm

5．腰へのタイマッサージ

　このテクニックは、腰痛、生理痛などに効果
があります。

1）背部へのストローク

　うつ伏せになってもらい、短い方の足側の腰
付近に座る。左右の背中から腰までを手のひら
全体でさするようにして、これからマッサージ
が始まることを相手に告げる。

※このテクニックをパームストローク（手のひ
　らでやさしく撫でる。PS）という。

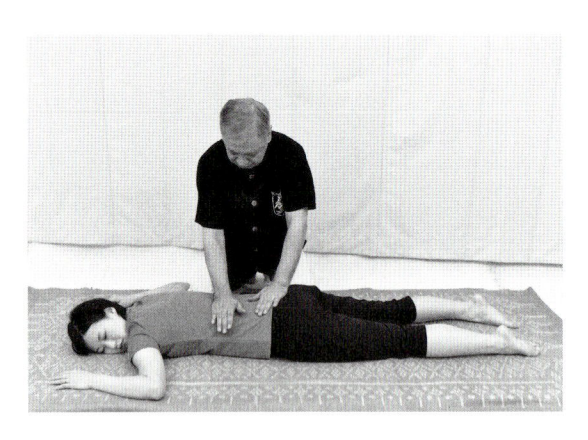

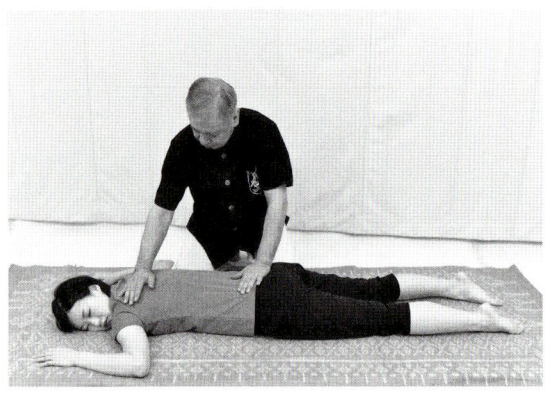

背部をさするようなストロークからマッサージが始まる

2）背部への PP

　うつ伏せのまま、左手を左腰に当てる。その
上に右手を重ね、腰から肩までを4回に分けて
ゆっくりと押す。

　この動作を2回繰り返す（最初の2回は左手
が下、次の2回は右手が下）。

※このテクニックをパームプレス（手のひらで
　押す。PP）という。

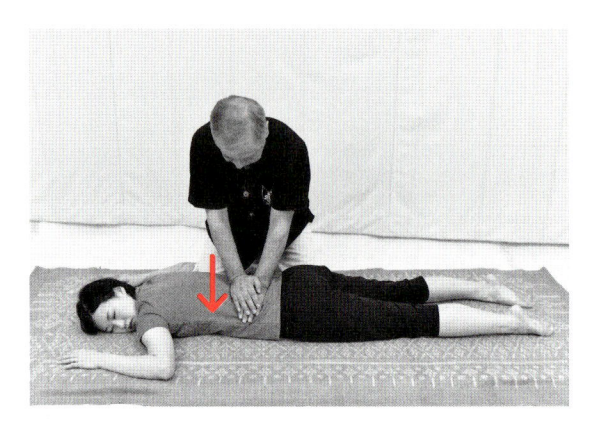

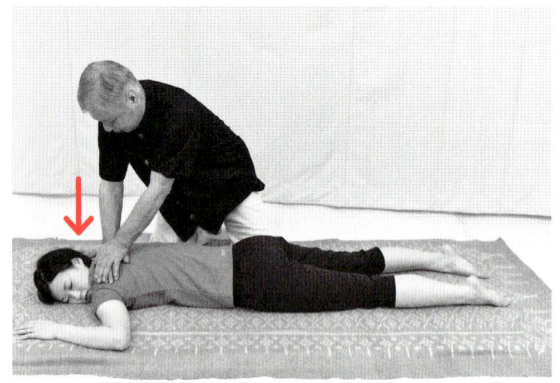

腰から肩をゆっくり手のひらで押す

3）腰部への EP

　腰部の5つのポイントを上から1回ずつ肘で押す。肘で押す時は、5秒かけて押し、3秒止めて、5秒かけて戻す。

※このテクニックをエルボープレス（肘で押す。EP）という。

【胃兪】第12胸椎・第1腰椎棘突起間の指2本分外
〈効果〉胃疾患、膵炎、嘔吐

【三焦兪】第1・2腰椎棘突起間の指2本分外
〈効果〉腹部膨満、生理痛、下痢

【腎兪】第2・3腰椎棘突起間の指2本分外
〈効果〉腎疾患、泌尿器疾患、腰痛

【気海兪】第3・4腰椎棘突起間の指2本分外
〈効果〉腹痛、下痢、便秘、腰痛

【大腸兪】第4・5腰椎棘突起間の指2本分外
〈効果〉大腸炎、腰痛、坐骨神経痛

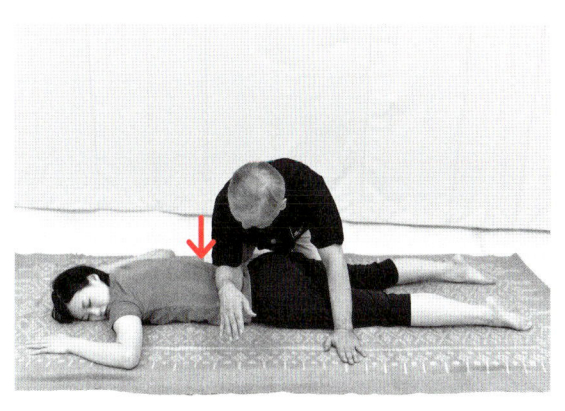

腰部の5つのポイント（下記の位置）を肘で押す

■ 腰部の5つのポイント

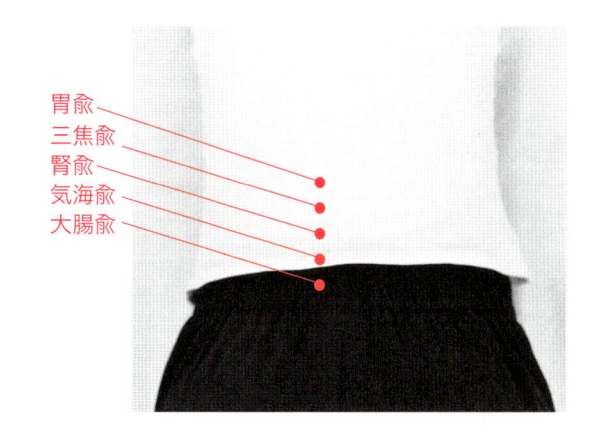

胃兪
三焦兪
腎兪
気海兪
大腸兪

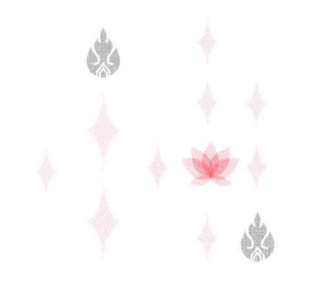

4）殿部への ER

殿部（大殿筋）を肘の手首側を使って外側に転がすように5回ほぐす。

※このテクニックをエルボーローリング（肘で回す。ER）という。

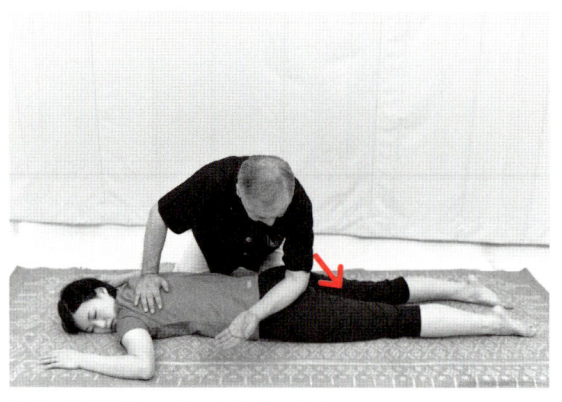

殿部（大殿筋）を肘の手首側でほぐす

5）殿部への EP

殿部にある中殿筋と梨状筋のポイントを肘の内側を使い5回ずつ押す。

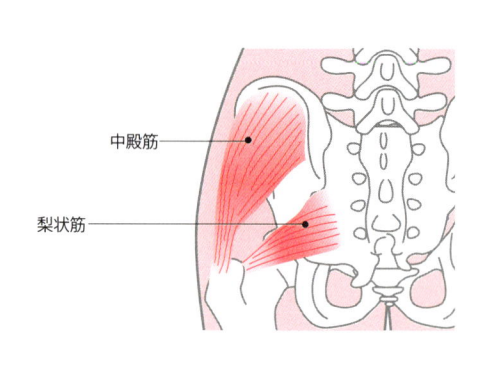

中殿筋

梨状筋

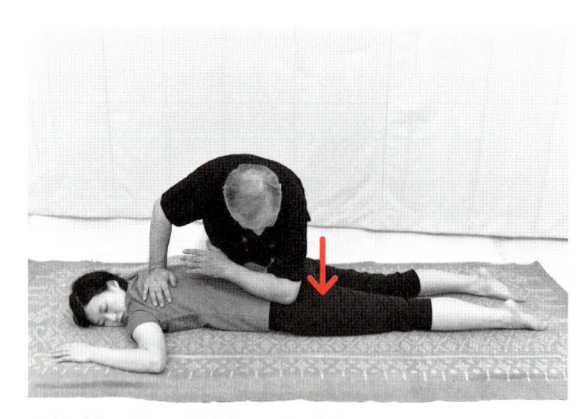

殿部（中殿筋、梨状筋）を肘の内側でほぐす

6）腰部への PS

腰に左手を当て、右手で上から圧をかけ10回ほど前後に揺らす。

※このテクニックをパームシェイク（手のひらで揺らす。PS）という。

片側が終わったら反対側も2）〜6）を行う。

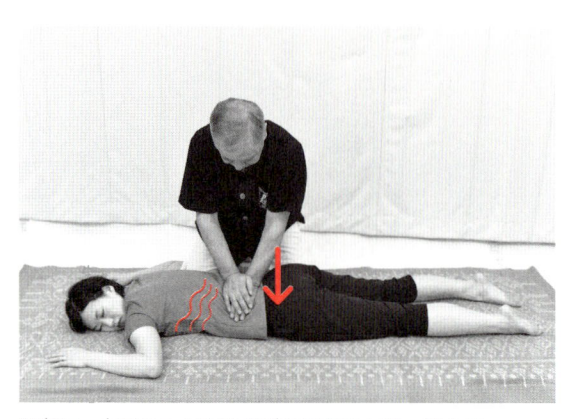

腰部に、左手の上に右手を重ねて圧をかけ、揺らす

7）足の長さのチェック

　もう一度足の長さをチェックし、長さが揃っているかどうかを確認する。

　もし、足の長さが揃っていない場合は、短い方側の腰を再度施術する。

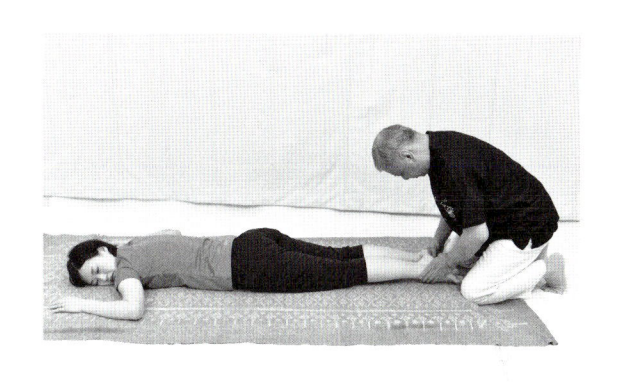

足の長さをチェックする

8）腰部への KP

　もし相手の腰が硬く、手や肘で押しても効果がないと感じた場合は、膝で押すテクニックを使用しても良い。

　ただし、腰の上部には、肋骨があるので、膝で触れないよう注意して押す。反対側も行う。

※このテクニックをニープレス（膝で押す。
　KP）という。

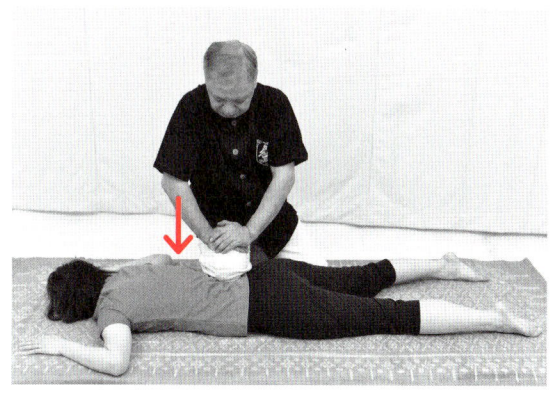

腰部が硬い場合は、膝で押しても良い

9）腰方形筋へのEP

　横向きで、腰方形筋のポイントを肘で5回押す。

※ここは、力を入れて押さなくても効果がある場所なので、相手の反応を見ながらゆっくりとやさしく押す。

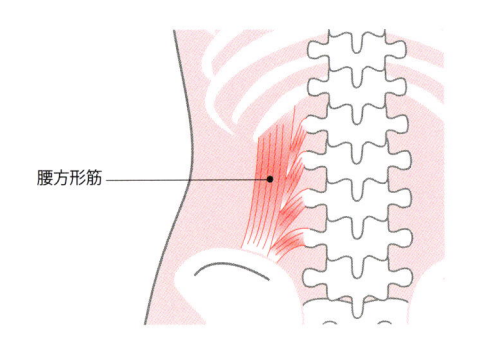

腰方形筋

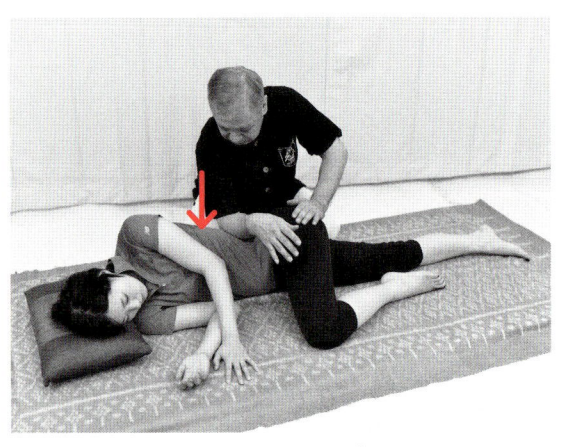

肘で、腰方形筋をゆっくりとやさしく押す

10）腰のストレッチ

　相手の前側に回り、右手で腰を固定し、左手を肩に当て肩を押すようにして、腰をゆっくり3回ストレッチする。

　反対側も8）9）10）と行う。

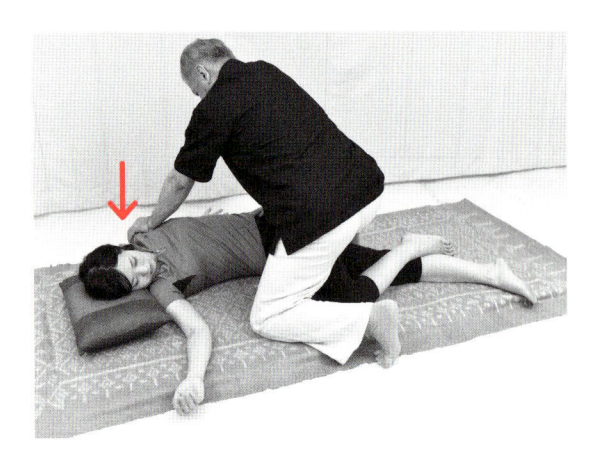

腰と肩に手を当てて、ゆっくり腰をストレッチ

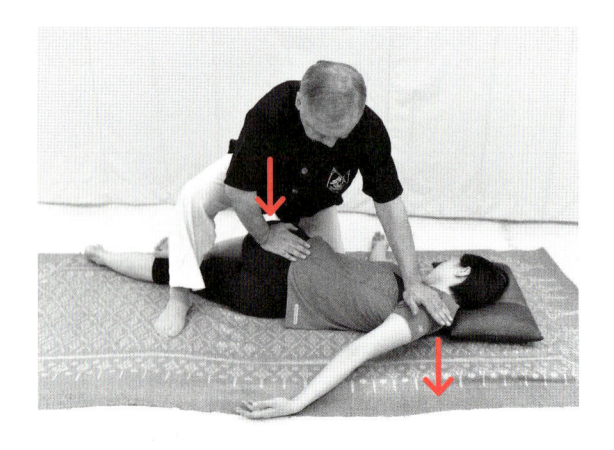

反対側から見た状態

コラム 5　　　　　　◆ 腰 痛 の 原 因 は 、 腹 筋 が 弱 い せ い

腰痛は、腰部の筋肉が緊張するためだと最初に述べましたが、もう一つの原因は、腹筋の弱さにあります。

通常、腹筋と背筋のバランスは、下図のように 1 対 1.75 くらいです。

しかし腹筋が弱くなると、前後のバランスが崩れ、少し前弯している腰椎が前弯し過ぎの状態となります。いわゆる反り腰です。そのため腰の緊張が強まり、その緊張で神経が圧迫されて腰痛になるのです。そのため、腰痛予防には腹筋を強化することも必要です。

■ 腹筋と背筋のバランスがとれた状態

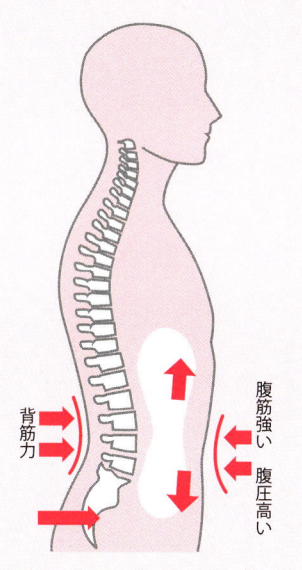

背筋力　　腹筋強い　腹圧高い

腹筋：背筋＝ 1 ：1.75 がバランスのとれた状態

■ 腹筋が弱った状態

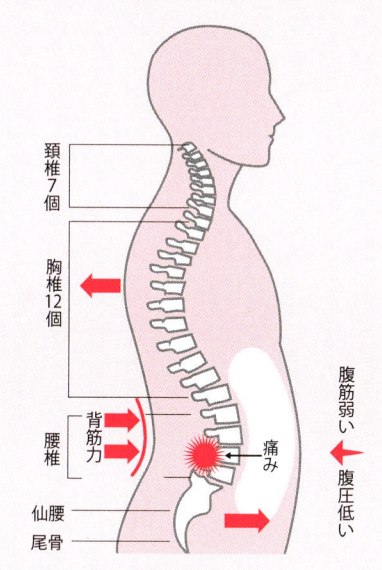

頚椎7個

胸椎12個

腰椎

背筋力

痛み

腹筋弱い　腹圧低い

仙腰

尾骨

腹筋が弱ると、腰椎が前弯し過ぎて、反り腰になる

♦ 女性ホルモンとPMS（Premenstrual Syndrome）

女性ホルモンには、プロゲステロン（黄体ホルモン）とエストロゲン（卵胞ホルモン）があります。プロゲステロンは、主に卵巣で産生され、妊娠の準備のために子宮の内膜を厚く柔らかくします。妊娠が起これば、分泌量は約20倍になり、出産まで子宮内膜を保持します。

出産後は、胎盤が体外に排出されてプロゲステロンの分泌量が極端に減るため、体はホルモンの調整をしなければなりません。その時期は多くの女性が一時的に情緒不安定になるため、マタニティーブルーと呼ばれます。

しかし妊娠が起こらないと、プロゲステロンの分泌量は約2週間で減少し、充血した子宮内膜がはがれ落ちます。これが生理です。

プロゲステロンの分泌が多い時期は黄体期と呼ばれ、腸の蠕動運動が抑制されるため、お腹が張ったり、腹痛や便秘、腰痛を起こします。また水分の代謝が悪くなって体がむくみやすくなります。頭痛やイライラなどの症状が出ることもあります。このような症状をPMS（月経前症候群）といいます。しかしタイマッサージを定期的に受けて、腰や肩・首、そして子宮の血行を良くしておけば、PMSの症状は軽減されます。

一方エストロゲンは、思春期に乳房の成長や子宮・膣の発育などを促し、身長や体重の増加に役立ちます。そして、女性らしい丸みをおびた体つきを作るのも、エストロゲンです。分泌量が増える12才前後に女性は初潮を迎え、閉経まで生理の周期ごとに分泌量の増減を繰り返します。

30才半ばまでエストロゲンの分泌は活発に続き、この時期は性成熟期と呼ばれ、妊娠や出産にも深く関わります。エストロゲンには、髪や肌のうるおいを保ち、丈夫な骨を維持したり、コレステロール値を調整をしたり、善玉コレステロールを増やして動脈硬化を防ぐ働きもあります。

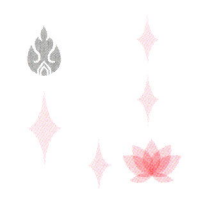

コラム7　　　　◆ 更 年 期 は 男 性 に も あ る の ？

女性は40才を過ぎると、卵巣機能の低下によりエストロゲンの分泌量が減少し、生理の周期が不規則になり、50才頃で閉経を迎えます。この閉経前後の10年間を更年期といいます。

更年期の身体的症状は、突然顔がカーッと熱くなり、汗がダラダラ出てのぼせるホットフラッシュや、肩こり、動悸、めまい、息切れ、耳鳴り、頭痛、倦怠感などです。また精神的には、イライラ、落ち込み、不安、不眠、意欲の低下などの症状が出ます。

更年期を過ぎて老年期になると、エストロゲンの分泌がほとんどなくなり、症状も治まります。しかし、骨からカルシウムが流出し、骨粗鬆症になりやすくなったり、悪玉コレステロールが増え、高脂血症を起こしやすくなるので、食生活に気をつけ、適度な運動をすることが大切です。

男性にも更年期があります。人によってほとんど気にならない場合もあれば、満足に日常生活を送れないほど症状が出る人もいます。

男性ホルモンのテストステロンは、男性では主に睾丸（精巣）で作られ、女性は男性の5〜10%の量が副腎や卵巣で分泌され、筋肉や骨格の発達、そして性衝動を高める働きがあります。男性で一番テストステロンの分泌が多い時期は20代で、30代から徐々に減少します。しかし女性ホルモンのように急激に分泌が減少することはないので、体の変化を自覚することは難しいと考えられます。

テストステロンの減少は、やる気の減退やうつ症状、筋肉痛、心筋梗塞や脳梗塞リスクの上昇などがあり、だるさ、神経過敏、不眠、うつ、性機能減退、性欲の低下、ED（勃起不全）などを招きます。これらの更年期の症状も、タイマッサージで腰と仙骨の状態を良くしておけば症状を軽くし、人によっては症状が出ないこともあるのです。またタイには、睾丸マッサージ（ジャップ・カサイ）という方法があり、睾丸と睾丸周囲を直接刺激して男性機能を高める方法もあります。

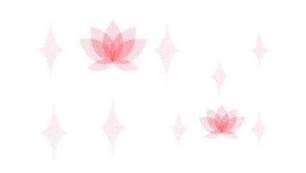

Step 3
胃腸病・肝臓病、心臓・呼吸器疾患について

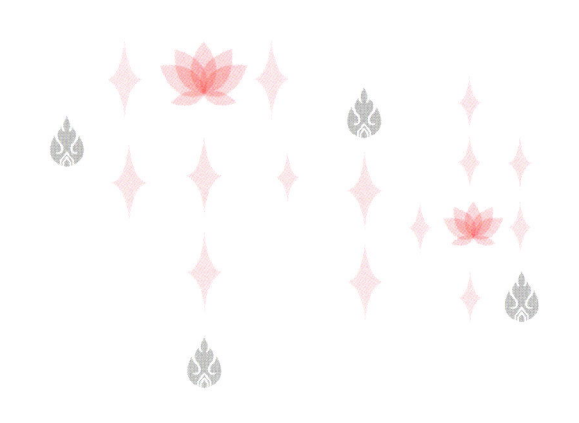

1. 背中の筋肉に起きる反射

　背骨の両側には、脊柱起立筋という背骨を左右から支えている筋肉があります。そしてその筋肉には、内臓体表（体壁）反射という内臓の異常が、筋肉のこりとして表れることがあります。それが背骨の両側に多くのツボや反射区がある理由です。

　内臓体表反射とは、内臓の状態が神経の反射路を介して、本来関係のないはずの体表（皮ふ、筋肉）に反応が出ることをいい、その理論は次のように考えられています。

①内臓に病変が起こる。
②内臓に関わる自律神経が、病変を脊髄に伝える。
③反射で、信号は同じ脊髄レベルの運動器に伝えられ、ツボや反射区に反応が現れる。
④反応が現れたツボや筋肉に適切な刺激を加えると、同じレベルの脊髄に刺激が伝わる。
⑤反射で刺激が内臓に伝わり、内臓の機能が調整され、病気が改善される。

　このように、背中にあるツボや反射区に刺激を与えると、関連する内臓に改善がみられる場合があるのです。この理論は、鍼灸、整体やカイロプラクティックなどに応用されています。

■ 内臓体表反射のエリア

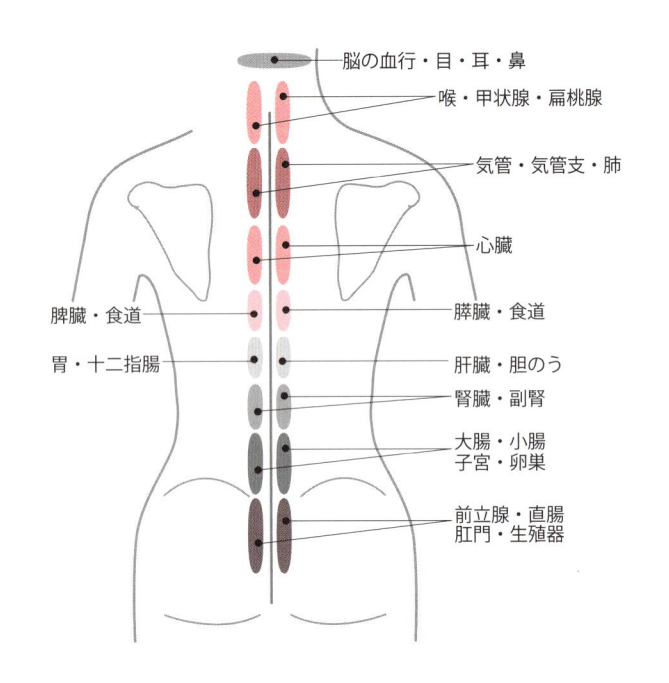

脳の血行・目・耳・鼻
喉・甲状腺・扁桃腺
気管・気管支・肺
心臓
脾臓・食道
膵臓・食道
胃・十二指腸
肝臓・胆のう
腎臓・副腎
大腸・小腸　子宮・卵巣
前立腺・直腸　肛門・生殖器

2．体のゆがみ

　人間の姿勢は、寝ている時、座っている時、立っている時の3つに大きく分けられます。そして、その姿勢の変化に伴い、起きる、座る、立つ、歩く、寝るなどの日常動作があります。これらの動作は、基本的には左右対称の動きで行われています。

　私達の内臓の位置は、左右対称ではありませんが、外見や体の動きが左右対称であるため、中国医学の「経絡」やタイ伝統医学の「セン」も、左右対象の走行になっています（p.57〜のセンの図参照）。

　背骨の両側にある脊柱起立筋も、左右均衡のバランスによって背骨を支えているため、後ろから見ると背骨は真っ直ぐに起立しています。しかしケガや事故、病気などで左右の筋肉のバランスが崩れると、背骨はゆがんでいきます。また、内臓体表反射によって左右の筋肉に緊張差ができても、背骨はゆがみます。

　下の図は、肝臓の負担が多く、肝臓の裏にある筋肉がこり、背骨が左凸にゆがんだ例です。

　特に痛みを伴う病気などでは、その部分をかばって生活することから、体がゆがむ場合が多くあります。

　しかし、ゆがみの原因で一番多いのは、生活習慣や職業による体の使い方です。体を曲げて仕事をしたり、片側の手だけをよく使ったり、片側だけの横座りをしたり、片側だけを下にして横向きに寝たり、片側だけを多く使う運動をするなどです。

　体がゆがんでも、それがすぐ病気につながるわけではありません。体にはもともと、ある程度の柔軟性があり、筋肉や関節の動きにも余裕があります。そのため、体がゆがんでも、神経や血管、リンパ管、そして内臓などへの圧迫がなければ、問題は起こりません。

　しかし体に柔軟性がない場合は、筋肉や関節の動きにも余裕がなく、ほんの少しのゆがみでも神経や血管、リンパ管、そして内臓を圧迫することがあります。それが痛みやしびれ、麻痺の原因となり、さらに自律神経を介して、胃腸病、肝臓病、心臓・呼吸器疾患、アトピー、リウマチの原因になる可能性があるのです。

■ 肝臓に負担がある場合のゆがみ

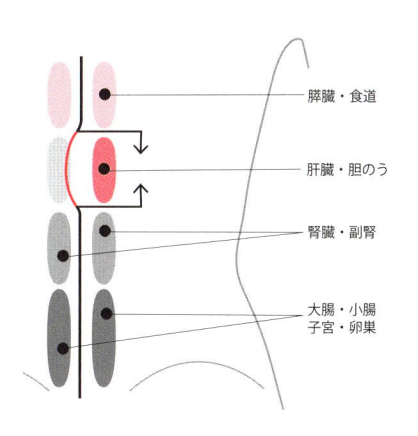

膵臓・食道

肝臓・胆のう

腎臓・副腎

大腸・小腸
子宮・卵巣

■ 体の柔軟性と病気

○ 体に柔軟性があり、関節の動きに余裕がある	△ 体に柔軟性がなく、関節の動きに余裕がない
○ 神経、血管、リンパ管各内臓への圧迫が少ない	△ 神経、血管、リンパ管各内臓への圧迫が多い
◎ 病気にかかりにくい	× 病気にかかりやすい

アトピーやリウマチは自己免疫疾患の一つで、副腎の疲労によっても起こることがあります。副腎は、腎臓とは全く関係のない独自の臓器で、皮質や髄質からホルモンを分泌しています。特に副腎皮質からは、消炎作用があるコルチゾンというホルモンを分泌しており、それによって、関節や皮ふに炎症が起きても鎮めることができるのです。

自己免疫疾患とは、自分で自分の体を外敵と見なして攻撃し、炎症を起こす原因不明の病気です。副腎の機能が低下し、副腎皮質ホルモンの分泌が少なくなると、炎症が広がり、悪化して骨が変形することもあります。主に手足の関節を侵し、関節に痛みや腫れが生じる膠原病へとつながります。リウマチもその一つです。

アトピーやリウマチの治療には副腎皮質ホルモンが使用されることがあります。ということは、副腎の機能を高めて、自分で必要な副腎皮質ホルモンを分泌できるようになれば良いのではないでしょうか。そのためには、副腎の反射区である、胸椎9番から腰椎2番までのゆがみを整え、こりをほぐすことが重要になります。

同様に胃の調子が悪い場合は、左側の胸椎6番から11番まで、肝臓が悪い場合は、右側の胸椎5番から11番までの反射区を刺激することが必要になってきます。そして、心臓病には、胸椎2番から5番、肺・気管支の病気には、胸椎2番から7番までの左右の反射区をほぐす必要があります。

タイマッサージには、脊柱起立筋の反射区をほぐし、左右の筋肉バランスを良くする手技が多くあります。それによって背骨のゆがみが整い、神経や血管、リンパ管への圧迫が減るため、背部痛、肋間神経痛、そして各内臓の機能低下などが改善されます。

■ 各内臓と症状に関連する脊髄神経

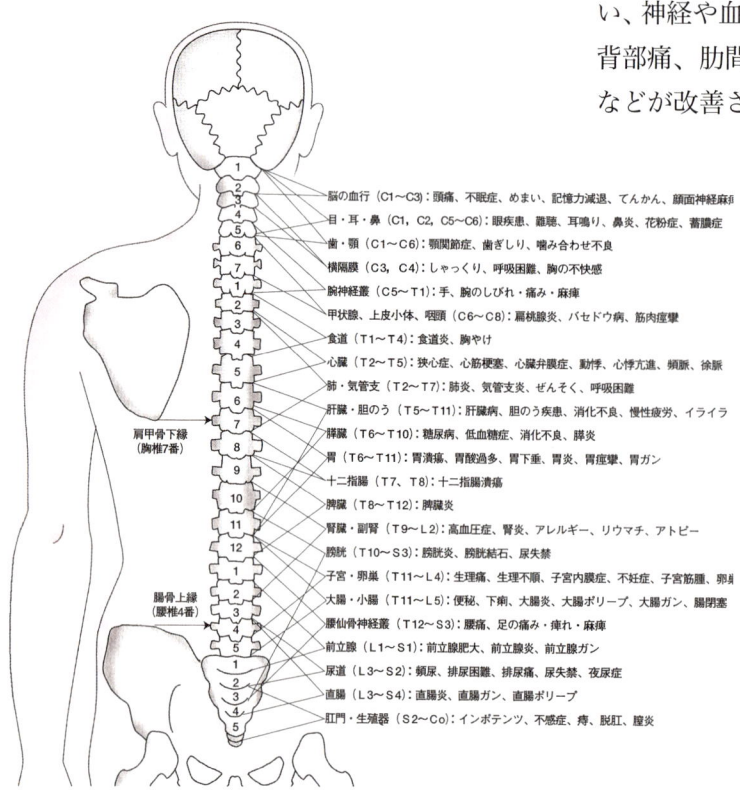

脳の血行（C1〜C3）：頭痛、不眠症、めまい、記憶力減退、てんかん、顔面神経麻痺
目・耳・鼻（C1, C2, C5〜C6）：眼疾患、難聴、耳鳴り、鼻炎、花粉症、蓄膿症
歯・顎（C1〜C6）：顎関節症、歯ぎしり、噛み合わせ不良
横隔膜（C3, C4）：しゃっくり、呼吸困難、胸の不快感
腕神経叢（C5〜T1）：手、腕のしびれ・痛み・麻痺
甲状腺、上皮小体、咽頭（C6〜C8）：扁桃腺炎、バセドウ病、筋肉痙攣
食道（T1〜T4）：食道炎、胸やけ
心臓（T2〜T5）：狭心症、心筋梗塞、心臓弁膜症、動悸、心悸亢進、頻脈、徐脈
肺・気管支（T2〜T7）：肺炎、気管支炎、ぜんそく、呼吸困難
肝臓・胆のう（T5〜T11）：肝臓病、胆のう疾患、消化不良、慢性疲労、イライラ
膵臓（T6〜T10）：糖尿病、低血糖症、消化不良、膵炎
胃（T6〜T11）：胃潰瘍、胃酸過多、胃下垂、胃炎、胃痙攣、胃ガン
十二指腸（T7, T8）：十二指腸潰瘍
脾臓（T8〜T12）：脾臓炎
腎臓・副腎（T9〜L2）：高血圧症、腎炎、アレルギー、リウマチ、アトピー
膀胱（T10〜S3）：膀胱炎、膀胱結石、尿失禁
子宮・卵巣（T11〜L4）：生理痛、生理不順、子宮内膜症、不妊症、子宮筋腫、卵巣嚢腫
大腸・小腸（T11〜L5）：便秘、下痢、大腸炎、大腸ポリープ、大腸ガン、腸閉塞
腰仙骨神経叢（T12〜S3）：腰痛、足の痛み・痺れ・麻痺
前立腺（L1〜S1）：前立腺肥大、前立腺炎、前立腺ガン
尿道（L3〜S2）：頻尿、排尿困難、排尿痛、尿失禁、夜尿症
直腸（L3〜S4）：直腸炎、直腸ガン、直腸ポリープ
肛門・生殖器（S2〜Co）：インポテンツ、不感症、痔、脱肛、膣炎

肩甲骨下縁
（胸椎7番）

腸骨上縁
（腰椎4番）

3. 背中のゆがみチェック法

①脊柱起立筋のチェック

　前屈してもらい、後ろから見て左右の脊柱起立筋の高さが同じかどうかをチェックする。

　ゆがみがあるところに筋肉の盛り上がりが確認できる。

※脊柱側弯症という病気の場合も、左右の高さに差が生じる。しかしこの場合は、背骨自体が曲がることによる左右差なので、反射区のこりによるゆがみとは異なると考える。

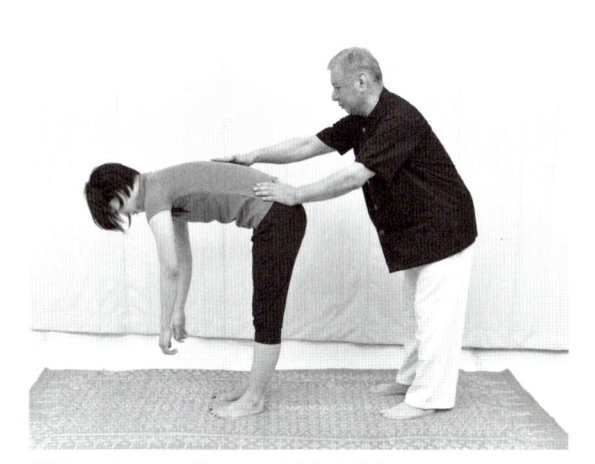

前屈してもらい、後ろから脊柱起立筋をチェック

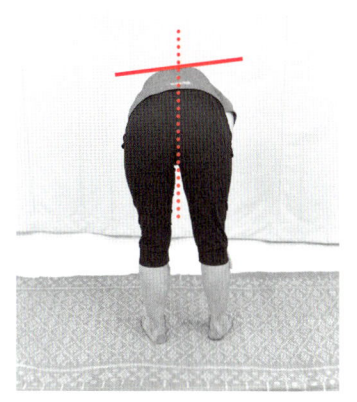

背中の右側が盛り上がっている例

②背骨のゆがみチェック

　正座をしてもらうか、椅子に座ってもらう。

　母指と示指で棘突起をはさみ、背骨のゆがみをチェックする。ゆがんでいる場合は、反射区の図を参考に、どの内臓と関係があるかを確認する。

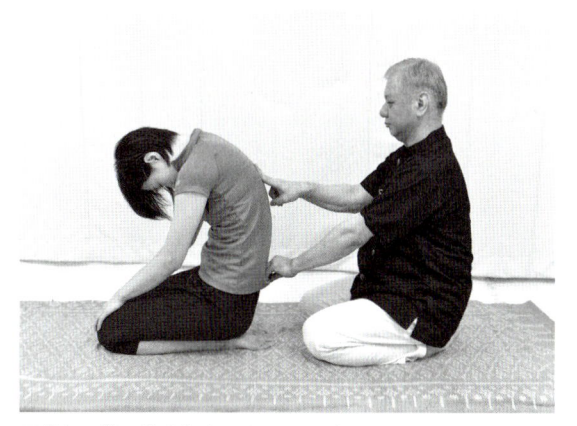

母指と示指で棘突起をはさんでゆがみをチェック

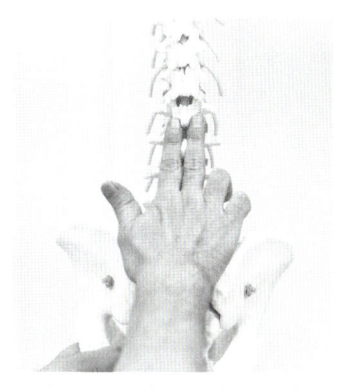

ゆがみがあれば、どの内臓の反射区か確認

4．背中へのタイマッサージ

①脊柱起立筋への TP、または ES

脊柱起立筋を背中の下から肩甲間部まで、両母指（または肘）で、はじくように各10～20回ほぐす。ゆがみ、盛り上がり、圧痛がある部位は、よくほぐす。

こりや圧痛がある箇所は、左のツボ名や右の反射区の図と照らし合わせながら、指や肘を通して確認する。

※左側をほぐす時は、顔を左に向けてもらう。
※この母指でほぐすテクニックを、サムプレス（母指で押す。TP）という。

【胃兪】第12胸椎・第1腰椎棘突起間の指2本分外
〈効果〉胃疾患、膵炎、嘔吐

【脾兪】第11・12胸椎棘突起間の指2本分外
〈効果〉胃疾患、腹部膨満、膵炎

【胆兪】第10・11胸椎棘突起間の指2本分外
〈効果〉肝、胆疾患、黄疸、胃疾患

【肝兪】第9・10胸椎棘突起間の指2本分外
〈効果〉肝、胆疾患、黄疸、胃疾患

【膵兪】第8・9胸椎棘突起間の指2本分外
〈効果〉消化器疾患、糖尿病、膵炎

【膈兪】第7・8胸椎棘突起間の指2本分外
〈効果〉消化器疾患、咳、喘息、瘀血症

【督兪】第6・7胸椎棘突起間の指2本分外
〈効果〉心臓疾患、腹痛、吃逆、搔痒感

■ 背中の反射区

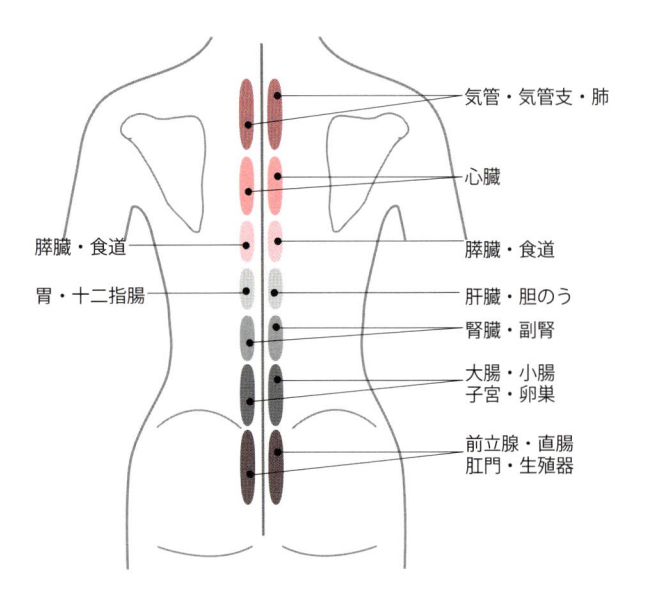

気管・気管支・肺
心臓
膵臓・食道
胃・十二指腸
膵臓・食道
肝臓・胆のう
腎臓・副腎
大腸・小腸
子宮・卵巣
前立腺・直腸
肛門・生殖器

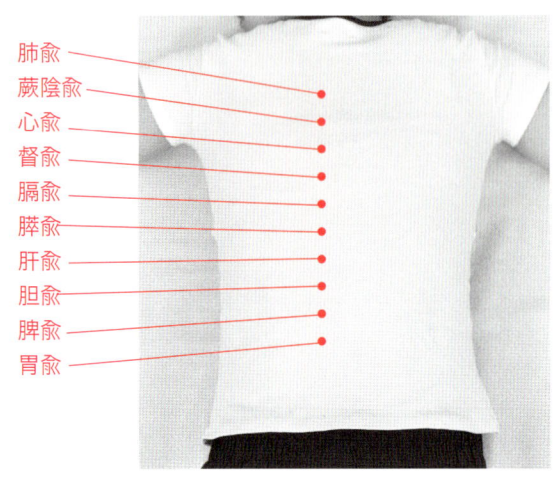

肺兪
蕨陰兪
心兪
督兪
膈兪
膵兪
肝兪
胆兪
脾兪
胃兪

【心兪】第５・６胸椎棘突起間の指２本分外
〈効果〉心臓疾患、肋間神経痛、不整脈

【厥陰兪】第４・５胸椎棘突起間の指２本分外
〈効果〉心臓疾患、呼吸器疾患

【肺兪】第３・４胸椎棘突起間の指２本分外
〈効果〉呼吸器疾患・喘息・肋間神経痛

②頚部へのPP

　肩甲骨部から首にかけて、PPでゆっくり５回押す。反対側も１と２を行う。

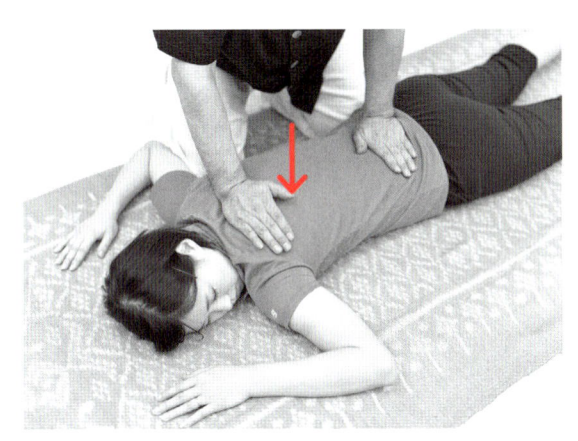

手のひらで、頚部をゆっくり押す

③背部へのPP

　相手の坐骨の下に自分の膝をのせ、両手は指先を外に向けて腰に当てる。

　左右の手に交互に体重をかけながら、脊柱起立筋を腰から肩まで１往復する。顔を反対側に向けてもらい、同様に１往復する。

※ゆがみチェックでゆがんでいたところや、圧痛があるところは、念入りに押すようにする。

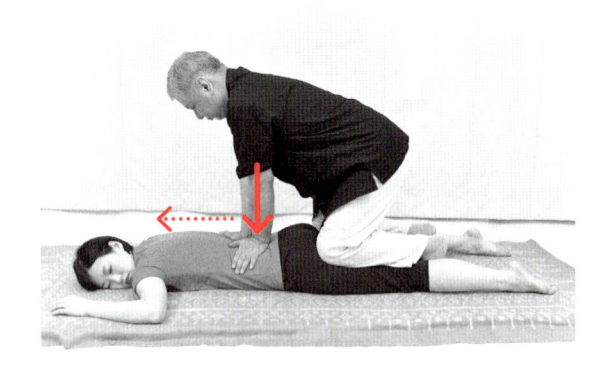

手のひらで、脊柱起立筋を左右交互に押していく

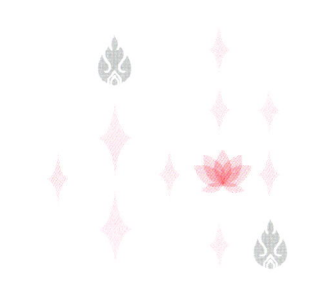

④胸と肩のストレッチ

相手と手首をお互いに持ち、一旦息を吸ってもらい、相手の吐く息に合わせて手首を引き、胸と肩をストレッチする。

S（弱）、M（中）、H（強）と強さを変えて、3回行う（S：soft、M：Medium、H：Hard）。

※腰痛が強い場合や、背骨の手術をしている人には行わない。

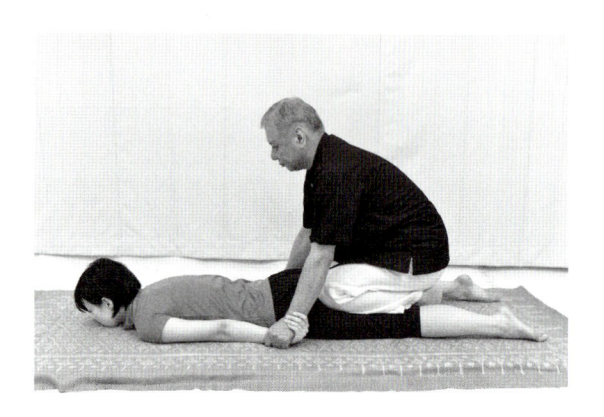

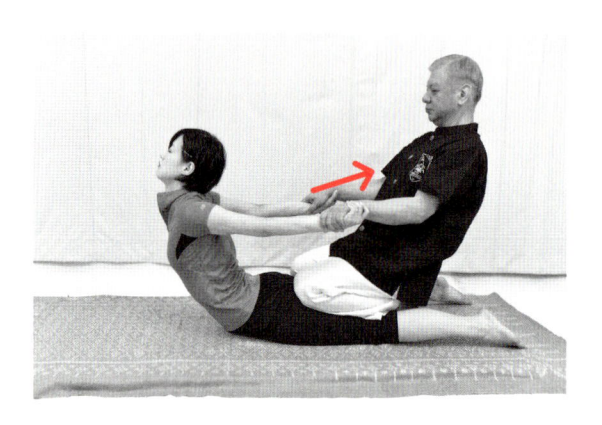

クライアントが吐く息に合わせて手首を引く

⑤仙骨から肩までの PP

うつ伏せから脇に手をついて起きて、背中を丸めてもらう。

仙骨から肩甲骨まで、脊柱起立筋の両側をPPで左右交互に押していき、仙骨まで戻る。

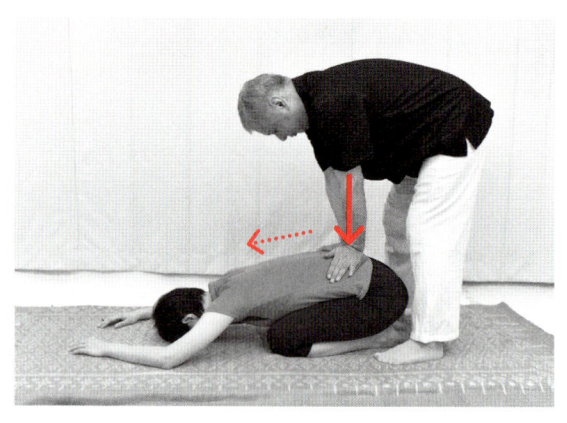

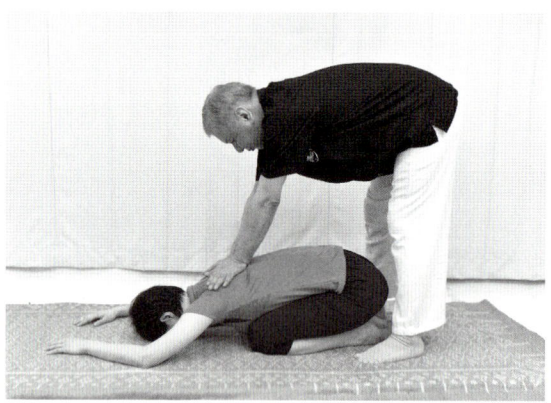

仙骨から肩甲骨の脊柱起立筋を、手のひらで押していく

⑥胸椎下部の調整

　体の前で手を交差して、あぐらをかいてもら
う。相手の手首をつかみ、両膝を相手の腰に当
て、膝に相手の体をのせるようにして肩甲間部
まで数回調整する。

※調整する時の注意：あぐらをかいてもらった
　ら、少し体を前に倒してもらい、それから膝
　を腰に当てる。そして調整時は、膝で押すの
　ではなく、相手の手首を引き寄せて、膝に相
　手の体重をのせるようにして行う。

※腰痛が強い場合や、背骨の手術をしている人
　には行わない。

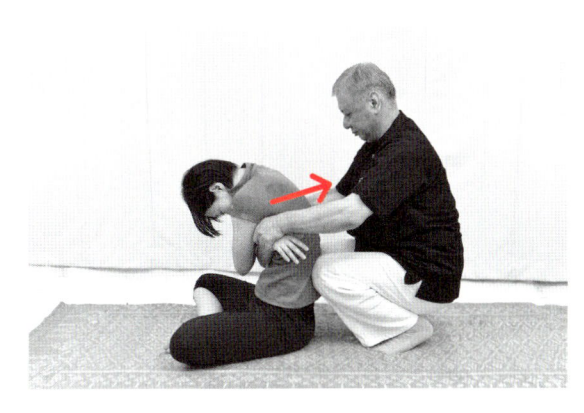

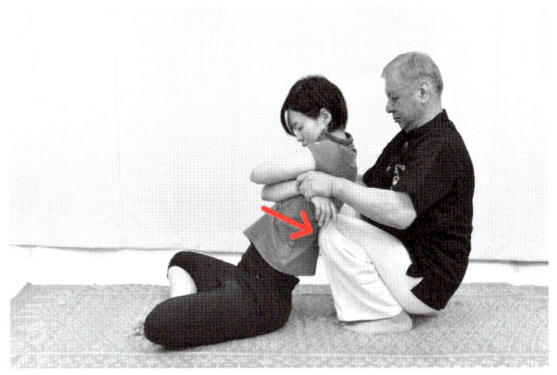

膝に相手の体重をのせるようにして刺激する

⑦背部への FP

　相手の後ろに座り、両足裏を背中に当てる。
両手で相手の手首を引っ張り、足の裏で背中を
押す。足を当てる位置を、下から１、２、３、２、
１と変え、ゆっくりと５回行う。

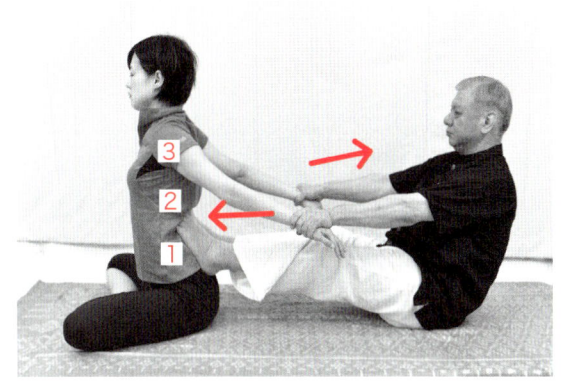

★押す３ポイント
１．胃と肝臓・胆のうの裏
２．肩甲骨の下（膵臓、脾臓、食道の反射区）
３．肩甲骨の上（心臓、呼吸器系の反射区）

■ 背中の反射区

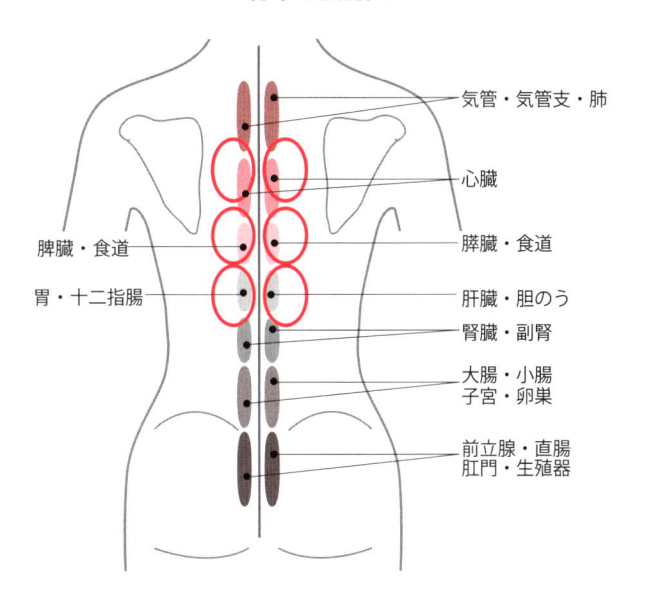

脾臓・食道
胃・十二指腸

気管・気管支・肺
心臓
膵臓・食道
肝臓・胆のう
腎臓・副腎
大腸・小腸
子宮・卵巣
前立腺・直腸
肛門・生殖器

Step 4

頭痛、ストレイトネック、疲れ目について

1. 頭痛の種類

頭痛は、日本人の約25%が悩んでいる症状で、一次性と二次性に分けられます。

二次性頭痛は、今まで経験したことがない突然の激しい痛みや、悪心、嘔吐、意識障害、めまいなどの症状が伴い、脳出血やクモ膜下出血などの脳血管障害によるもので、一刻も早い処置が必要になります。

一方、一次性頭痛は、慢性頭痛や習慣性頭痛とも呼ばれていて、片頭痛、緊張性頭痛、群発性頭痛の3つのタイプに分けられます。

グラフからもわかるように、10代は片頭痛の方が多いのですが、20代以降は、緊張性頭痛の方が多くなります。また群発性頭痛は、20〜30代から発症し、男性に多いのが特徴です。

1）緊張性頭痛

頭部、首、肩の筋肉が緊張し、血行が悪くなることが主な原因とされています。デスクワークなどで肩こりがひどい人やストレスなどの精神的な緊張で起こることが多くあります。

2）片頭痛

頭部の片側（または両側）がズキンズキンと

脈打つように痛む症状で、吐き気、嘔吐、下痢を伴うことがあります。原因は、首・肩のこり、ストレス、目の疲れ、光や音、においの刺激、アルコールの摂取、睡眠不足、睡眠過多などによって脳の血管が拡張し、三叉神経を圧迫することで起こると考えられ、生理時に発症する場合も多くあります。

3）群発性頭痛

目の奥や目の周辺に、ハンマーで殴られたような激しい痛みが群発的に（ある期間集中的に）起こる場合をいいます。痛みは、数週間から数ヵ月間毎日出現し、夜間や睡眠時などの決まった時間に起こりやすいのが特徴です。また目の充血、涙が出る、鼻がつまる、まぶたが腫れるなどの自律神経の症状を伴います。原因は、アルコールの摂取、喫煙、気圧の変化、血管拡張薬の服用などにより、目の奥を通る内頸動脈が拡張するためと考えられています。

頭痛の70％以上は緊張性頭痛といわれてい

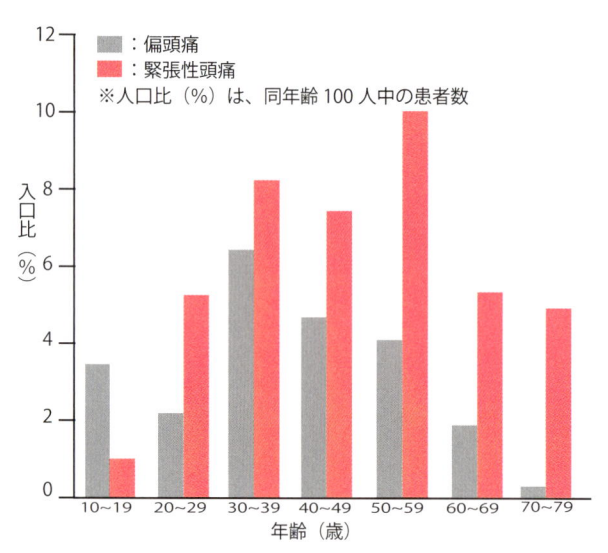

■ 偏頭痛と緊張性頭痛の現れ

ます。そのため、頭部、首、肩の筋肉のこりを
ほぐせば7割以上の頭痛が改善されます。

2．ストレイトネックについて

　最近はパソコンが普及し、仕事や家庭でパソ
コンの作業を長時間行っている方も多いと思い
ます。しかし、パソコンなどのデスクワークで
不自然な姿勢を長時間続けると、頭を支える筋
肉は徐々に疲労していきます。疲労した筋肉は、
筋肉の内圧が高まり、血管が圧迫されるため、
酸素や栄養素が不足となり、老廃物も溜まりや
すく、それがこりの原因になるのです。

　通常、頚椎は緩やかに前に曲がっているので
すが、パソコンを見る時間が長くなると、頭を
支える筋肉の負担が増し、首が前に出て頚椎が
真っ直ぐの状態になります。その状態が長く続
くと、頚椎はそのまま固定されるため、前弯が
なくなり、ストレイトネックと呼ばれる真っ直
ぐな状態になってしまうのです。すると症状と
して、頭痛、肩こり、首の痛み、首を動かしづ
らい、めまい、ふらつき感、手のしびれ、寝違
いなどが現れます。

　では、自分がストレイトネックかどうかを
チェックしてみましょう。

　壁に背中をつけ、あごを引いて真っ直ぐ前を
見て立ち、両踵、両肩、肩甲骨、後頭部の4カ
所が壁についていれば問題はありません。しか
し、後頭部が壁につきづらい場合は、ストレイ
トネックになっている可能性が高いといえま
す。その場合は、顎を引いて座るように心がけ
ることから始めてみましょう。

■ 正常　　　　　　■ ストレイトネック

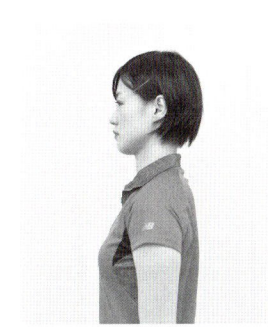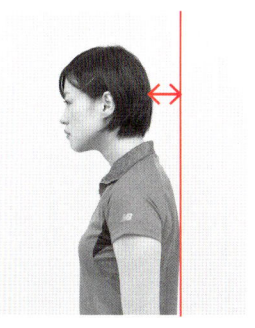

ストレイトネックだと、後
頭部が壁につきづらい

3．ストレスとは

　現代はストレス社会です。インターネットの
調査では、20〜50代の人の80％がストレス
を感じているとの結果が出ており、それが頭痛
の原因にもなっています。

　ストレスには、有益な快ストレスと不利益な
不快ストレスの2種類があります。ストレスを
引き起こす原因をストレッサーといいますが、
同じ要因があってもストレスになるかどうかに
は個人差があります。

　適度なストレスは必要ですが、限度を超えて
しまうと、病気の原因にもなります。その結果、
頭痛、便秘、胃腸炎、胃潰瘍、十二指腸潰瘍、
過敏性大腸炎、不眠症、うつ病、自律神経失調
症、ガンなどが発症します。ストレスを感じた
ら早めに対処することが大切です。

　人は、ストレスを感じると横隔膜を使う腹式
呼吸ではなく、胸式呼吸となり、呼吸が浅くな
りがちです。そして体全体に酸素が行き渡らず、
体も疲れやすくなってしまいます。ストレスを
感じた場合は、腹式呼吸を心がければ良いわけ
です。

　また、首の胸鎖乳突筋と肩の僧帽筋は、脳か

ら直接出ている副神経の支配も受けているため、ストレスでこりやすいのです。ストレスを感じた時は、肩と首の筋肉を緩めることが効果的です。

大昔の採集狩猟時代では、肉食獣に襲われた時や戦った時に一番のストレスを感じていたと考えられます。自分の死と直面しなければならないからです。そのような時、体は副腎髄質からアドレナリンというホルモンを分泌します。アドレナリンは、肝臓のグリコーゲンを糖として血中に放出し、心臓や肺、手足の血流を増して、戦うための準備をするのです。

現代でも私たちの体は、ストレスを受けると、何十万年前の採集狩猟時代と同じ反応をしますが、その後に続くはずの肉食獣と戦ったり逃げたりする行為がないために、血中の糖が燃焼しきれずに体内に溜まったままとなります。そのため、糖尿病、痛風、動脈硬化、高血圧、虚血性心疾患などの循環器障害が起こるのです。恐るべきストレスの弊害ですね。このことからも早めにストレスを解消することが必要だと理解できますね。

日本人のストレス解消法の順位は

- 1位　よく寝る
- 2位　お風呂に入る
- 3位　友人と飲む
- 4位　ショッピングに行く
- 5位　美味しいものを食べる
- 6位　温泉に行く
- 7位　音楽を聴く
- 8位　マッサージを受ける
- 9位　テレビを見る
- 10位　運動をする

となります。

ちなみにタイ人のストレス解消法は、1年に

1回、新年に行う水かけ祭りで思いっきり水を掛け合うことではないでしょうか。本来の水かけ祭りは、相手の肩に祈りを込めて静かに水を注ぐ程度のものでした。しかし最近では、氷で冷えきった水や、色のついた水を掛け合ったり、水鉄砲やホースで掛け合うなど、羽目を外しつつあるようです。そして水を掛けられたバイクが転倒し、危険な事故につながるケースも増えてきています。何事も節度が必要ですよね。

同じストレス要因でも、負けず嫌い、頑固者、完璧主義、せっかち、他人と比較しがちな人は、よりストレスを感じやすい傾向にあるので、自分の性格を振り返ることも必要です。そして、辛い感情を表現するのが苦手な人や内向的な人、自分の感情を抑えたまま我慢して適応しようとする人は、結果的にはストレスを溜め込んでしまいますので、左記のストレス解消法を参考に早めに解消することを心がけましょう。

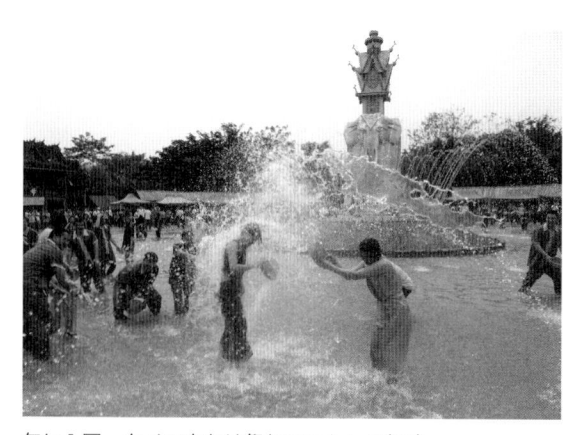

年に1回、タイの水かけ祭りでストレス解消

4．目の疲れについて

　最近は仕事でも家庭でもパソコンを使うことが多くなり、ドライアイや目の疲れを訴える人が増えています。ドライアイは意識的に瞬きをすることで防ぐことができますが、目の疲れは、目のまわりをほぐすことが非常に効果的です。

　私達がパソコンなどの近くのものを見ている時は、ピントを合わせる毛様体筋、目の位置を調整する外眼筋、光の量を調整するために、瞳孔を縮める瞳孔括約筋や、瞳孔を広げる瞳孔散大筋が働きます。また運転をしている時も、人や標識、信号や周りの車などに常に注意を払わなくてはならないので、これらの4つの筋肉は常に働いています。

　目の周りの前頭筋、眼輪筋、皺眉筋、鼻根筋、側頭筋なども、緊張が続けば血行が悪くなり、こりが生じます。すると目の疲れや頭痛を感じるのです。それを解消するには、目の周りの筋肉を緩めて血行を良くする必要があります。

　目の周りの筋肉のこりも、ストレッチでほぐすことができます。疲れを取るには、人差し指を目の前に立てて動かし、それに合わせて目を上下、左右、斜めに動かせば良いのです。

　また、目のピントを合わせている筋肉のストレッチは、指を目にできるだけ近づけ、その後遠くをボーッと見るようにします。この動作を数回繰り返すことで、毛様体筋を緩めることができます。

■ 眼球の周りの筋肉

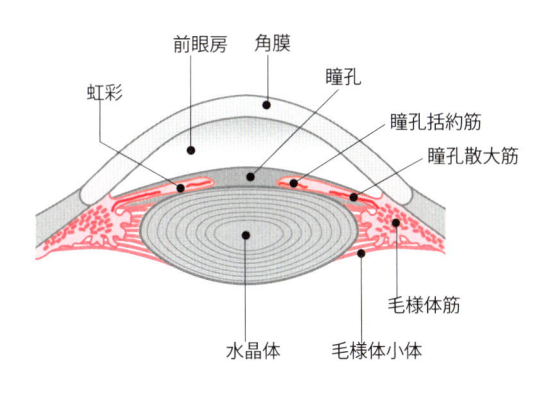

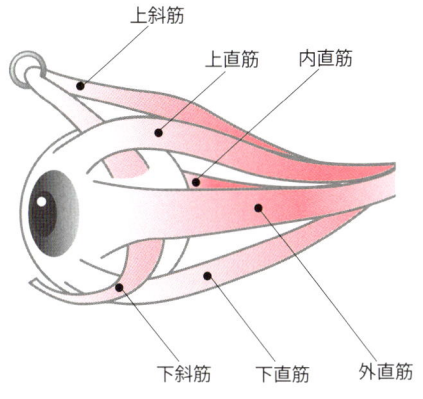

■ 顔の筋肉

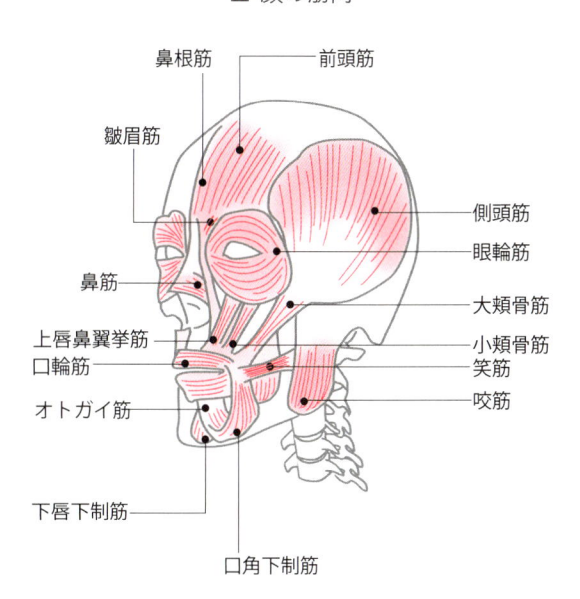

5．頚椎の動きのチェック法

1）首の前屈と後屈

　頭を前と後ろに曲げて、その動く範囲を見る。

　前に 60 度（背中と目を動かさず、足下が見える）、後ろに 50 度（背中と目を動かさず天井が見える）曲げられれば正常。

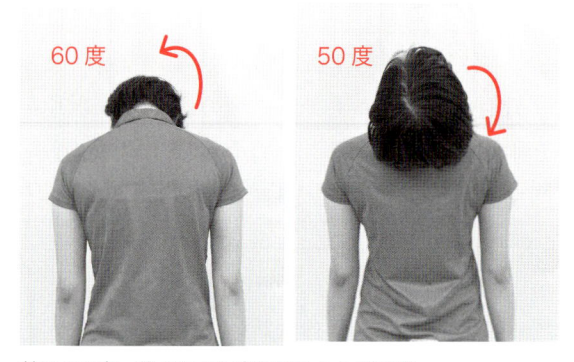

■ 首の前屈　　　■ 首の後屈

60 度　　　　50 度

前に 60 度、後ろに 50 度曲げられれば正常

2）首の左右屈

　頭を左右に曲げて、その動く範囲を見る。左右に 40 度曲げられれば正常。

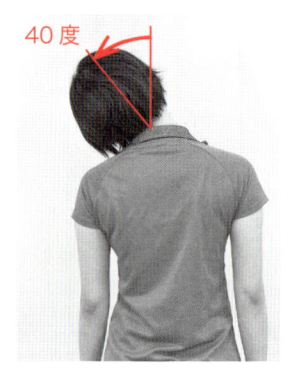

■ 首の左右屈

40 度

左右に 40 度曲げられれば正常

3）首の左右回旋

　頭を左右に捻って、その動く範囲を見る。

　左右に 70 度（鏡に背を向けて立ち、自分の姿が視界に入る）曲げられれば正常。

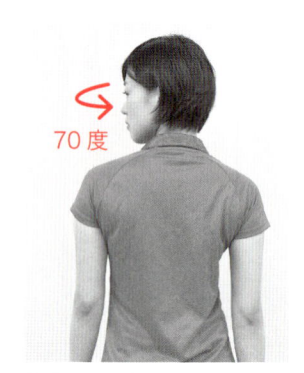

■ 首の左右回旋

70 度

左右に 70 度曲げられれば正常

6．顔と首へのタイマッサージ

1）皺眉筋と眼輪筋へのマッサージ

眉毛の内側部から眉毛の外端部まで、皺眉筋と眼輪筋を母指と示指ではさむようにして、3回マッサージする。

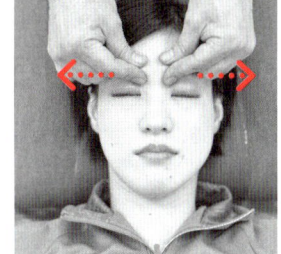
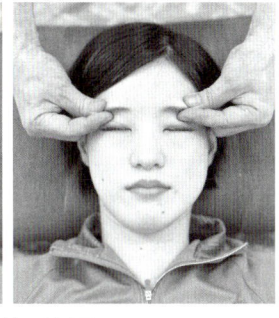

眉毛をはさむようにしてマッサージする

2）目頭からこめかみへのFS

両示指の指先で、目頭（晴明）から上に上がり、額を左右にスライドし、こめかみまでスライドさせ、太陽を示指でマッサージする。額を眉毛の上、額の中央、髪の毛の生え際と3カ所に分け、同じことを行う（3回）。

※このテクニックをフィンガースライド（指でこする。FS）という。

【晴明】目頭と鼻根との間
〈効果〉眼疾患、結膜炎、角膜炎

【太陽】眉毛外端と目尻の間の外の陥凹部
〈効果〉頭痛、片頭痛、三叉神経痛

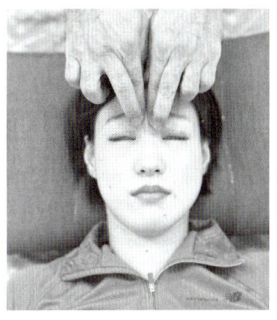
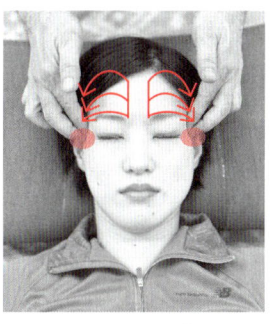

目頭からこめかみまでをスライドさせてマッサージする

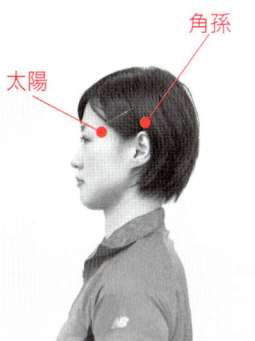

角孫
太陽
晴明

3）角孫へのマッサージ

示指を折り曲げ2番目の関節部で角孫をマッサージする。

【角孫】耳のすぐ上
〈効果〉頭痛、三叉神経痛、耳疾患、眼疾患

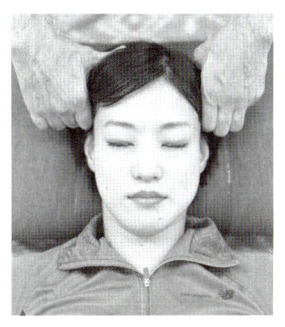

関節部を使って角孫をマッサージする

4）胸鎖乳突筋のストレッチ

　右手を肩、左手をこめかみに当てて、胸鎖乳突筋をゆっくり3回ストレッチする。

　反対側も行う。

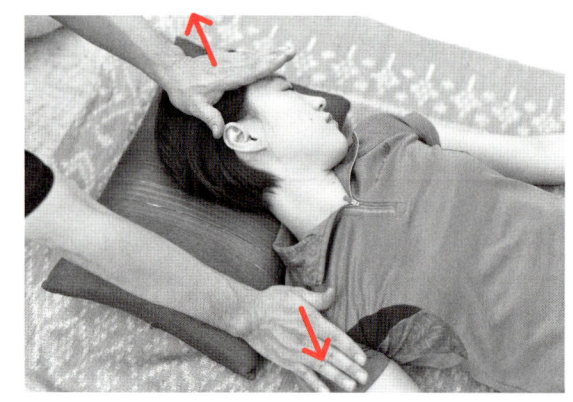

肩とこめかみに手を当ててストレッチする

5）頸椎のストレッチ

　首の下にタオルを当て、後頭部の骨に引っかける。両手でタオルの端を持ち、上に向かってゆっくり5回ストレッチする。

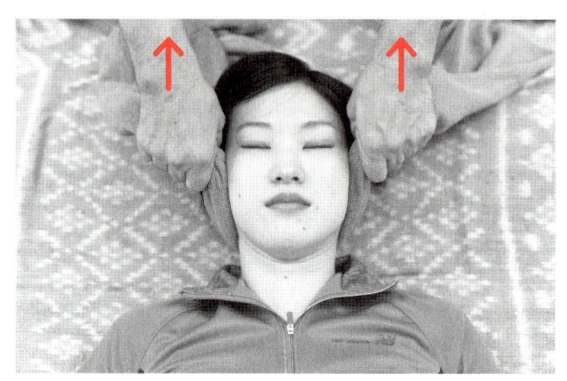

タオルを使って頸椎をストレッチする

6）頚部へのＰＰ

　首を左右から両手ではさみ、下から上に移動させながら僧帽筋と胸鎖乳突筋を1、2、3、2、1と5回押す。

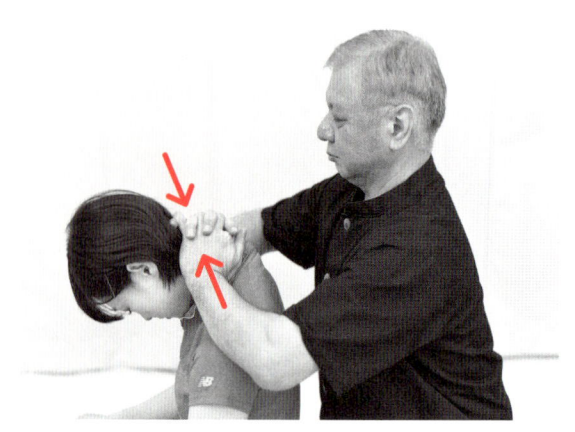

両手を下から上に移動させながら押していく

7）頸部へのTP

　左手を額に当て、右手の母指で下から上に押すように天柱、風池、完骨の３カ所を１、２、３、２、１と５回押す。反対側も行う。

【天柱】瘂門の外１寸３分
〈効果〉頭痛、寝違え、脳疾患、精神疾患

【風池】天柱の外１寸
〈効果〉風邪、頭痛、めまい、眼疾患、鼻疾患

【完骨】乳様突起後方の陥凹部
〈効果〉頭痛、不眠症、耳疾患、片頭痛

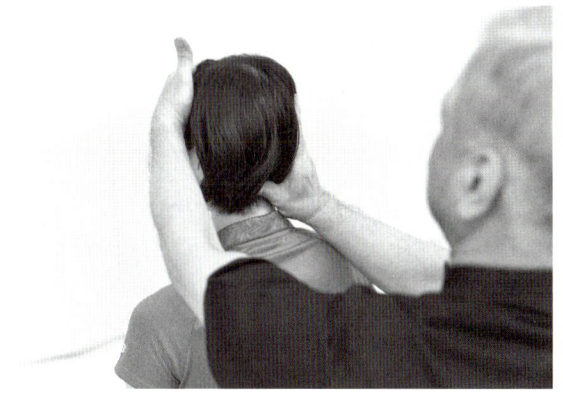

頸部の３カ所を押して刺激する

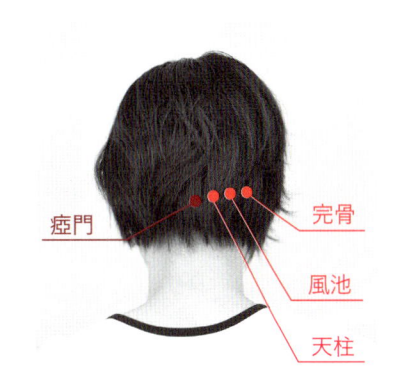

瘂門　完骨　風池　天柱

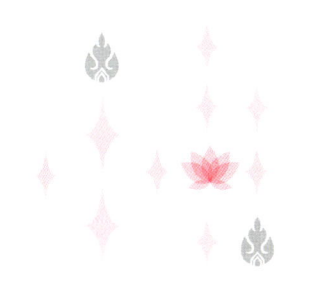

♦ 血圧とタイマッサージ

血圧は、動脈の壁に加わる圧力のことをいい、通常は上腕動脈（腕の上の部分）で計測します。この血圧は、収縮期と拡張期に分けられます。収縮期血圧は、心臓が収縮し血液が押し出された時の血圧で、拡張期血圧は、心臓が拡張し血液を吸い込む時の血圧です。正常血圧は、収縮期血圧が 140mmHg 以下、拡張期血圧が 90mmHg 以下と決められています。そして高血圧は、上が 160mmHg 以上、下が 95mmHg 以上となっています。一方低血圧は、上が 100mmHg 以下、下が 60mmHg 以下としています。

高血圧の種類で一番多いのが本態性高血圧で、原因はわかっていません。それ以外の原因がわかっている場合を、二次性高血圧といい、腎臓疾患、副腎・甲状腺疾患、大動脈などの血管に関わるものがあります。

原因がわかっていない本態性高血圧ですが、一番考えられるのは、体のこりです。こりで硬くなった筋肉内に血液を送るために、血圧を上げないと流れが悪くなり、必然的に上がってしまうのです。

しかし、タイマッサージで筋肉のこりがほぐれてくると、血圧を上げなくても流れが良くなるため、自然と血圧が下がります。特に首や腹部への刺激は、血圧を下げやすいのです。しかし、血圧が高いために降圧剤（血圧を下げる薬）を飲んでいる方が、タイマッサージを受けた場合、必要以上に血圧が下がることがあるため、注意が必要になります。降圧剤を飲んでいるかどうかの確認をしてから、タイマッサージを行うと良いでしょう。

そして、タイマッサージには、p.12 の「タイマッサージの効果」でも解説した通り、自律神経を調整して体と心をリラックスさせる効果があります。適度な刺激のタイマッサージは、副交感神経を優位にし、血圧を下げ、脈拍と呼吸をゆっくりにする効果があります。しかし、強いストレッチや、痛すぎるマッサージは、逆に交感神経を優位にし、血圧が上がることもあります。

施術をする際には、受け手の反応を見ながらちょうど良い刺激を与えることが必要になります。ちょうど良い刺激とは、痛い感覚よりもよりサバイ（気持ち良い）の感覚に近い、痛気持良い（タイ語でジェップサバイ）が目安になります。

血圧が上がる原因には、喫煙と肥満、そして味の濃い食事もあります。血圧が高い人は、禁煙、減量、減塩を心がけることも大切ですね。

コラム 9　　　　◆ タ バ コ と タ イ マ ッ サ ー ジ

下のグラフからもわかるように、ガンの原因の 30％がタバコです。タバコを吸うことでガン抑制遺伝子が異常になり、男性では非喫煙者に比べて約 4 倍ガンが発生しやすくなります。交通事故による死者数が 1 年間で約 1 万人、自殺者が約 3 万人に対して、タバコが原因で死ぬ人は約 10 万人にものぼります。

タバコは、自分で意識できるかどうかにかかわらず、ニコチンの作用で吸った途端に毛細血管が収縮して血流が阻害されます。手足が冷たくなるのは、そのためです。また血液に粘りが出て血管が詰まりやすくなり、脳梗塞や心筋梗塞の原因にもなります。

ニコチンは腰痛をも悪化させます。ニコチンにより、椎間板周囲の毛細血管が収縮すると、栄養が行き渡らなくなります。また椎間板の水分量が減ってつぶれやすくなり、椎間板ヘルニアを起こしやすくなります。1 日 1

箱以上吸う人の腰痛患者数は、吸わない人の 1.36 倍にもなるのです。

タバコの煙には、4 千種類以上の化学物質が含まれています。その中には 200 種類の有害物質、40 種類以上の発ガン物質が存在します。血液中のヘモグロビンは、体の隅々まで酸素を運ぶ働きをしていますが、タバコの煙に含まれる一酸化炭素は、ヘモグロビンの 240 倍の酸素との結合率があるため、タバコを吸うと酸素が全身に行き渡らなくなり、心臓疾患や呼吸器疾患などを引き起こします。

また、吸い込んだ煙が、咽頭、気管、気管支、肺を通るため、その部位にガンが発生しやすく、粘膜に炎症を起こすため、その裏に当たる首、肩、背中にこりが生じます。特に肩甲骨間にある菱形筋と脊柱起立筋は、押したりほぐしたりすると、痛がる人が多いです。

ニコチンは胃酸などを過剰に分泌させる働きがあり、胃潰瘍や十二指腸潰瘍の原因になり、胃や十二指腸の裏もこります。タバコを吸う人は、背中から首までが硬くなるのです。

こった筋肉をタイマッサージでほぐしても、また 1 本タバコを吸えば、こりは元に戻ってしまいます。タバコを 1 本吸うと寿命が 5 分 30 秒縮まり、1 箱吸うと 1 時間 50 分縮まります。1 日 1 箱吸っていれば、24 時間のうち 1 時間 50 分縮まり、1 年間では 27．9 日にもなるのです。タバコを吸う人には、2 月（28 日間）がないということですね。

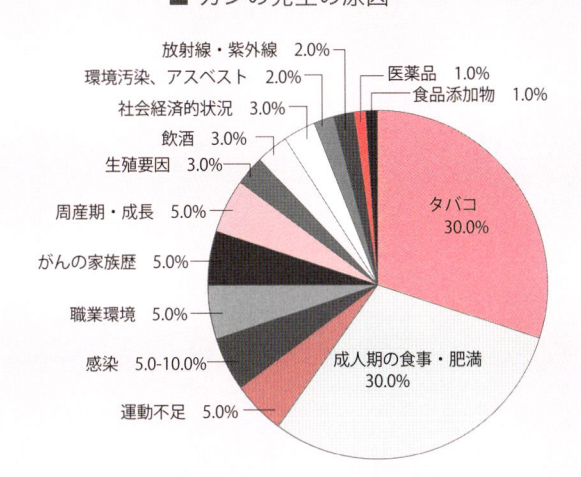

■ ガンの発生の原因

放射線・紫外線　2.0%
環境汚染、アスベスト　2.0%
社会経済的状況　3.0%
飲酒　3.0%
生殖要因　3.0%
周産期・成長　5.0%
がんの家族歴　5.0%
職業環境　5.0%
感染　5.0-10.0%
運動不足　5.0%
医薬品　1.0%
食品添加物　1.0%
タバコ　30.0%
成人期の食事・肥満　30.0%

◆ 瞑眩現象とタイマッサージ

タイマッサージを受けた後、体が元々の良い状態に戻る過程で、一時的に様々な反応が出ることがあります。それらを総称して瞑眩現象といいます。

タイマッサージを受けた後は、誰もが少なからず体がだるくなります。これは、それまでこっていた筋肉がゆるみ、ストレッチで伸ばされたため、筋肉に力が入りづらくなっただけで、瞑眩現象とは異なります。水泳をした後やお風呂に入った後、眠くなったりだるくなったりするのと同じです。

しかし、皮ふにぶつぶつが出る、かゆみが出る、頭が重くなる、筋肉の張り感が強くなる、下痢をする、かぜを引きやすくなる、なかった生理がくる、おしっこが近くなるなどの症状が出た場合は、瞑眩現象といいます。なぜそのような症状が出るのでしょうか。

皮ふのぶつぶつは、毒素を皮ふから排出しようとするため。かゆみは、急に皮ふの血行が良くなったため。頭が重くなるのは、横になって頭に血がのぼったため。筋肉の張り感を強く感じたのは、今まで張り過ぎて感覚が鈍くなっていた筋肉に、感覚が戻ったため。下痢も、不必要な物を早く出そうとするため。

かぜを引きやすくなるのは、体内毒素を排出しようとするため。なかった生理がきたのは、子宮付近の滞っていた古い血液を出そうとしたため。おしっこが近くなったのは、腎臓の機能が高まり、むくんでいた体から水分を出そうとしたためです。

また、こっている筋肉を何回も押したりほぐしたりすると、筋肉の繊維同士が摩擦でこすれあい、炎症を起こします。そして痛みを伴う、もみ返しという現象が起こります。ひどいこりは1回でほぐそうとしないで、数回に分けてほぐせば、もみ返しを防ぐことができます。

ただし、ぎっくり腰やぎっくり背中の人に対しては、背骨のズレが問題なので、まずゆがみを治し、真っ直ぐになった後に筋肉をほぐせば、痛みが増すことはありません。ゆがんだ状態のまま筋肉をほぐしてしまうと、筋肉の背骨を支える力が減るため、痛みは増します。ひどい場合は、痛みで立てなくなることもあります。

ゆがみを治すテクニックは、高度な技術が必要なため、協会主催のメディカルタイマッサージの講座で解説します。

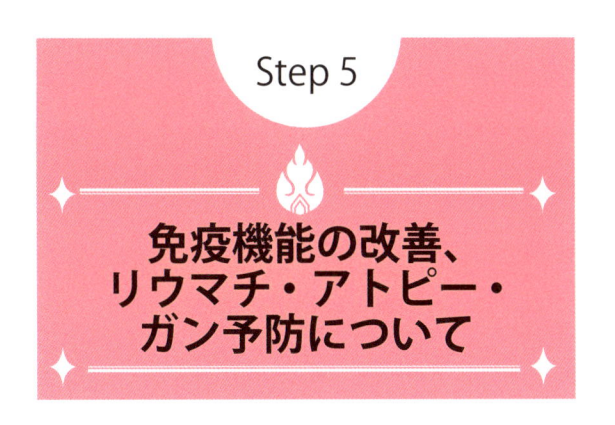

Step 5

免疫機能の改善、リウマチ・アトピー・ガン予防について

1．免疫とは

　免疫とは、疫（流行性の伝染病）から免れるための一連の生体防御の仕組みのことをいいます。免疫には、先天的に備わっている自然免疫と、後天的に得られる獲得免疫の２種類があります。自然免疫とは、病原体を食べて殺してしまう働きをいい、獲得免疫とは、ある病原体に一度感染して回復した後、同じ病気に二度とかからなくなる働きをいいます。

　免疫の働きは、外から体内に侵入してきたウイルスや細菌などを、異物（非自己）と認識し、それから体を防御することで、生まれながら体の中にある物（自己）に対しては働かないのが原則です。

　しかし、自己を非自己と認識してしまうことがあります。これを自己免疫と呼び、自分で自分の体を攻撃することで病気になる場合を自己免疫疾患と呼びます。

　血液は、血漿と呼ばれる液体成分と、血球と呼ばれる細胞成分に分けられ、血球には赤血球、白血球、血小板の３種類があります。血球は、骨髄で作られる造血幹細胞から分化していくというのが定説ですが、腸で作られるという説もあります（腸造血説）。

　免疫をつかさどる主な細胞は白血球で、①顆粒球、②単球、③リンパ球の３種類に分けられます。

■ 免疫細胞は造血幹細胞から作られる

■ 血液の成分

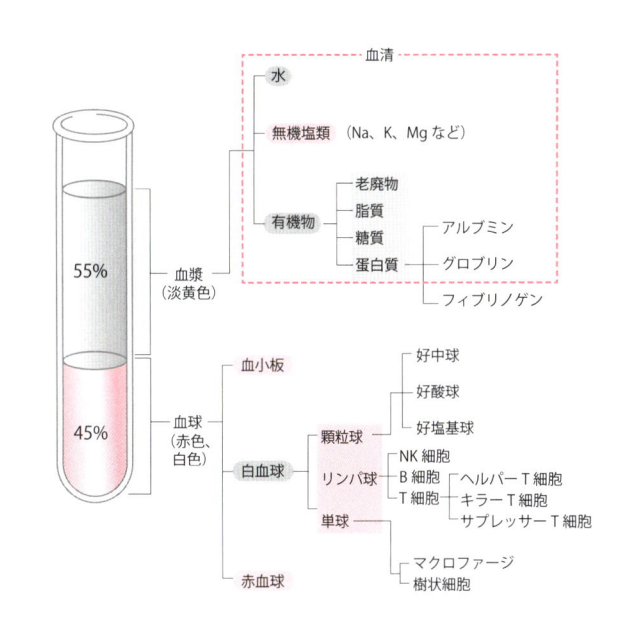

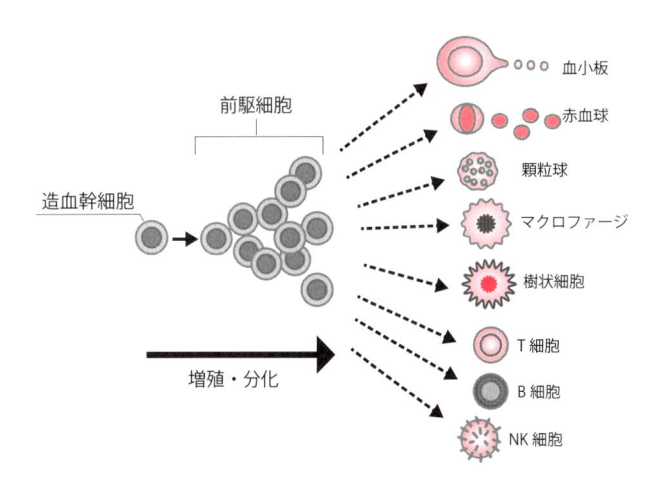

①顆粒球

細菌やウィルスに対して直接攻撃して食い殺すため、貪食細胞とも呼ばれていて、自然免疫の役割を担い、好中球、好酸球、好塩基球に分けられます。

②単球

マクロファージと樹状細胞に分けられ、マクロファージも、侵入した異物を捕らえて食する貪食細胞です。一方、樹状細胞は樹状突起を持ち、皮ふ、鼻腔、肺、胃、腸管に存在し、体内に侵入したウイルスなどの抗原を取り込み、T細胞に抗原の情報を伝達し、免疫反応を開始させる働きがあります。

③リンパ球

NK細胞、B細胞、T細胞の3種類があり、NK細胞はナチュラルキラー細胞のことで、ガン細胞やウイルスを殺す働きがあります。B細胞は抗体を産生し、いったん病原体がなくなっても、B細胞が記憶しているため、次の病原体の侵入の際、素早くその抗体が作られ、これが獲得免疫となります。そして、T細胞は、B細胞の抗体産生の調節、抗原となる細胞の溶解などの働きがあり、免疫の司令塔であるヘルパーT細胞、殺し屋役のキラーT細胞、ストッパー役のサプレッサーT細胞に分けられます。

これらの免疫細胞の60％以上が腸に存在します。そのため、免疫機能を活性化するには、腸を元気にすることが大事ということになります。

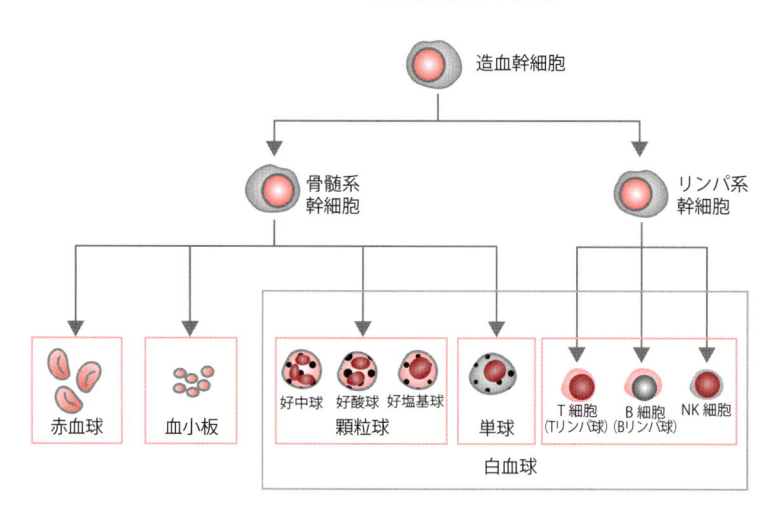

■ 造血幹細胞の分化

2．腸内細菌について

健康な腸は柔らかく、お腹を押されても痛みがないのですが、ストレスやアルコール、食べ過ぎ、運動不足、喫煙、悪い姿勢などで腸に負担がかかると、腸は硬くなり押されると痛むようになります。腸も平滑筋という筋肉でできているため、こってしまうのです。

腸が硬くなると、腸が担っている免疫機能も低下して、かぜを引きやすくなったり、ガン、アトピー、リウマチ、糖尿病、膠原病、クローン病、喘息、気管支炎、インフルエンザにかかりやすくなり、花粉症などのアレルギーも発症します。いかにお腹の柔軟性を保つことが大事かおわかりですね。

私たちの腸壁には、悪玉菌10％、善玉菌20％、日和見菌70％のバランスで約100兆個の腸内細菌が住みついています。その種類は100種類以上に及び、見た目がお花畑のようであることから、腸内フローラ（flora：お花畑）

と呼ばれています。

　通常は、善玉菌が優勢ですが、悪玉菌が優勢になると下痢や便秘が続いたり、オナラが臭くなったりします。一方、日和見菌は良い働きも悪い働きもする菌ですが、体調を崩すと悪玉菌として働くため有害物質が増え、肝臓、心臓、腎臓に負担をかけ、老化を促進し、ガンになる可能性も出てきます。

　赤ちゃんの腸内は95％が善玉菌なのですが、大人と同じ食事をするようになると、悪玉菌や日和見菌が増えてきます。その後、良くない食生活やストレスの影響により、40代以降は気をつけていても悪玉菌が善玉菌より多くなる傾向があります。

　善玉菌と悪玉菌のバランスは、食べ物、睡眠、ストレス、加齢などによっても変わるので、良質な睡眠と腸に良い食べ物に気をつけ、免疫機能を高めておくことが大切です。腸の免疫力は、お通じがきちんとあり、良い便が形成されているかどうかでも判断できます。

　お通じを良くするためには、繊維分を多く含む食べ物が必要です。野菜、キノコ、こんにゃく、海草、果物が代表的で、大前提として腸の中に善玉菌があることも大切です。善玉菌は発酵食品（味噌、納豆、キムチなど）、ヨーグルト、チーズなどを習慣的に取ることで増やすことができます。その結果、免疫力が上がるのです。

　そして、腰の筋肉が柔らかいことも重要な要素です。腰が良い人は、腰から腸にいく神経の働きも良いため、腸がしっかりと活動し、お通じが良くなるのです。

　また健康な人の体温は、36.5〜37℃ですが、体温が36℃を下回る低体温の人が最近増えています。健康な人でも、1日平均5千個のガン細胞ができるといわれていますが、免疫細胞が毎日ガン細胞を死滅させているから私たちの健康は保たれているのです。しかし、体温が1℃下がると免疫力が30％低くなり、1日1500個ものガン細胞が増殖していく可能性があります。

　低体温の原因の90％は、筋肉量の低下です。筋肉は人体最大の熱産生器官ですから、筋肉が少なくなると、体温も下がり、基礎代謝も下がります。基礎代謝が下がれば、カロリーが消費されにくくなり、内臓脂肪の増加にもつながります。日ごろから適度な運動をして、筋肉量を維持することが大切です。

■ 理想的な腸内バランス

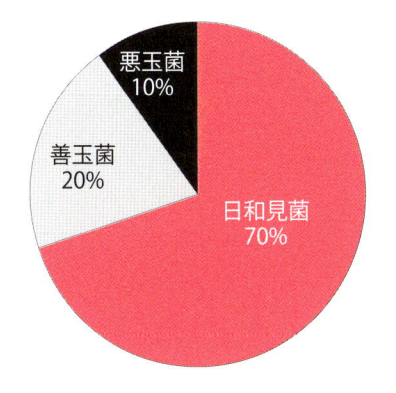

■ 腸内フローラのイメージ

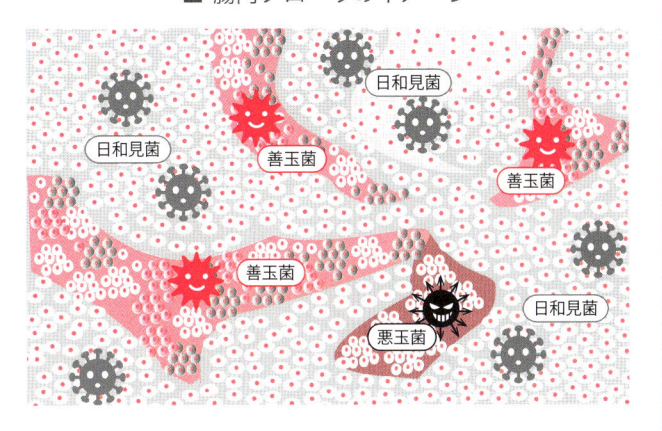

◆ 笑 い と Ｎ Ｋ 細 胞

　漫才や喜劇などで3時間大いに笑った20〜62歳の男女18名から採血した結果、笑う前と笑った後ではNK活性（NK細胞の働き具合）が上昇したことがわかりました。そして、その変化は、「ガン治療に使われる免疫療法薬の投与による上昇速度よりも、はるかに速かった」という驚きの事実が確認されています。笑いが、薬よりもガンに対して効果があったということになりますね。

　では、なぜ笑いがNK細胞を活性化するのでしょうか。まず、笑うことで前頭葉が興奮し、その興奮は免疫をコントロールする間脳に働きかけ、情報伝達物質の神経ペプチドが生産されます。楽しい笑いの情報は、善玉ペプチドとして血液やリンパ液を通じて体の中に流れ、NK細胞の表面に付着し細胞を活性化します。その結果、ガン細胞を攻撃する力が強くなるのです。

　反対に悲しみやストレスによって作られた悪玉ペプチドは、NK細胞の働きを弱めてしまいます。

　笑わなくても、笑顔を作るだけでNK細胞は活性化します。タイは、微笑みの国といわれています。タイの人たちの笑顔に出会うと、自然と私たちも笑顔になります。笑顔は連鎖するんですね。その笑顔にガンを退治してくれる効果があったとは、とてもありがたいお話ですね。

■ 感情が NK 細胞に及ぼす影響

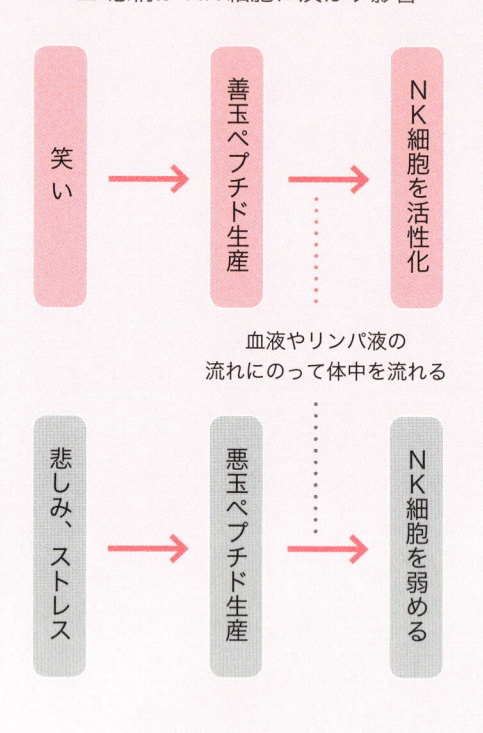

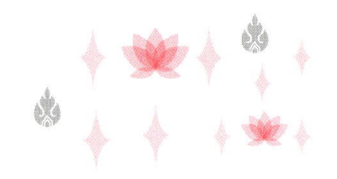

3．セン（生命エネルギーの通り道）

タイ伝統医学では、生命エネルギーが流れる通り道を「セン」と呼び、その考え方は、インド伝統医学の「ナーディー」からきています。この「セン」上にはジュッと呼ばれる様々な症状に効果があるツボも存在します。

センは、解剖学上は存在しませんし、体を開いて見ることもできません。しかしその考え方は、胎児が母親の胎内にいる時のことを考えると理解できます。

母親の胎内では、胎盤を通して酸素や栄養素が母親から胎児に送られ、体が作られます。また、胎児が出した二酸化炭素や老廃物は、同じルートを通って母親の胎内に吸収されます。そのルートがセンの考え方の始まりなのです。そのためセンは、臍周辺から各感覚器官、泌尿器官、排泄器官、生殖器官、そして手足や体の中心を通っているとされています。

センは細かいものまで数えると、約7万2千あるといわれています。ここでは、代表的な10本のセンを紹介します。

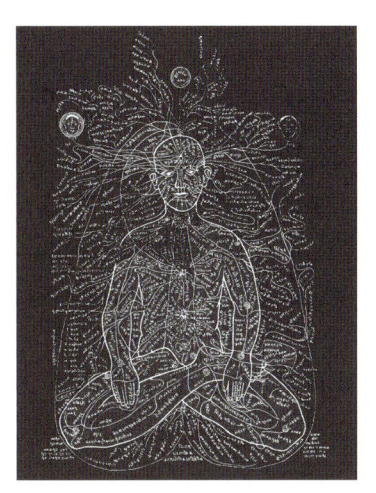

7万2千あるといわれている生命エネルギーの通り道「セン」

①イタ（体の左側）

臍部の2横指左から始まり、膀胱、鼠径部から大腿部内側を通り、左膝をまわり、膝の外側から大腿部後側を上がり、殿部、背骨の左側を上昇し、首、頭部を経て左鼻孔まで続く（このセンの一部は、膀胱経に相当する）。

②ピンガラ（体の右側）

臍部の2横指右から始まり、膀胱、鼠径部から大腿部内側を通り、右膝をまわり、膝の外側から大腿部後側を上がり、殿部、背骨の右側を上昇し、首、頭部を経て右鼻孔まで続く（このセンの一部も、膀胱経に相当する）。

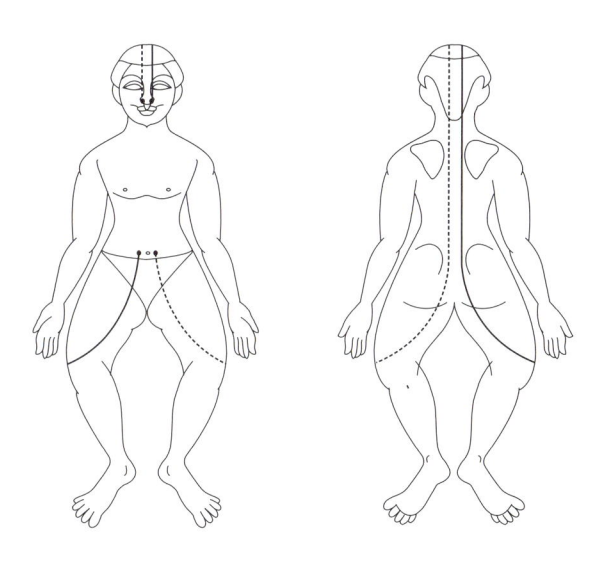

破線-----イタ（*Ittaha*）
実線——ピンガラ（*Pingkhala*）

③スマナ（体の中央）

　臍部（臍の3横指上、太陽神経叢）から始まり、体の中心を上昇し、喉の奥から首を通り、舌の付け根で終わる（このセンは、任脈、督脈の一部に相当する）。

④ガラタリ（体の中心から四肢へ）

　臍部（臍の2横指上）から始まり、2つのセンは下降し、鼡径部を通り、大腿部、下腿部の前側を下り、足首までいき、そこから5本に分かれて、足の指先で終わる（このセンの一部は、胃経、膀胱経に相当する）。

　もう2つのセンは、臍から上昇し、腹部、胸部を経て、腋窩を通り、腕の内側のラインを下降し、手関節で5本に分かれて、手の指先で終わる（このセンの一部は、心包経、三焦経に相当する）。

⑤サハサランシィ（体の左側）

　臍部（臍の3横指左）から始まり、鼡径部を通り、左大腿部、下腿部の前内側を下降し、足首をまわって、大腿部、下腿部の外側を上昇し、腹部、胸部、喉、顎を通り、左目で終わる（このセンの一部は、脾経、胃経に相当する）。

⑥タワリィー（体の右側）

　臍部（臍の3横指右）から始まり、鼡径部を通り、右大腿部、下腿部の前内側を下降し、足首をまわって、大腿部、下腿部の外側を上昇し、腹部、胸部、喉、顎を通り、右目で終わる（このセンの一部も、脾経、胃経に相当する）。

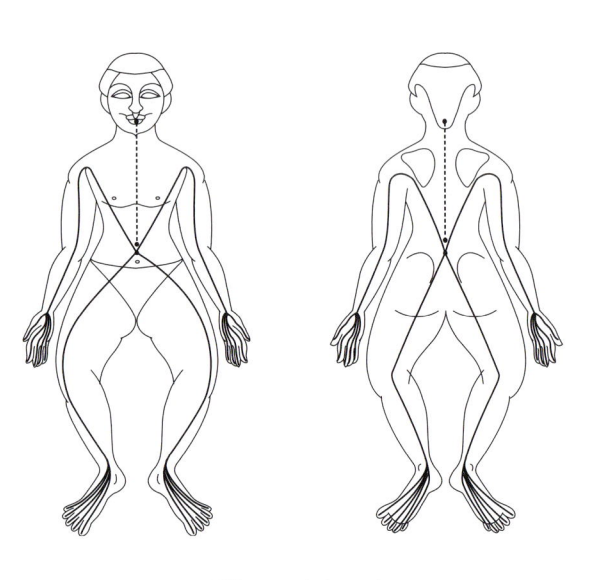

破線----- スマナ（Sumana）
実線—— ガラタリ（Kalathari）

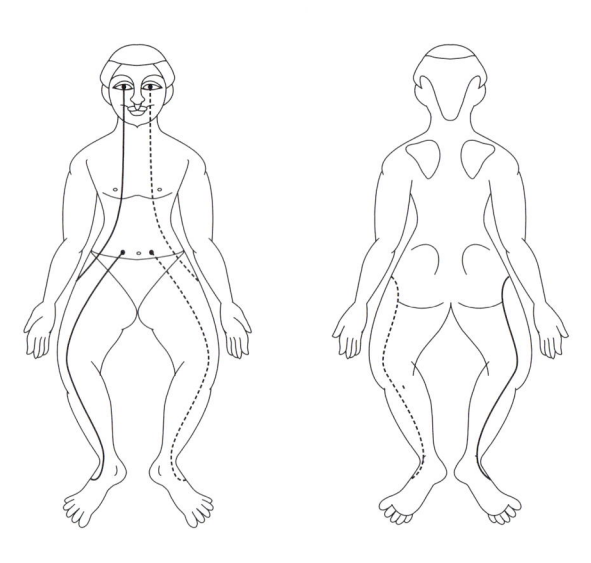

破線----- サハサランシィ（Sahatsarangsi）
実線—— タワリィ（Tawaree）

⑦チャンタプサン（体の左側）

ラウサンともいう。臍部（臍の4横指左）から始まり、腹部、胸部、喉を通って、顔から左耳で終わる（このセンの一部は、胃経、膀胱経に相当する）。

⑧ルチャン（体の右側）

ウランカともいう。臍部（臍の4横指右）から始まり、腹部、胸部、喉を通って、顔から右耳で終わる（このセンの一部も、胃経、膀胱経に相当する）。

⑨ナンタカワット（体の中心）

スクマンともいう。臍部（臍の1横指下、2横指という説もある）から始まり、骨盤のわずか左側を肛門まで伸びる（このセンは、任脈、督脈の一部に相当する）。

⑩シキニー（体の中心）

キチャナともいう。臍部（臍の2横指下）から始まり、骨盤のわずかに右側を、子宮、生殖器まで伸びる（このセンも、任脈、督脈の一部に相当する）。

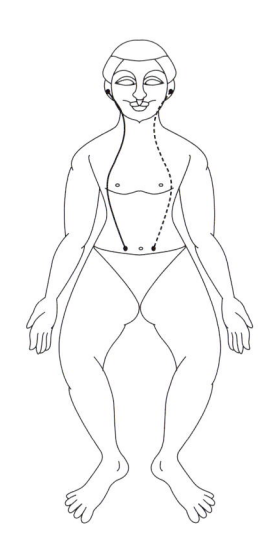
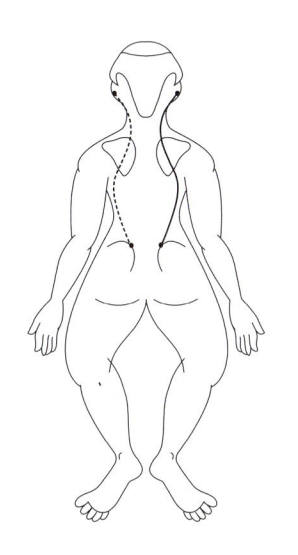

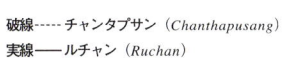

破線-----チャンタプサン（*Chanthapusang*）
実線——ルチャン（*Ruchan*）

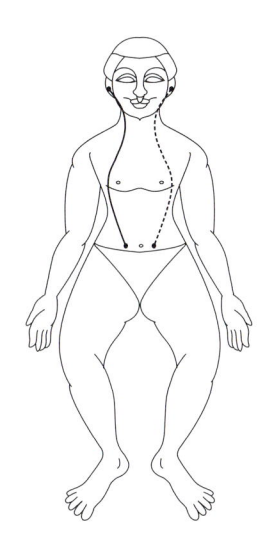
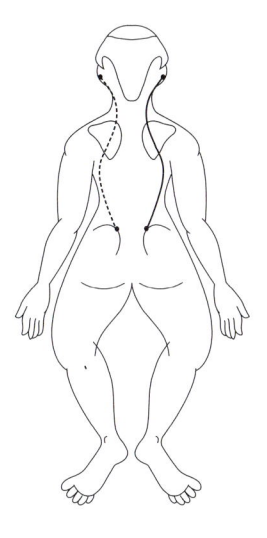

破線-----チャンタプサン（*Chanthapusang*）
実線——ルチャン（*Ruchan*）

これらの 10 本センの走行をもとに、新たに足や手のラインが決められ、手には内側と外側に 1 本ずつ、足には内側と外側に 3 本ずつのラインがあります。

■ 足の内側

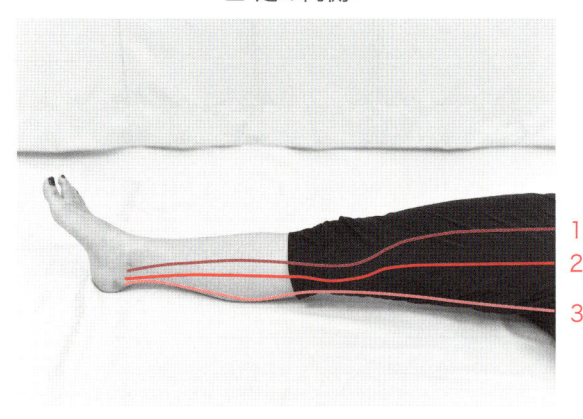

■ 足の外側

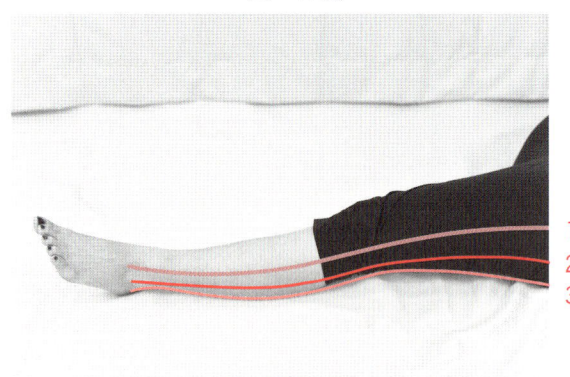

4．腹部のチェック方法

仰向けになり、両膝を曲げて腹部をゆるめてもらう。

両手の指先で、鳩尾から時計回りに大きな円を描くように押す。

その後、臍部とみぞおちの中間点から始めて小さく一周して押す。痛いところや硬いところがないかどうかをチェックする（自分でも同様に確認する）。

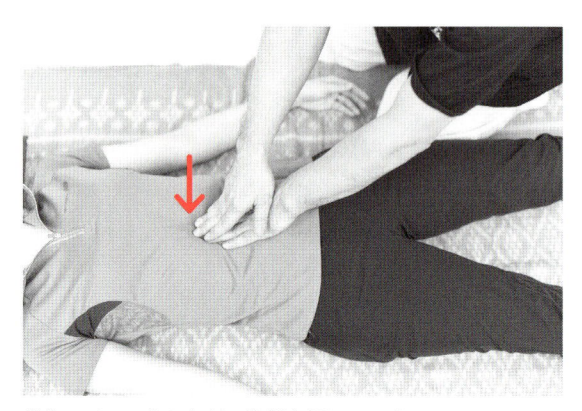

指先でチェックしながら腹部を押していく

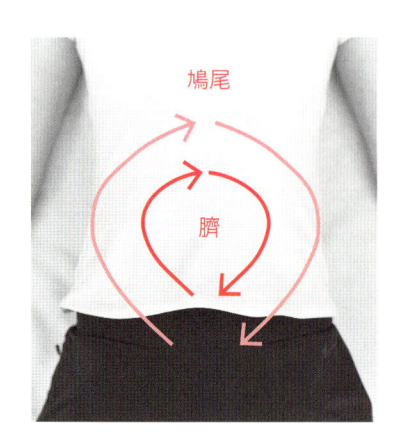

5．腹部へのマッサージ

①腹部へのストローク

相手の横に座り、手のひらでお腹全体をさするようにして、これからマッサージが始まることを相手に告げる。

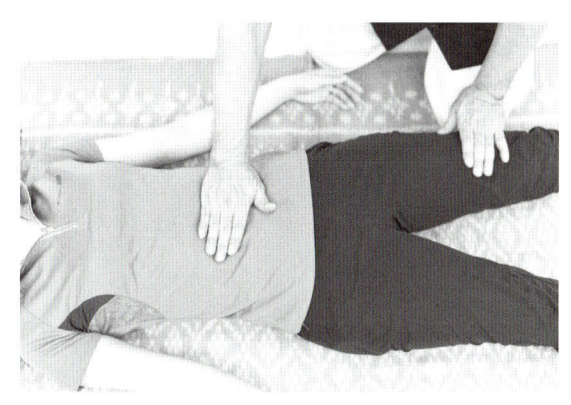

お腹をさすることからスタート

②腹部へのPP

両手を重ね、手根部で前に押し、その後指先で手前に引くようにして、お腹全体をこねる。臍の左右から始め、上に移動し、その後お臍の下まで移動し、お臍の左右に戻る。

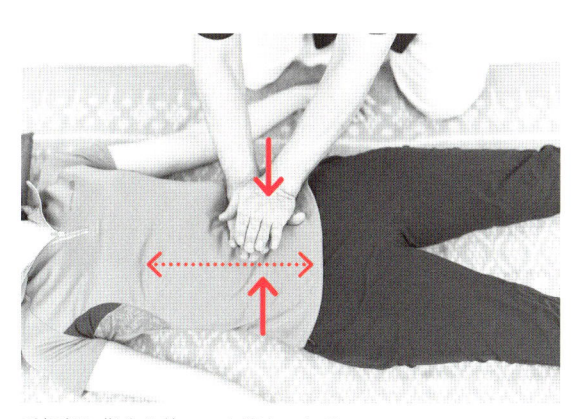

手根部と指先を使ってお腹をこねる

③腹部へのTP

センの始まりのポイントを両母指でゆっくりと押す。

押す時は相手に息をゆっくり吐いてもらい、ゆるめる時にはゆっくり吸ってもらう。

指で押す時は、5秒かけて押し、3秒止めて、5秒かけて戻す。

1と2、5と6、7と8、3と4、9と10の順に、左右の母指を使って同時に押す。

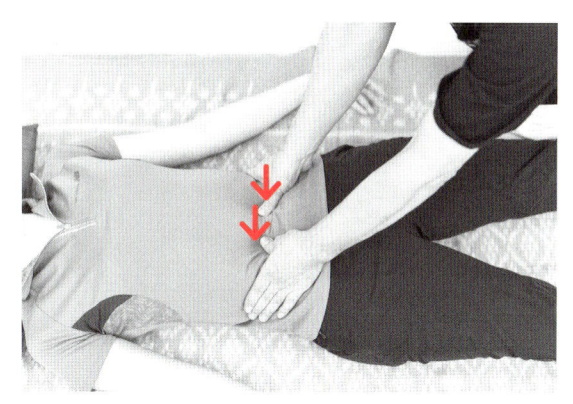

呼吸に合わせて、母指で押す

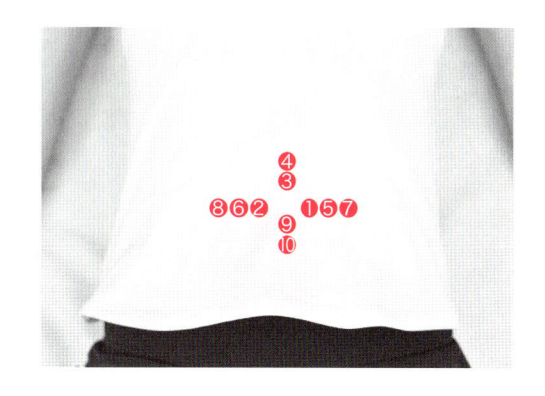

④各内臓への TP

　図の各内臓のポイントを母指でゆっくりと押す。

　押す時は相手に息をゆっくり吐いてもらい、ゆるめる時にはゆっくり吸ってもらう。

　1と2は両母指を揃えて、3と4は両母指同時に、5は両母指を揃えて、6と7は両母指同時に、8と9も両母指同時に、10と11も両母指同時に、12と13も両母指同時に、14は両母指を揃えて押す。

■ 各内臓のポイント

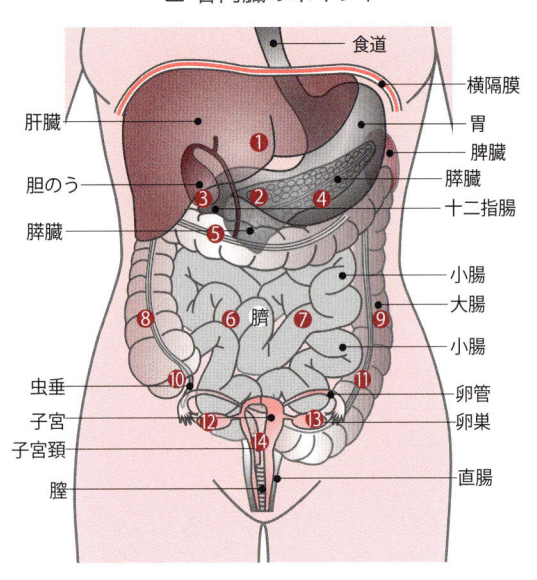

⑤腸腰筋への FP

　自分の左膝に相手の左足をのせて、両手の指先で腸腰筋をほぐす。

※このテクニックをフィンガープレス（指で押す。FP）という。

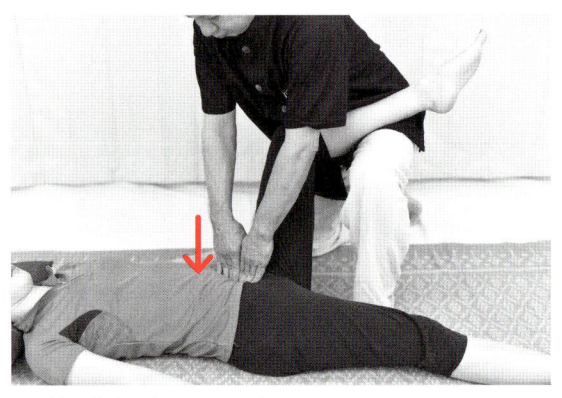

腸腰筋を指先で押してほぐす

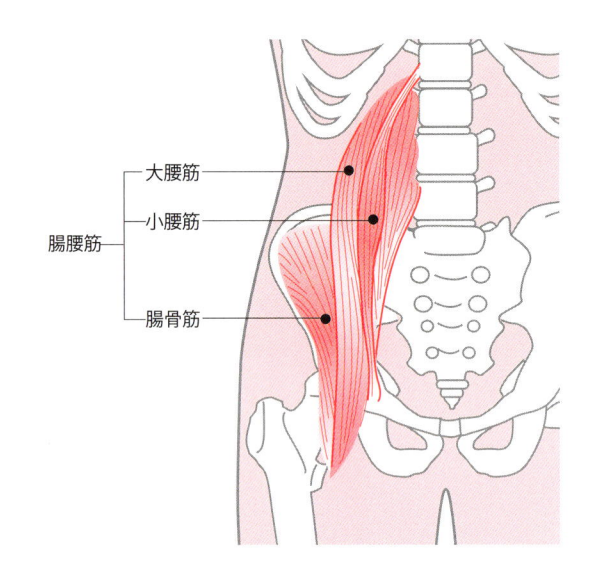

⑥前脛骨筋と腓腹筋、ヒラメ筋への EP

　自分の左膝に左足をのせて、EP で外側の前脛骨筋を三里から足首まで押していく。その後、膝を曲げて、内側の腓腹筋、ヒラメ筋も陰陵泉から足首内側まで押していく。反対側も⑤⑥と行う。

【三里】膝を立て、脛骨の前縁を擦上して指の止まるところの外の陥凹部
〈効果〉胃炎、胃潰瘍などの消化器疾患、膵臓炎、下痢

【陰陵泉】膝を立て、脛骨内側縁を擦上して指の止まるところの陥凹部
〈効果〉腹痛、月経不順、膝関節痛、リウマチ、更年期障害、むくみ

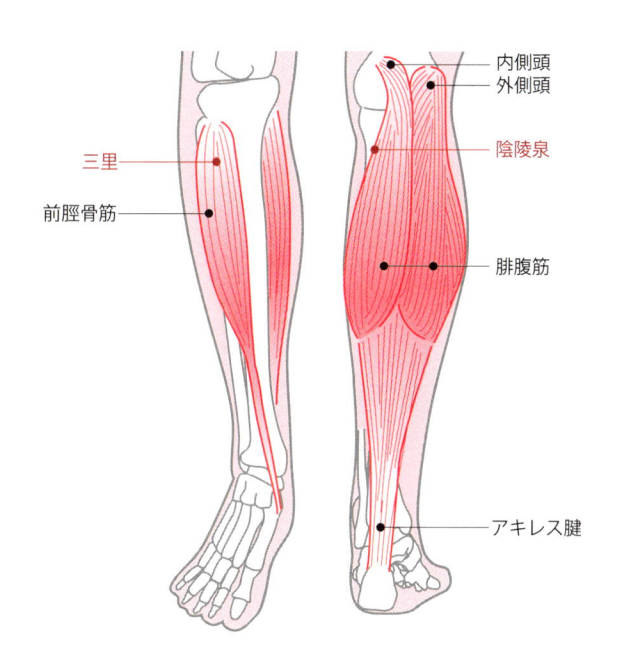

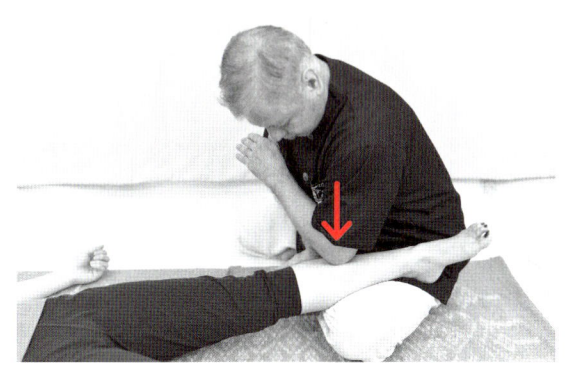

肘で膝下をほぐしていく

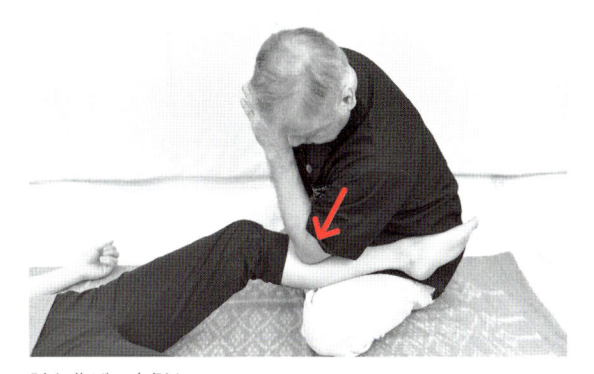

肘を曲げて内側も

⑦腹部へのストローク

　最後に①と同様、腹部全体を手のひらで軽くさする。

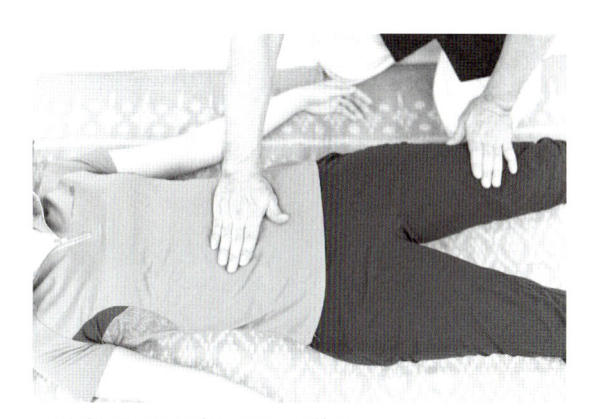

再び手のひらでお腹をさすって終了

◆幸福ホルモン「セロトニン」とタイマッサージ

脳内には、神経細胞（ニューロン）間の情報を伝える伝達物質が100種類あるといわれています。そして働きがはっきりと確認されているのが25種類で、なかでも今注目を浴びているのがセロトニンです。セロトニンは、90％が小腸で産生されます。腸の健康がセロトニンの産生を左右するともいえます。

セロトニンの作用は、気分・感情・痛み・食欲などのコントロールと、消化機能・体温調節などの生体機能全般、そして睡眠などにも関与しています。

最近の研究では、セロトニンが不足するとうつ病になりやすいことがわかっています。うつ病の新薬のほとんどはセロトニンの量を増やすものです。セロトニンが増えると精神・肉体共にポジティブとなり、ストレスにも強く、精神が安定し、質の高い睡眠が期待できるのです。またセロトニンは、怒りのコントロールにも関係し、セロトニンの量が低下すると怒りっぽくなります。

セロトニンは、太陽をきちんと浴びたり、ウォーキングやリズムにのった運動をすることでも増えます。

そしてセロトニンは、笑ったり、小さな感動をすることでも分泌されることがわかってきました。ですから、必ずしも薬を飲む必要はないわけで、発想を転換してセロトニンが出るような生き方をすれば良いわけです。

セロトニンは、トリプトファンという必須アミノ酸から作られます。トリプトファンは、赤身の魚やチーズ、豆類、肉類、豆乳、穀類に含まれています。またトリプトファンは、炭水化物と一緒に摂ると脳内に届きやすくなります。

そして、セロトニンを増やすためには、副交感神経が優位になることが必要です。働き盛りの人たちが、我慢して頑張ってばかりいると、交感神経が優位になり、セロトニンが出づらくなります。そればかりか血液の循環が悪くなり、脳卒中や心筋梗塞、脳血管性の認知症になりやすくなるのです。心と体は脳内でつながっているのですね。

タイマッサージをゆったりとした環境で受けると、副交感神経が優位になります。ということはタイマッサージを受けるだけでセロトニンが出やすくなるのです。こんなありがたい効果があるとは、さすがタイマッサージですね。

コラム13　◆ 抱擁ホルモン「オキシトシン」とタイマッサージ

オキシトシンの働きの一つに、出産時に子宮を収縮させて出産を促すことがあります。また出産後に母乳の分泌を促すのもオキシトシンの働きです。赤ちゃんがお母さんの乳首を吸うと、その刺激が脳に伝わりオキシトシンが分泌され、母乳の合成と分泌が促進されるのです。

しかし最近の研究では、女性だけでなく男性も、年齢に関係なくオキシトシンが分泌されることがわかってきました。母性愛を感じる時のみならず、男女間の信頼関係や愛情の深まり、愛撫や抱擁などの皮ふ接触、そして子宮頚部への刺激でも、分泌が促進されるのです。

オキシトシンが十分に分泌されると、脳の疲れが癒され、気分が安定し、他人への信頼感が増して、幸せを感じやすくなります。

そして、オキシトシンとセロトニンはお互いに関係が深く、オキシトシンの分泌が多くなるとセロトニン神経も活性化し、セロトニンが分泌されやすくなります。

また注目すべき点は、家族団らんや、リラックスして感情を素直に表現している時にも、オキシトシンは分泌されやすいということです。つまり人間関係が上手くいっていて、気分良く生活し、親しい人と触れあっていれば分泌されるのです。

動物同士が毛繕いなどでお互いの信頼関係を築く行為や、自分の舌やくちばしで毛繕いをする行為をグルーミングといいますが、このグルーミングにもオキシトシンの分泌を促進する効果があることがわかっています。

現代は、パソコンやゲーム、インターネットが普及して、お互いに直接触れあうことが少なくなってきています。タイマッサージをする時は、相手を愛おしく思い、体を接触させてマッサージをします。このスキンシップがグルーミング行為となるのです。

近年、メールやラインなどの連絡手段が多くなり、大家族がなくなり家庭内でも精神的に孤立することが多くなっています。ぜひタイマッサージを受けるだけでなく、相手に施すことでオキシトシンを増やしてみましょう。受ける側にも施す側にもメリットがあるとは、これもタイマッサージの優れた効果の一つですね。

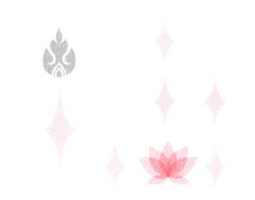

Step 6

骨盤と股関節の ゆがみについて

1. 骨盤と股関節の構造

骨盤とは、左右の寛骨と仙骨、尾骨で作られる骨格のことをいいます。寛骨とは腰の左右にある大きな骨のことで、上側の腸骨、前側の恥骨、下側の坐骨の3つの部分でできています。仙骨は腰の一番下で背骨を支えている骨で、その下に尾骨があります。

寛骨の外側には寛骨臼というくぼみがあり、そこに大腿骨の骨頭がはまりこんで作られるのが股関節です。大腿骨には、中殿筋、梨状筋などがつく大転子と、腸腰筋がつく小転子という突起があります。

骨盤は、座っている時も、立っている時も、常に上半身の体重を支えていて、歩いたり走ったりする足の動きを上半身に伝える重要な部分です。そのため、股関節にゆがみが生じると、そのゆがみは骨盤だけの問題ではなく、背骨を通して上半身のゆがみへとつながっていきます。

骨盤の前側には、恥骨同士が合わさる恥骨結合、後側には、仙骨と寛骨の一部である腸骨が作る仙腸関節があります。恥骨結合は、恥骨同士が軟骨でつながっている繊維結合で、分娩時に少しだけ緩みます。仙腸関節は2～3mmほどしか動かない緊密関節で、恥骨結合と仙腸関節

は、分娩時以外は動くことが少ないため半関節と呼ばれています。

よく骨盤が開いているとか閉じているとかいわれますが、骨盤は動きが少ないため、実際にその動きを見て目で判断することはできません。股関節の動きから状態を推測し、判断する

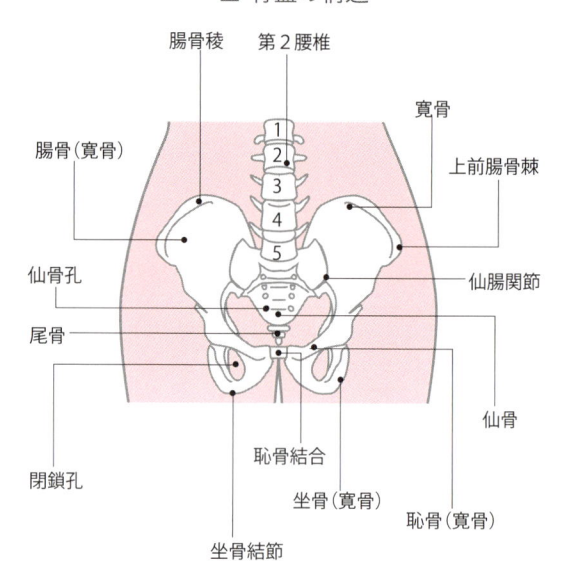

■ 骨盤の構造

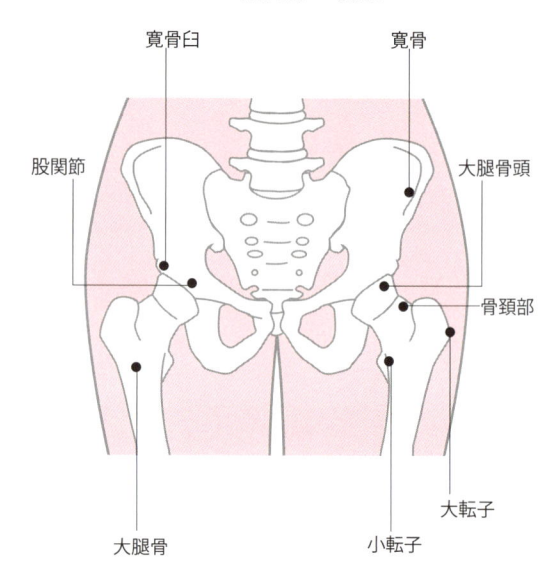

■ 股関節の構造

ことが必要になってきます。股関節の動きは、大腿骨が外に開くと外旋、内に閉まると内旋といい、外旋していると、骨盤は開き気味に、内旋していると骨盤は閉じ気味だと考えます。

■ 骨盤・股関節への力のかかり方

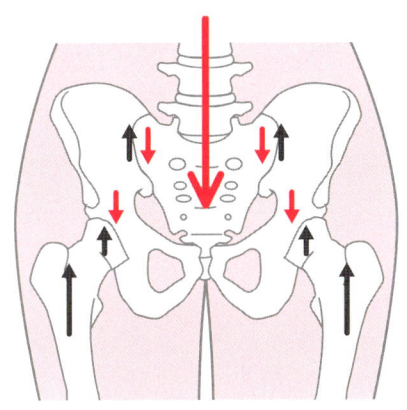

→ は体重が関節にかかる方向
→ は体重を支える力の方向

仙腸関節と股関節は力が上下に交差し、負担が大きくズレやすい。

2．骨盤と股関節のゆがみ方

1）前傾型

骨盤の前傾とは、股関節を軸に骨盤が前に倒れ、腰が反った状態になることをいいます。

原因は腰の筋肉の緊張し過ぎと、同時に腹筋が弱まっていることです。腰の筋肉が緊張すると筋肉は硬く縮んで腰椎を反らせます。元々、腰椎は軽く前弯（前に反っている）しているのですが、その前弯が過度になるのです。つまり腰が反ると、出っ尻になってヒップサイズが大きくなり、内臓が骨盤内に落ち込み、下っ腹が出る体型になります。そのため内臓機能が低下し、代謝も悪くなるのです。

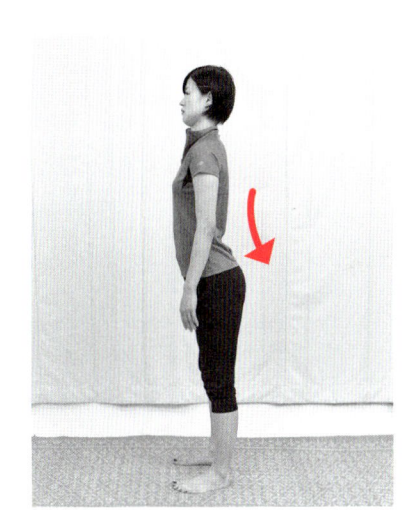

2）後傾型

骨盤の後傾とは、股関節を軸にして骨盤が後ろに倒れ、腰が丸まった状態になることをいいます。

原因は腰の筋肉と腸腰筋が弱まっていることです。腸腰筋とは、骨盤の中から股関節の内側についている筋肉で、骨盤を前傾させる働きと股関節を曲げて足を持ち上げる働きがあります。

腰の筋肉が弱まると、腰椎の生理的弯曲（少し前弯している）もなくなってしまい、扁平なお尻になります。そして骨盤が後傾すると、立った時に少し膝を曲げてバランスを取ろうとします。曲がった状態の膝を支えるため、膝関節付近の筋肉には絶えず負担がかかります。筋肉にそうした疲労が蓄積すると、筋肉の付着部に痛みが生じます。それが膝の痛みとなるのです。また、腰が丸まると背中もさらに丸まって、猫背気味にもなります。すると呼吸が浅くなり、必要な酸素が体に入らなくなり慢性的な酸素不足になり、免疫力が弱まります。内臓も圧迫されるため、特に胃や肝臓の機能が低下します。

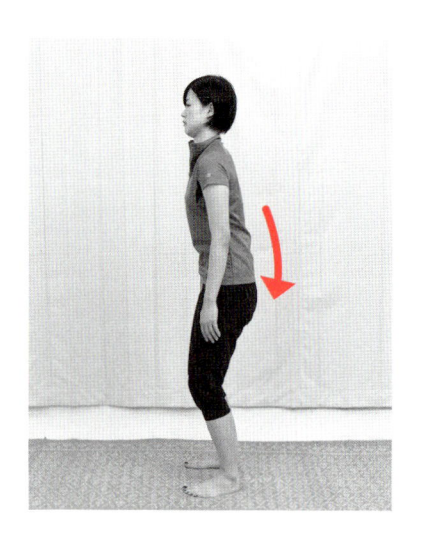

3）右腰緊張型

　右腰の筋肉が緊張し腰椎が左凸にゆがみ、その結果、右の骨盤が高くなり、右足が短くなります。そして、左足が長くなるため、左足を回して歩くようになり、膝や股関節に負担がかかって、左膝痛、左股関節痛にもなりやすいのです。椅子に座る時は、右足を上に組むと座りやすく、床に座る時は両足を右に出す横座りが座りやすいのが特徴です。

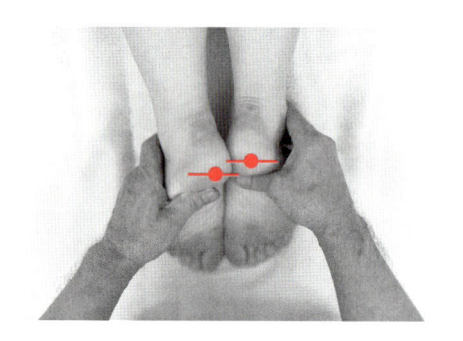

4）左腰緊張型

　左腰の筋肉が緊張し腰椎が右凸にゆがみ、その結果左の骨盤が高くなり、左足が短くなります。そして、右足が長くなるため、右足を回して歩くようになり、膝や股関節に負担がかかって、右膝痛、右股関節痛にもなりやすいのです。椅子に座る時は、左足を上に組むと座りやすく、床に座る時は両足を左に出す横座りが座りやすいのが特徴です。

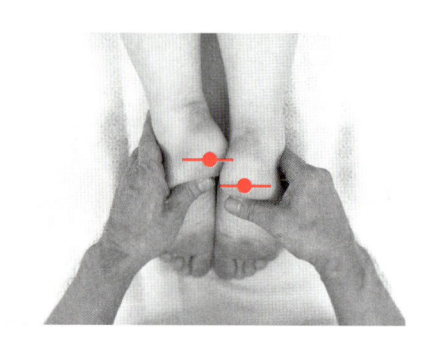

5）右捻れ型

　右股関節が外旋し、左股関節が内旋した状態です。右の図では、背中が床についていて真上を向き、下半身は右に捻れています。

　しかし立った状態になると、足は正面を向くので、体は左に捻れます。下から見ると、右足のつま先は外側に開き、左足のつま先は内側に入っている状態です。

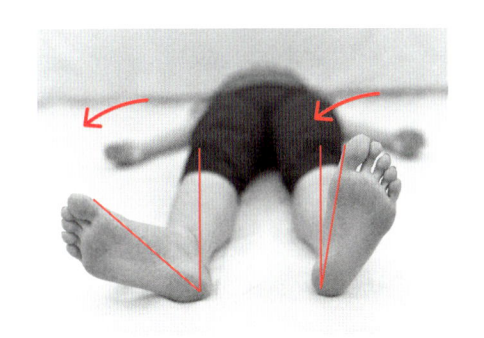

6）左捻れ型

　右股関節が内旋し、左股関節が外旋した状態です。右の図では、背中が床についていて真上を向き、下半身は左に捻れています。しかし立った状態になると、足は正面を向くので、体は右に捻れます。下から見ると、右足のつま先は内側に入り、左足のつま先は外側に入っている状態です。

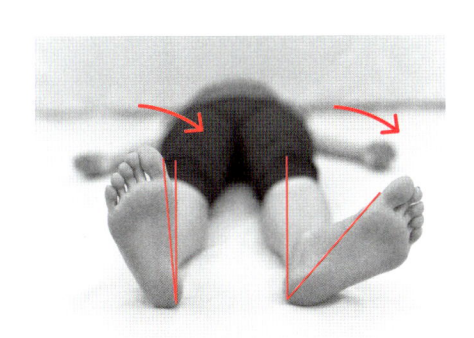

3．骨盤と股関節のチェック法
　（仰向けで、つま先の開き具合を見る）

　骨盤がゆがむと、腰痛が起きやすくなります。また痛みが出なくても常に腰が重だるくなります。腰から出ている神経が腎臓・大腸・直腸・膀胱・生殖器を支配しているため、それぞれの臓器の機能も低下し、便秘や下痢、膀胱炎の症状が出やすくなります。

　また骨盤がゆがんでいる状態が慢性的になると、生理痛や生理不順にもなり、子宮筋腫や卵巣嚢腫、前立腺肥大などの原因にもなります。不妊症のほとんどの人は骨盤のゆがみがあります。そのため、日頃から骨盤を正しい位置にしておく必要があります。

■ 両足開きすぎ

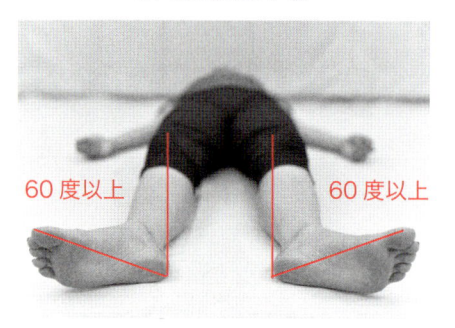

■ 正常

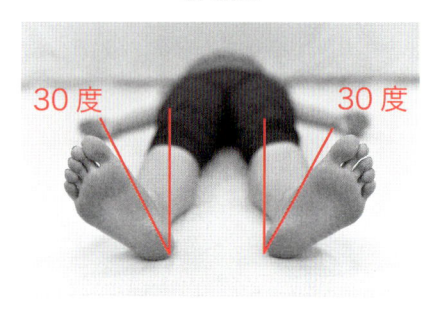

■ 片足だけ開きすぎ

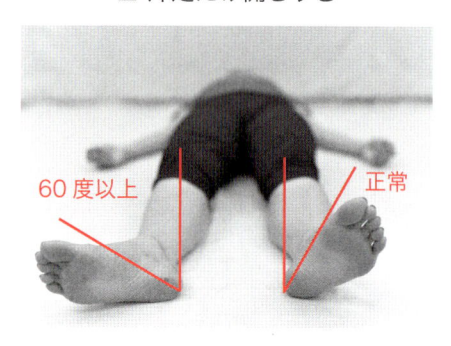

■ 両足閉じすぎ

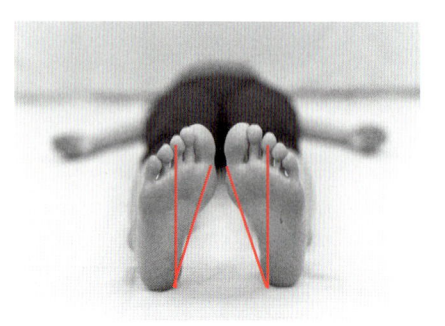

■ 片足は開きすぎ、もう片方は閉じすぎ

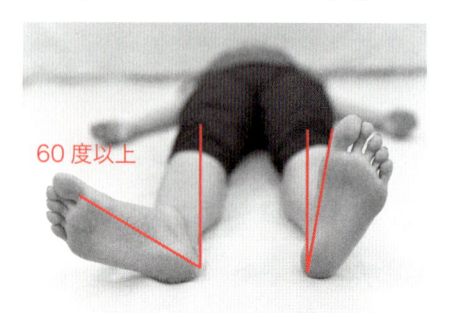

4．骨盤と股関節のタイマッサージ

1）股関節の屈曲伸展運動法

　右手を膝に、左手は足首を持ち、左膝をゆっくりと押して股関節を曲げる。この時、自分の左膝で相手の右膝を軽く押さえる。

　その後、自分の左膝に足首をのせて左膝で引くようにして股関節を伸ばす。ゆっくりと３回行う。

※ぎっくり腰・腰痛の場合はゆっくりと回数を
　多めにする。

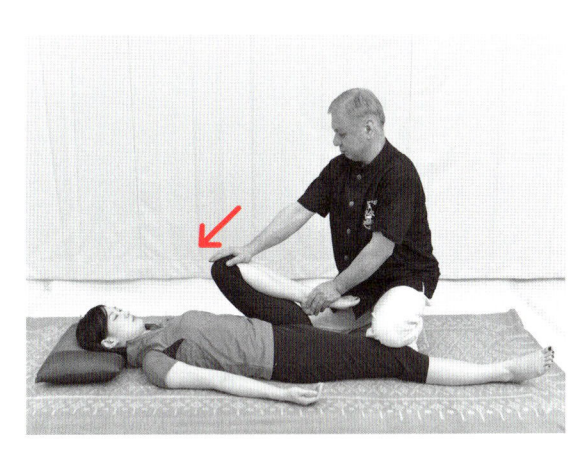

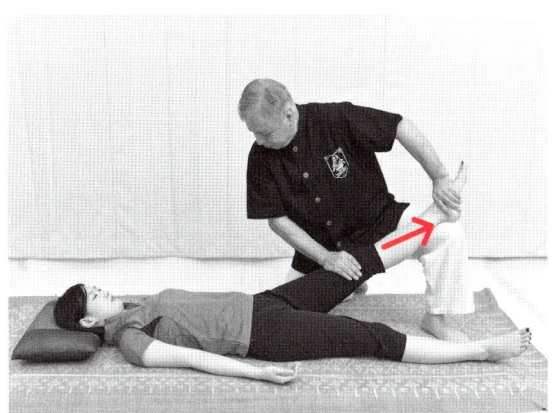

膝と足首を持って、股関節をゆっくりと曲げ伸ばしする

2）股関節の外旋内旋運動法

　右手を膝に当てたまま、左手で足首を内側に押して、股関節を外側に開く。

　次に足首を外側に押して、股関節を内側に閉める。

　ゆっくりと３回ずつ行う。

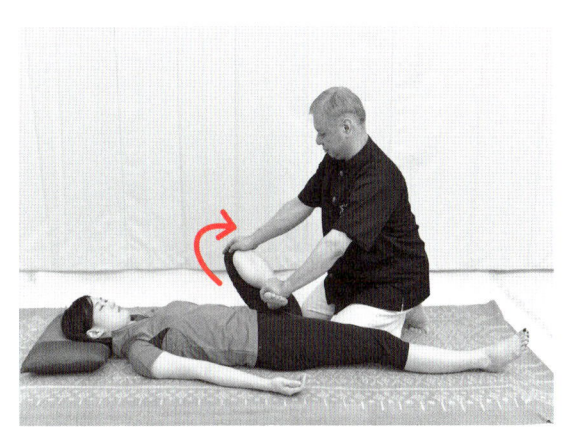

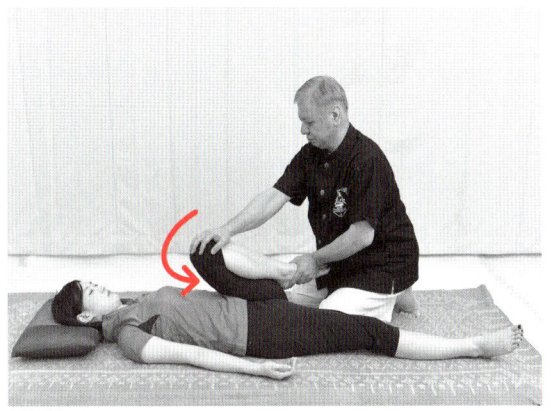

ゆっくりと、股関節を外側に開き、内側に閉める

3）腰部のストレッチ

　左膝を曲げて、左足を右足に交差するようにして右膝の外側に置く。右手を相手の左肩に、左手を相手の左膝に当て、ゆっくりと1回左腰をストレッチする。

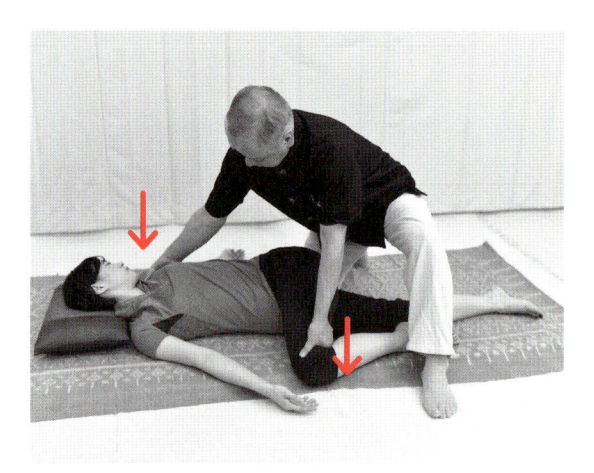

足を交差させて腰をストレッチする

4）環跳へのEP

　そのまま中殿筋にある環跳を右肘で5回押す。

【環跳】股関節を深く曲げてできる横紋の端
〈効能〉坐骨神経痛、腰痛、下肢痛、下肢麻痺

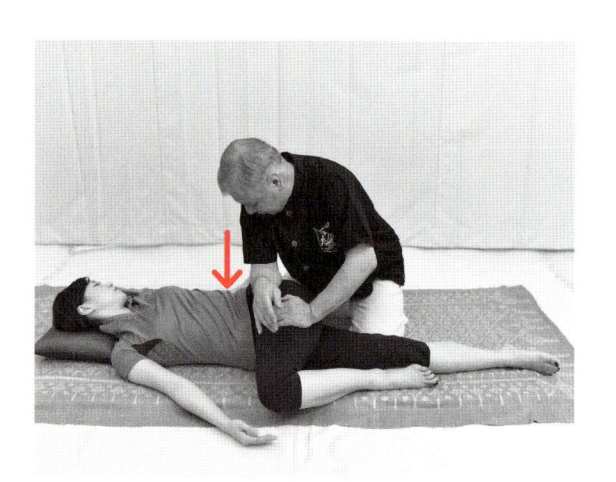

環跳を肘で押して刺激する

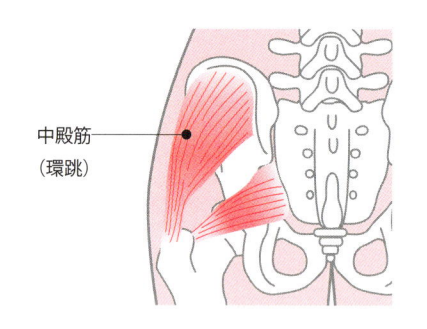

中殿筋
（環跳）

5）内転筋への PP（股関節の外旋）

　左足の裏を右膝内側に当てるようにする。右手を膝に左手を鼡径部に当てて、左手で PP をしながら膝近くまで押して行き、また鼡径部まで戻る。

※つま先が内向きの場合は、十分に行う。
※内転筋は「Step 7 膝関節痛」を参照。

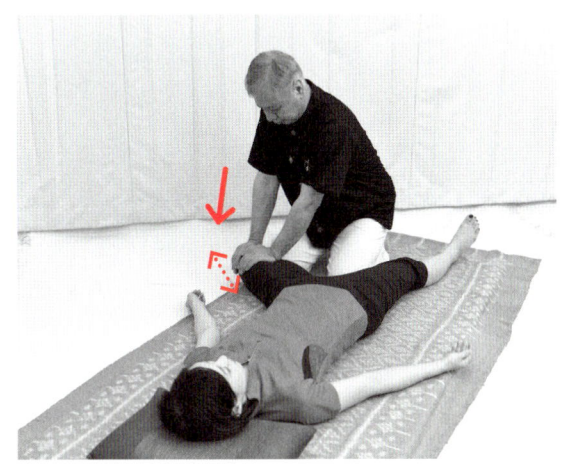

鼠蹊部から膝までの内転筋を手のひらで押していく

6）大腿四頭筋への PP（股関節の内旋）

　左膝を内側に入れ、足首を外に出す。両手で膝近くから鼡径部まで押して行き、膝近くまで戻る。

※つま先が外向きの場合は、十分に行う。
※この両手で行うテクニックをバタフライという。
※関節が硬い場合は、両膝で相手の足を支えて行う。
※大腿四頭筋も「Step 7 膝関節痛」を参照。

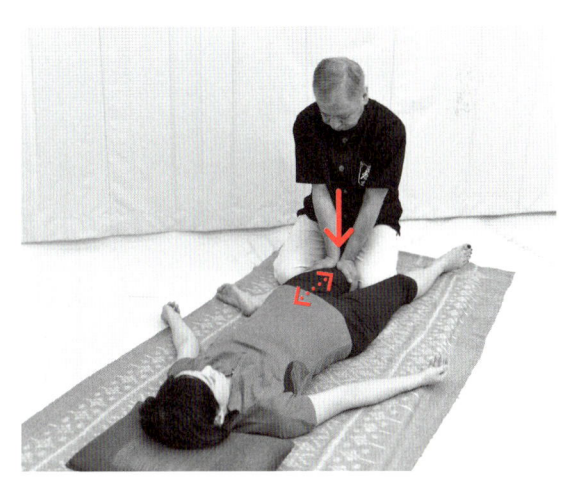

膝近くから鼠蹊部までの大腿四頭筋を手のひらで押していく

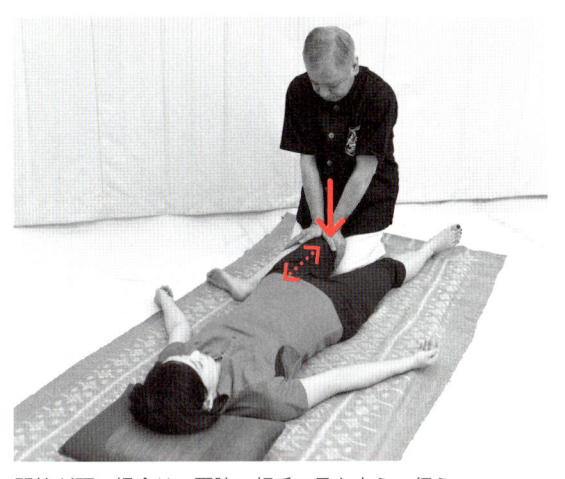

関節が硬い場合は、両膝で相手の足を支えて行う

7）ハムストリングのストレッチ

　一旦、相手の足を伸ばし、左手を踵、右手を膝の近くに当て、1、2、3、2、1、と右手の位置を変えてハムストリングをストレッチする。

　1）〜7）を反対側も行う。

※ハムストリングも「Step 7 膝関節痛」を参照。

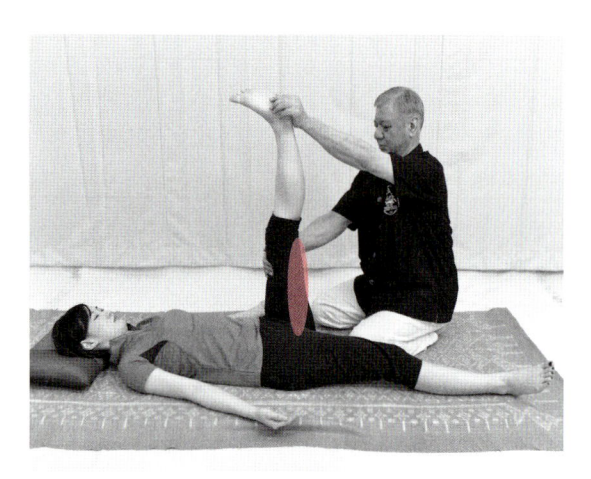

太ももを押さえる手の位置を変えてストレッチ

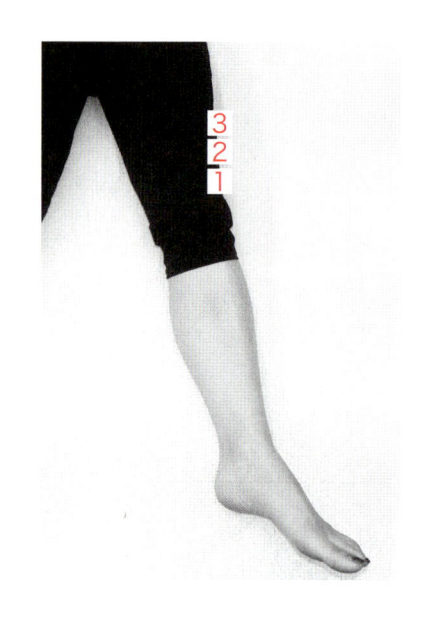

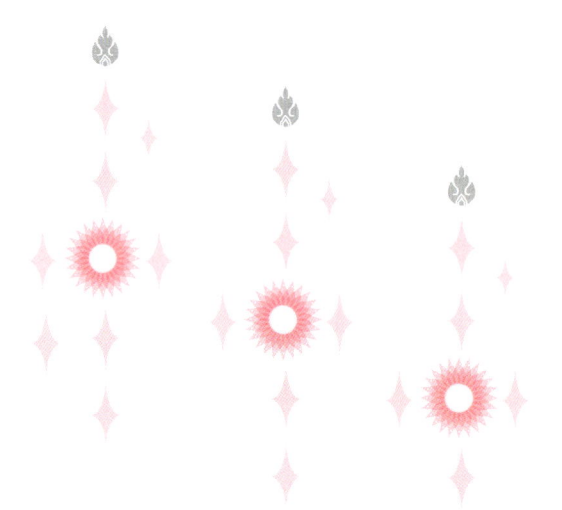

コラム14　♦ アルコールとタイマッサージの関連性は？

適度なアルコールは、健康に良いという人もいますが、果たして本当にそうでしょうか。

どんなアルコールも、胃で20％、腸で80％吸収され、その後、肝臓や筋肉で分解されていきます。肝臓は、アルコールを毒性の強いアセトアルデヒドまで分解します。アセトアルデヒドはさらに、酢酸に分解されますが、アルコール摂取量が多いと分解が間に合わず、アセトアルデヒドが血中に放出されます。それが、二日酔いや吐き気、頭痛の原因になるのです。肝臓はその後、アセトアルデヒドを無毒の酢酸と炭酸ガスと水に分解するまで働き続けるのです。

またアルコールは、膵液分泌量を増し、膵臓にも負担をかけます。そして、アセトアルデヒドが膵臓の細胞を破壊することもわかっています。

アルコールを飲むと、利尿作用で体中の水分が少なくなります。そのため、お酒を飲んだ次の日は、喉が渇いて水を飲みたくなるのです。アルコールを飲んで水分を取らないと、体中から水分が不足して筋肉が硬くなります。

またアルコールは、小腸や大腸の粘膜を荒らします。

そしてアルコールを大量に飲んだ時は、急に水分摂取量が増えるため、消化不良が起きて下痢になります。

アルコールの摂取は、胃、腸、肝臓や膵臓の負担を増やします。そのため、腰、肝臓の裏、膵臓の裏、胃の裏が硬くなります。また、肝臓の経絡は足の内側にあるため、内転筋が硬くなって開脚もしにくくなります。アルコールを飲んだ後、体が硬くなり、特に腰やふくらはぎに痛みが出る人もいます。腰痛持ちの人がアルコールを控えたら、痛みがなくなった例もあります。腰痛の人は、タイマッサージを受ける前に、まずお酒をやめてみるのも良いでしょうね。

またアルコールは、一時的に血管を拡張させて血圧を下げることもあります。しかし長期間飲み続けると、血圧を上げ、高血圧症の原因になると考えられています。血圧が高い人は、アルコールを控えたほうが賢明です。

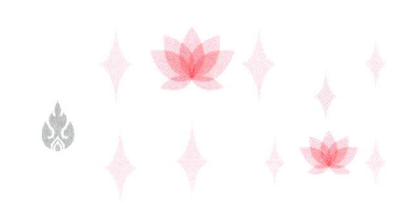

Step 7

膝関節痛
(ジャンパーズニー、ランナーズニー)
について

1. 膝関節の構造

　膝関節は、大腿骨、脛骨、膝蓋骨で作られている体の中で一番大きい関節です。そして、大腿部と下腿部の重要な支点となり、体重がもろにかかるため、軟骨面が減りやすい構造になっています。また、脂肪や筋肉の保護もないため、冷えが入りやすく、靭帯損傷などの外傷を受けやすい部位です。

　そして歩行時には、体重の2〜3倍の力が加わります。つまり体重60kgの人だと120kg〜180kgの力が膝にかかることになります。

　膝関節を正面から見て、外側に曲がっている場合をO脚、内側に曲がっている場合をX脚といいます。膝と膝の間が、指1〜2本くらい間隔が空いているのは正常な範囲で、必ずしも両膝がついている必要はありません。そして内側に少し曲がっている場合も、正常な外反と見なします。しかし指3本以上膝の間が空くとO脚の可能性があります。

　また、横から見て、片足が後ろに少し出るように曲がっているのは、病気の場合が多く、両側であれば反張膝（はんちょうひざ）といい、ハイヒールなどの影響と考えられます。その反りは放っておくと徐々に外側へと広がり、最終的にはO脚になってしまうのです。O脚は、膝の問題のようです

が、実際は股関節の問題なのです。股関節が内旋している場合は、膝も内側に向きやすく、O脚になってしまうのです。

　膝の痛みを抱える人は1800万人います。その内、変形性膝関節症が一番多く1200万人、そのなかで治療が必要な人は700万人います。

　太ももの大腿四頭筋が衰えると、膝を支える力が弱くなり、歩くたびに関節に余分な動きが

■ 膝まわりの骨格

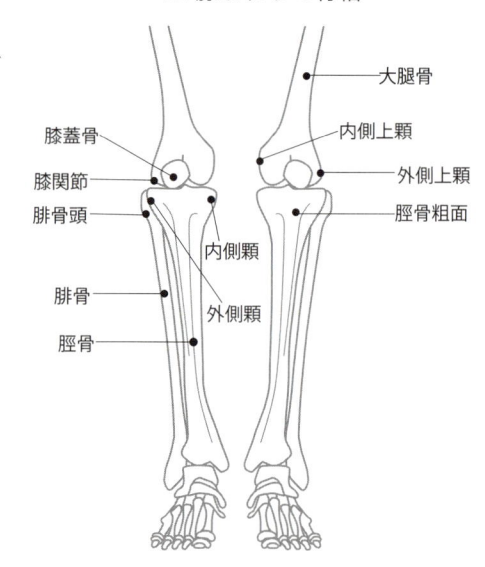

■ 膝まわりの構造

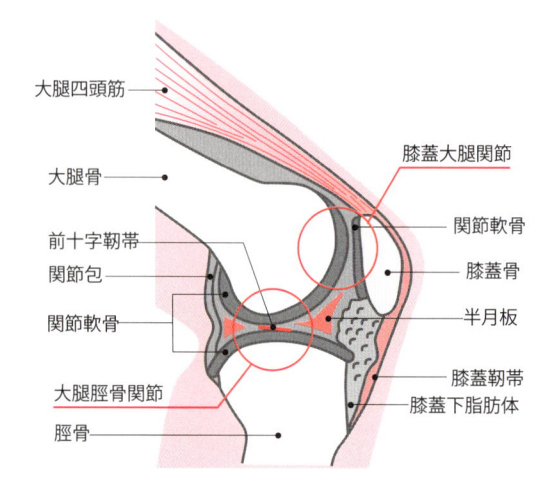

生じ、軟骨がすり減りやすくなります。軟骨が摩耗していくと、最後には大腿骨と脛骨が擦れるようになります。それを防ぐためにも、太ももの筋力アップが必要になるのです。

膝関節は関節包で覆われていて、内側には滑膜と呼ばれる関節液を分泌する膜があります。膝関節に炎症が起きると、関節液の分泌が増加して関節が腫れたり、膝に水が溜まったりします。

変形性膝関節症で痛みが出るところは、膝内部の場合もありますが、膝の外側、つまり太ももやふくらはぎの筋肉がついている箇所の場合もあります。そのため変形性膝関節症と診断されても、膝周囲の筋肉をほぐすことで痛みが軽減する場合があるのです。

私の治療院の患者さんで、歩行時にほとんど膝を曲げて歩くことができず、体を左右に振って歩いて来られた方がいらっしゃいました。その方は、病院の検査で膝の軟骨がほとんどないといわれ、手術を勧められていました。そして膝も100度（直角よりも少し曲がる程度）ほどしか曲がりませんでした。しかし膝周りの筋肉をほぐす治療を続けたところ、痛みはなくなり、膝関節は正常に曲がるようになり、今では1週間に3回、ポールウォーキングをされています。いかに筋肉をほぐすことが重要か理解できますね。

2．大腿部の筋肉と症状

膝は4方向の筋肉によって支えられています。前側にある大腿四頭筋、縫工筋、内側にある内転筋、外側にある腸脛靱帯、後側にあるハムストリングと腓腹筋です。ハムストリングは、大腿二頭筋、半腱様筋、半膜様筋の3つの筋肉でできています。

1）前側の筋肉

太ももの前側にある大腿四頭筋に疲れが溜まると、膝の下に痛みが出ます。その症状はジャンパーズ・ニー（膝蓋靱帯炎）と呼ばれています。

膝の曲げ伸ばしの繰り返しで、大腿四頭筋に負荷がかかり、筋肉の柔軟性が失われ、膝のお皿の下にある膝蓋腱が引っ張られて炎症を起こします。これにより膝蓋骨のすぐ下（すぐ上の場合もあり）に痛みが生じるのです。

ジャンパーズ・ニーは、ジャンプすることの多い競技に起こりやすいというだけで、スポーツ全般で起こるスポーツ障害でもありますし、一般の人も歩き方や仕事内容によって起こる可能性があります。

太ももの前側には胃の経絡が通っているため、胃、十二指腸に負担が多いと、膝の前側に痛みが出る場合もあります。

①縫工筋（大腿神経、L1 ～ L3）
・大腿の屈曲・外旋・外転、下腿の屈曲・内転
【起始】上前腸骨棘
【停止】脛骨粗面内側部

②大腿四頭筋（大腿神経、L2 ～ L4）

・膝の伸展

1．大腿直筋

【起始】下前腸骨棘

2．外側広筋

【起始】大腿骨粗線外側唇

3．中間広筋

【起始】大腿骨体前面

4．内側広筋

【起始】大腿骨粗線内側唇
【停止】4つの筋は合して膝蓋骨につき、膝蓋靱帯を経て脛骨粗面につく。

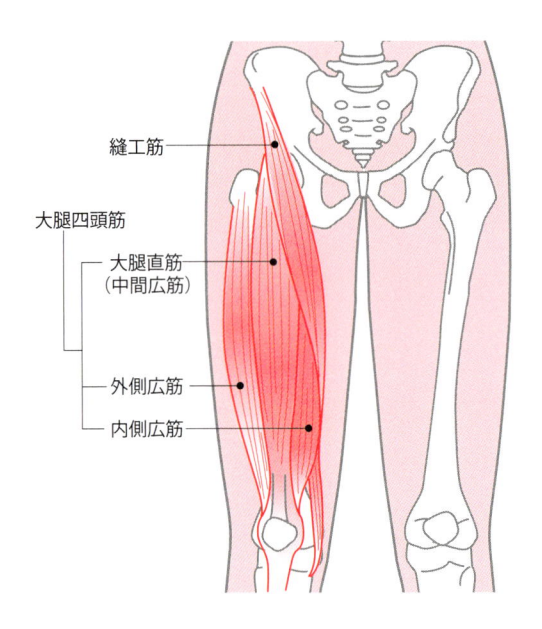

縫工筋
大腿四頭筋
　大腿直筋
　（中間広筋）
　外側広筋
　内側広筋

２）内側の筋肉

　太ももの内側にある内転筋群や縫工筋、薄筋、半腱様筋の停止部に疲れが溜まると、膝の内側に痛みが出ます。半腱様筋、縫工筋、薄筋の停止部は、形が鵞鳥（がちょう）の足に似ているため鵞足（がそく）と呼ばれ、そこの炎症を鵞足炎といいます。

　急に長距離を走ったり、サッカーボールを蹴ったりした時に、下腿を内旋させる筋肉に疲れが出て、膝の内側が炎症を起こし、痛みが出ます。鵞足炎も、運動選手だけではなく一般の人、特にO脚の人やお年寄りに多く出る症状です。

　太ももの内側には脾臓、肝臓、腎臓の経絡が通っているため、子宮、卵巣、前立腺、肝臓、腎臓に負担が多いと、膝の内側に痛みが出る場合もあります。

①長内転筋（閉鎖神経、L2 ～ L4）

・股関節の内転・屈曲・内旋
【起始】恥骨体前面
【停止】大腿骨粗線内側唇

②短内転筋（閉鎖神経、L2 ～ L4）

・股関節の内転・屈曲・内旋
【起始】恥骨下枝前面
【停止】大腿骨粗線内側唇

③大内転筋（閉鎖神経、L3 ～ L5）

・股関節の内転、上部は屈曲・内旋、下部は伸展・外旋
【起始】坐骨結節・坐骨枝
【停止】大腿骨粗線内側唇

④薄筋（閉鎖神経、L2 ～ L4）

・股関節屈曲、膝関節の屈曲・内旋

【起始】恥骨下枝前面
【停止】脛骨粗面の内側部

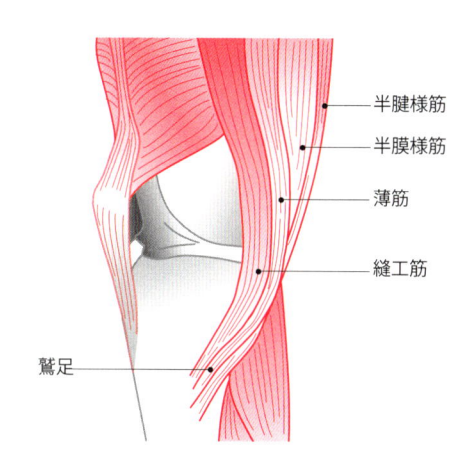

半腱様筋
半膜様筋
薄筋
縫工筋
鷲足

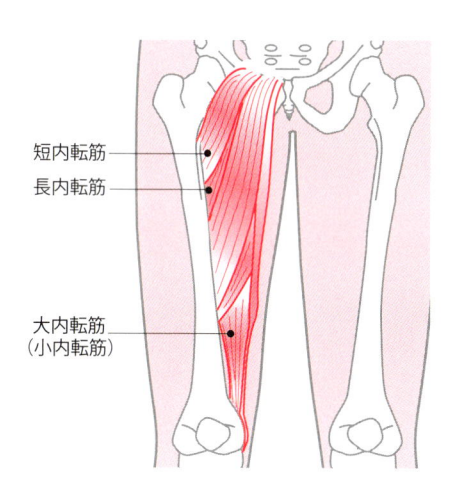

短内転筋
長内転筋
大内転筋
（小内転筋）

3）外側の筋肉（靭帯）

　太ももの外側にある腸脛靭帯に疲れが溜まると、膝の外側に痛みが出ます。その症状はランナーズ・ニー（腸脛靭帯炎）と呼ばれています。

　腸脛靭帯は、膝の曲げ伸ばしで膝の外側を前後に移動します。そのため腸脛靭帯に負担がかかると、大腿骨外側上顆や停止部のガーディ結節（脛骨外側顆）に痛みが出るようになります。腸脛靭帯は筋肉ではないのですが、大腿筋膜張

筋の付着部であり、疲れが溜まると硬くなり炎症も起こります。

　ランニング開始から 20 〜 30 分で徐々に痛みが出て、その結果、膝の曲げ伸ばしが困難となるのが特徴です。ランナーズ・ニーは、長距離ランナーに起こりやすい症状ですが、スポーツ全般や一般の人でも起こる症状です。

①腸脛靭帯（上殿神経、L4 〜 L5）

・股関節の屈曲・外転・内旋、膝関節の伸展・外旋
　【起始】腸骨
　【停止】脛骨外側顆のガーディ結節

②大腿筋膜張筋（上殿神経、L4 〜 L5）

・股関節の屈曲、膝関節の伸展
　【起始】腸骨の上前腸骨棘
　【停止】腸脛靭帯

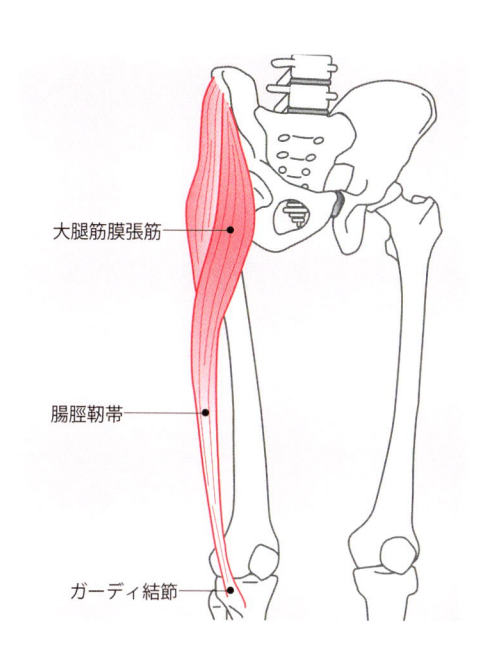

大腿筋膜張筋
腸脛靭帯
ガーディ結節

4）後側の筋肉

　太ももの後側にあるハムストリングは、主に膝を曲げる働きをします。ハムストリングに疲れが溜まると、大腿二頭筋の付着部である腓骨頭、半腱様筋の停止部である脛骨粗面内側部、半膜様筋の停止部である脛骨内側顆の後面に痛みが出ます。

　またハムストリングは、短距離走などの急に強い力で収縮する時、太ももの裏側に突然痛みが生じる肉離れ（筋断裂）を起こしやすい筋肉でもあります。

　膝の裏には、膝窩筋という筋肉もあります。この筋肉は、膝関節を曲げたり、内旋させたりする働きがあります。ここに疲れが溜まると、膝窩筋腱炎になります。

　そして、膝を曲げる時や踵を上げる時に使う腓腹筋に疲れが溜まると、筋肉の起始部である膝の裏側に痛みが出ます。

　ボクシングや剣道などつま先立ちの多いスポーツでは、腓腹筋がよく使われるため、疲労

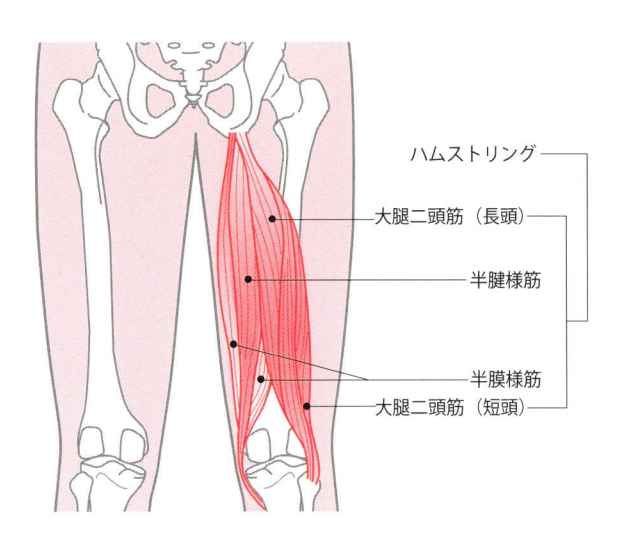

- ハムストリング
- 大腿二頭筋（長頭）
- 半腱様筋
- 半膜様筋
- 大腿二頭筋（短頭）

も蓄積しやすく、よくほぐしておかないとアキレス腱に痛みが出たり、場合によっては、アキレス腱断裂を起こす可能性もあります。

①大腿二頭筋
1．長頭（脛骨神経、L5 〜 S2）
・股関節の伸展、膝関節の屈曲と外旋
　【起始】坐骨結節
　【停止】腓骨頭

2．短頭（総腓骨神経、S1 〜 S2）
・膝関節の屈曲と外旋
　【起始】大腿骨粗線外側唇
　【停止】腓骨頭

②半腱様筋（脛骨神経、L5 〜 S2）
・股関節の伸展、膝関節の屈曲と内旋
　【起始】坐骨結節
　【停止】脛骨粗面内側部

③半膜様筋（脛骨神経、L5 〜 S2）
・股関節の伸展、膝関節の屈曲と内旋
　【起始】坐骨結節
　【停止】脛骨内側顆の後面

④膝窩筋（脛骨神経、L4 〜 S1）
・膝関節の屈曲、脛骨の内旋
　【起始】大腿骨外側上顆
　【停止】脛骨上部後面

⑤下腿三頭筋
1．腓腹筋（脛骨神経、L5 〜 S2）
・膝関節の屈曲
　【起始】大腿骨外側上顆

2．ヒラメ筋（脛骨神経、L5 〜 S2)

・足の底屈

【起始】腓骨頭、腓骨体上部後面

【停止】腓腹筋とヒラメ筋は合わせてアキレ
ス腱を作り、踵骨につく

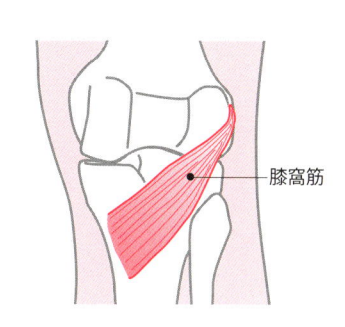

膝窩筋

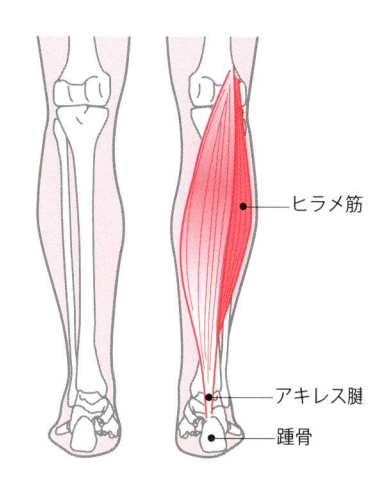

ヒラメ筋

アキレス腱

踵骨

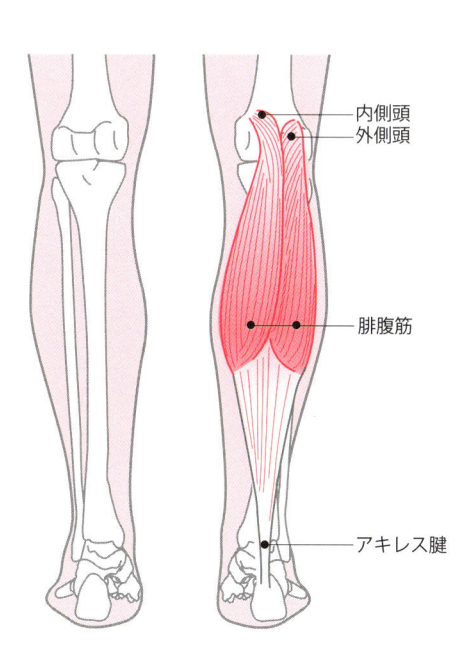

内側頭
外側頭

腓腹筋

アキレス腱

■膝周囲の筋肉の起始・停止部

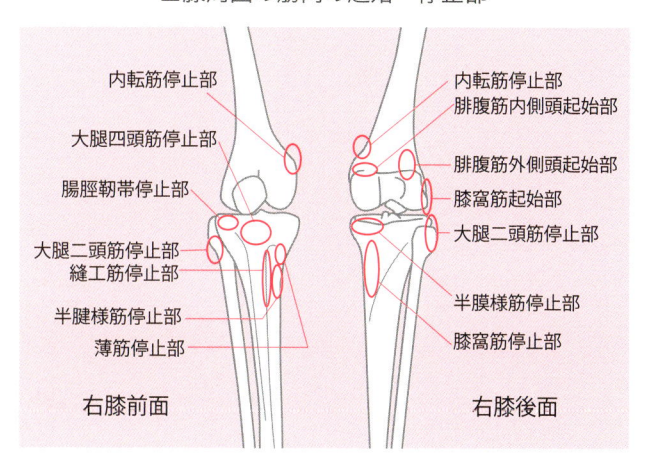

内転筋停止部

大腿四頭筋停止部

腸脛靭帯停止部

大腿二頭筋停止部
縫工筋停止部

半腱様筋停止部

薄筋停止部

内転筋停止部
腓腹筋内側頭起始部

腓腹筋外側頭起始部

膝窩筋起始部

大腿二頭筋停止部

半膜様筋停止部

膝窩筋停止部

右膝前面

右膝後面

３．膝関節のチェック法

　膝周囲の筋肉が硬くなると、膝の可動域に制限が出てきます。特に前側にある大腿四頭筋が硬くなると、膝が曲げづらくなります。ここでは次の４段階に分けて、膝の柔軟性をチェックしてみましょう。

①正座ができるかチェックする（変形性膝関節症の場合は、無理に曲げない）。

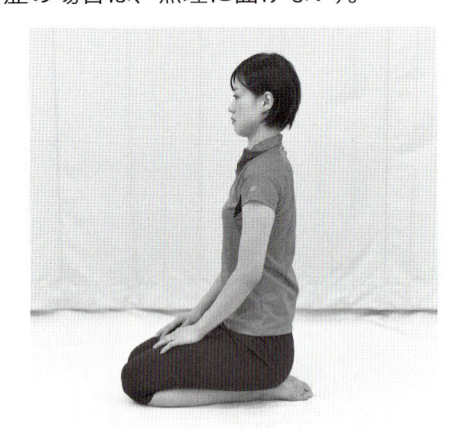

②割座ができるかチェックする（足先を後ろに向けて、お尻を床につけて座る）。

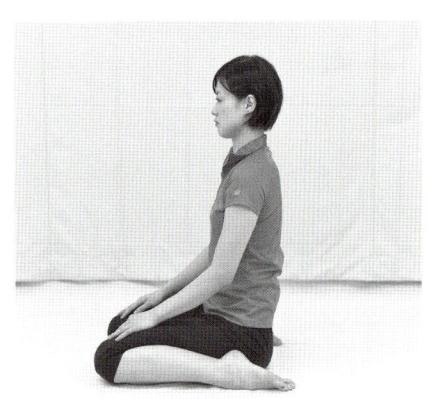

③割座のまま、手を後ろにつき、大腿四頭筋をさらに伸ばす。

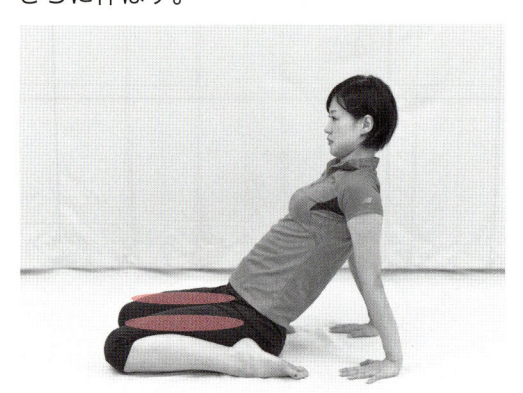

④そのまま仰向けに寝られるかをチェックする（この姿勢は、膝や腰に強い負担がかかるため、膝や腰が硬い場合や、痛みがある場合は行わない）。

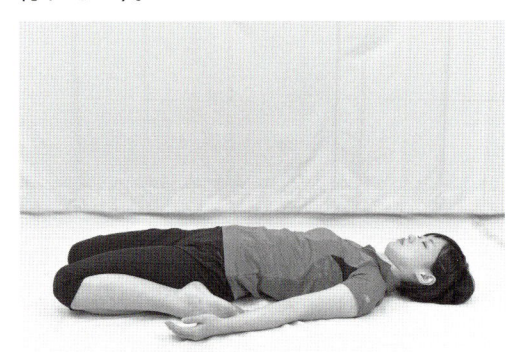

⑤うつ伏せに寝てもらい、踵がお尻につくかど
　うか(大腿四頭筋が伸びるかどうか)をチェッ
　クする。

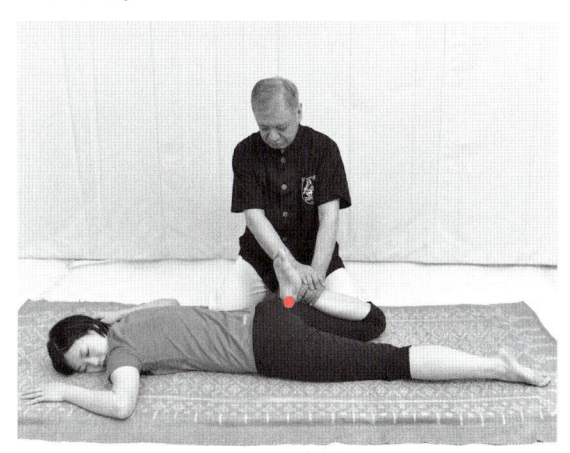

⑥そのまま、足底がお尻につくかどうか（前脛
　骨筋が伸びるかどうか）をチェックする。
　反対側も⑤、⑥を行う。

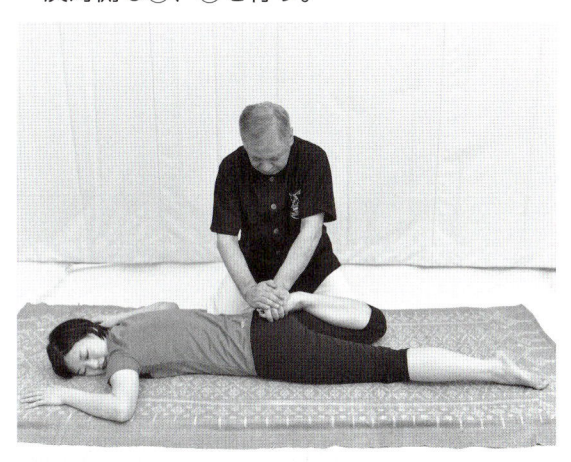

※前脛骨筋に関しては、p.63 の筋肉図を参照。

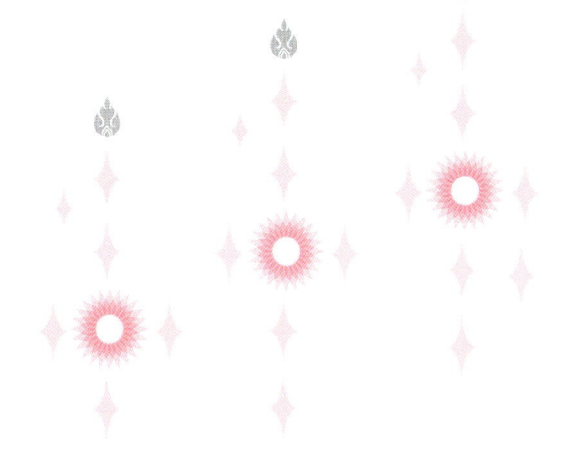

4．膝関節へのタイマッサージ

○お祈り（準備）

　ここではマッサージを始める前に手を合わせ、これから良いマッサージができるようにお祈りをする。

　この時、心の中で「ナモプタヤ」と唱える。

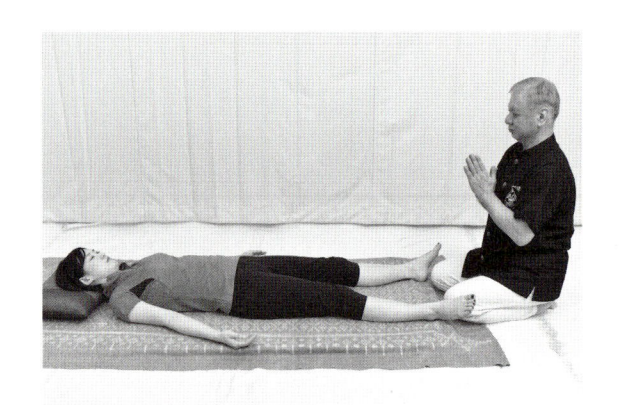

手を合わせてお祈りする

①足首のストレッチ

　つま先を持ち、1回足首を反らす、次に足首を伸ばす。さらにつま先を重ねて上から押す、足を入れ換えて同じように押す、つま先を開いて押し、それぞれ1回ずつ足首をストレッチする。

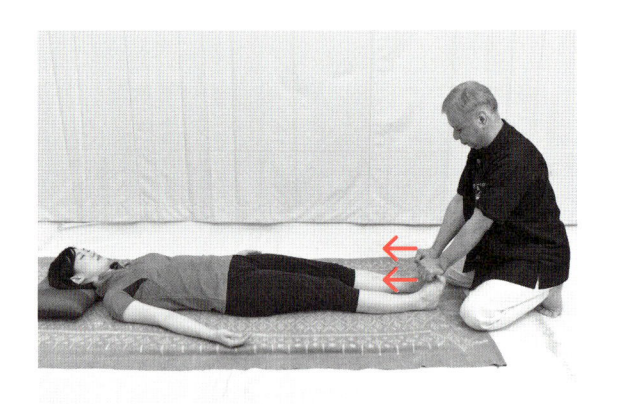

つま先を持って足首をストレッチ

②足先への PP

　手のひらで、足首から足先までを左右交互に体重をかけながら2往復する。

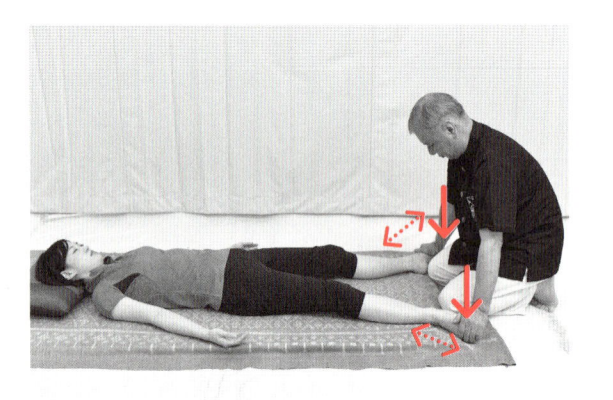

足首から足先を交互に押していく

③足の内側のライン1へのTP
（※p.60の足のライン参照）

　下腿部・脛骨の内側を、母指で左右交互に内果の内側から膝下（陰陵泉）まで押す。

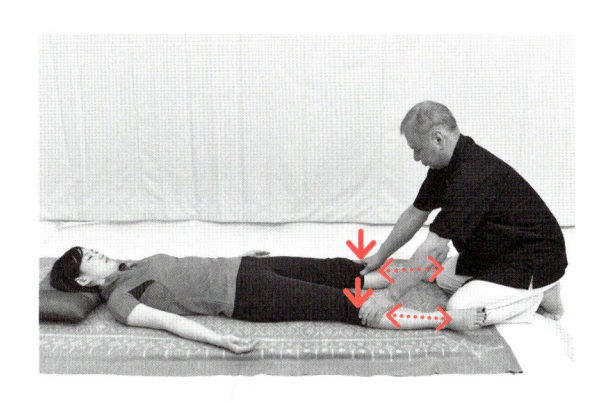

母指でライン1を押していく

④膝へのPC（外側へ5回）

　膝蓋骨を手のひらでつかみ、外側に5回、回して膝蓋骨の動きを見る。

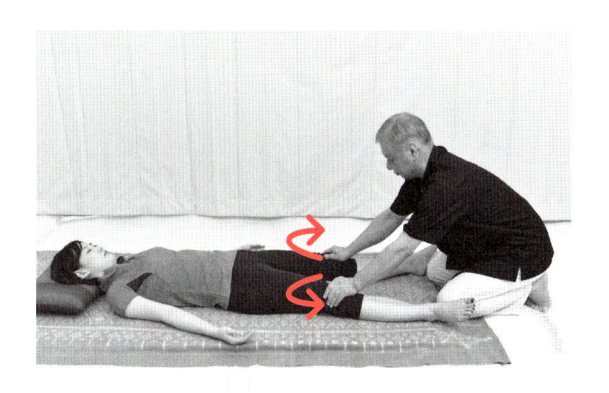

膝を外に回して動きを見る

⑤大腿部へのPP

　大腿部の上を、手のひらで左右交互に体重をかけながら、鼠径部に向かって上がる。

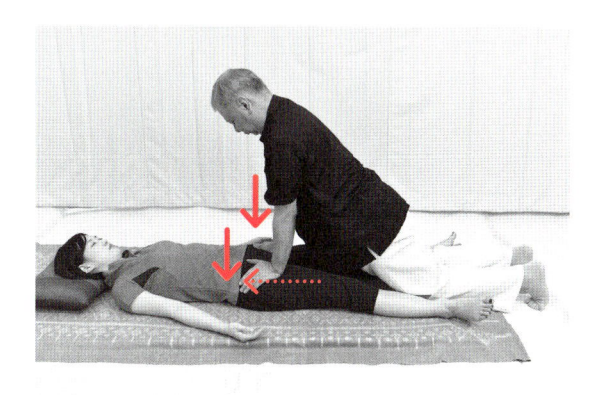

大腿部を鼠蹊部に向かって押していく

⑥血流止め（10 〜 15 秒）

　母指球を鼡径部の大腿動脈拍動部に当て、体重をかけ血流を止める。その後手をゆるめ、足に一気に血液を流す。

　このテクニックを血流止めといい、タイ伝統医学では、ヴァータ（動きを司る風の要素）の働きを良くさせると考えられている。

⑦大腿部への PP、膝への PC、下腿部への TP、
　 足への PP

　この後、⑤、④、③、②と同じことを繰り返して、足首まで戻る。この時の膝への PC は、内側に 5 回、回す。

⑧股関節と膝関節のストレッチ

　相手の左足裏を右股関節の前に当て、右手を左膝、左手を右膝に当てる。

　右手で左膝を押してゆっくり戻す動作を、体重を使って行う。左手を 1 、 2 、 3 、 2 、 1 と動かし、股関節と膝関節を 5 回曲げる。

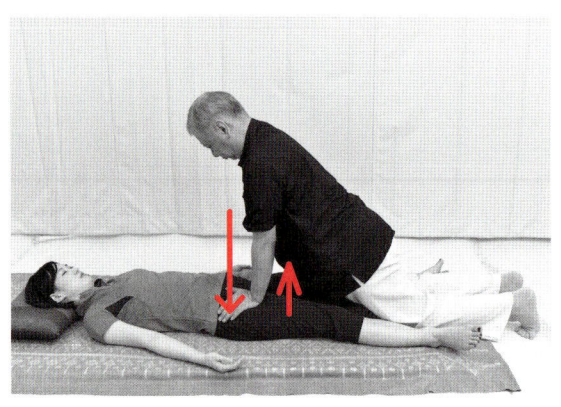

大腿動脈拍動部を圧迫して血流を促す

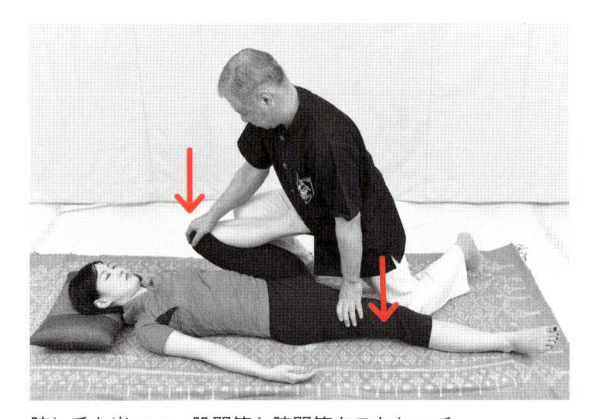

膝に手を当てて、股関節と膝関節をストレッチ

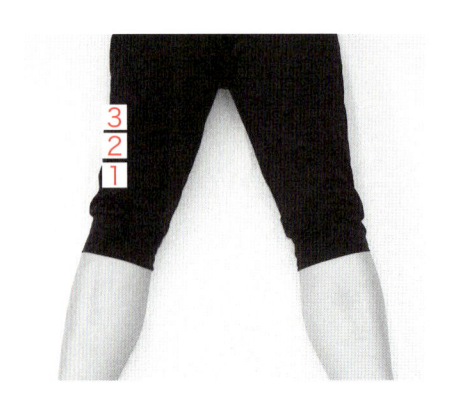

⑨内転筋への PP

右手を相手の左膝外側に当て、左手で内転筋を PP で膝から鼠径部まで 1 往復する。

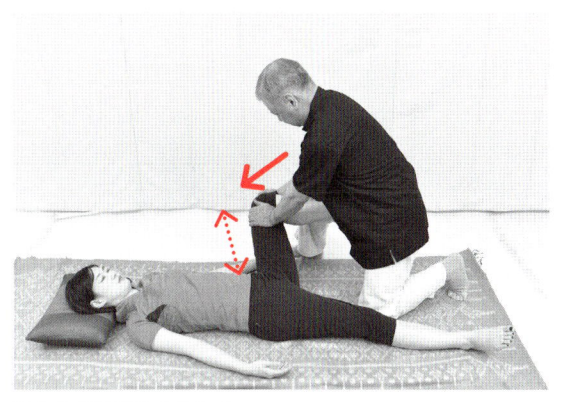

膝から鼠蹊部を 1 往復する

⑩内転筋とハムストリングへの FP

右手で相手の左足首を持ち、左足裏で相手の左ハムストリングと内転筋を FP する。膝近くから坐骨の付け根までを 1 往復する。

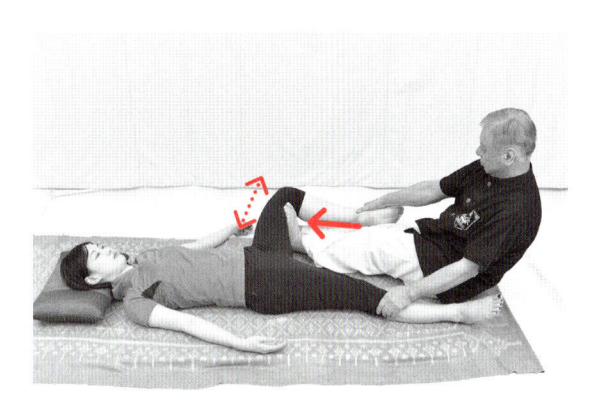

足裏で、膝近くから坐骨までを 1 往復する

⑪ハムストリングへの FP

右手で相手の左足首を持ったまま、相手の左足を立て、左足を坐骨の上に、右足をつま先を外に向けて膝下に当てる。膝近くから太もも中央部まで FP で押す。

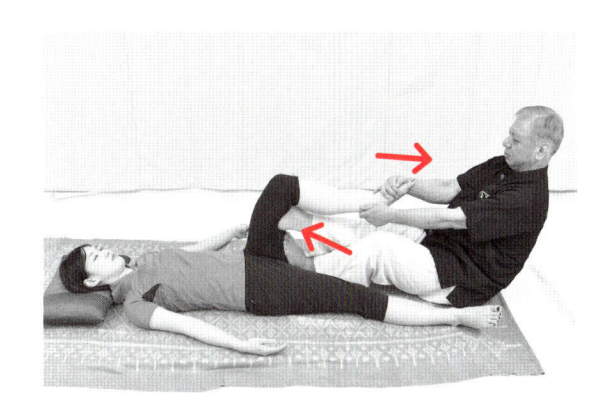

足裏で、膝近くから太もも中央部までを押す

⑫承扶へのFP

右足を外に置き、左のつま先で太もも中央部から承扶までを1、2、3、2、1と5回押す。

【承扶】殿溝の中央
〈効能〉坐骨神経痛、腰痛、下肢痛、下肢麻痺、冷え

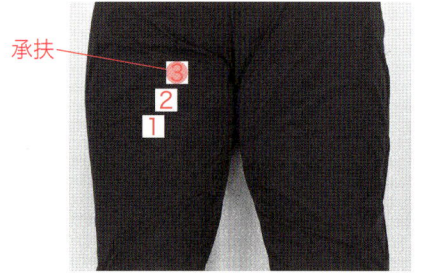

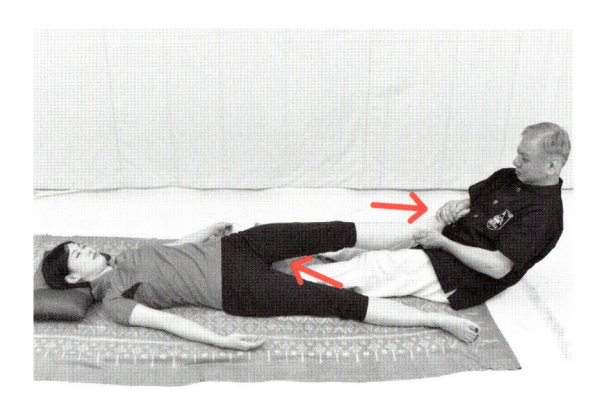

つま先で、太もも中央部から承扶までを押す

⑬大腿四頭筋へのER

左足を自分の足にのせ、大腿四頭筋を右手のERで膝近くから股関節の付け根までを1往復する。

※痛みが強い場合はPPで行う。

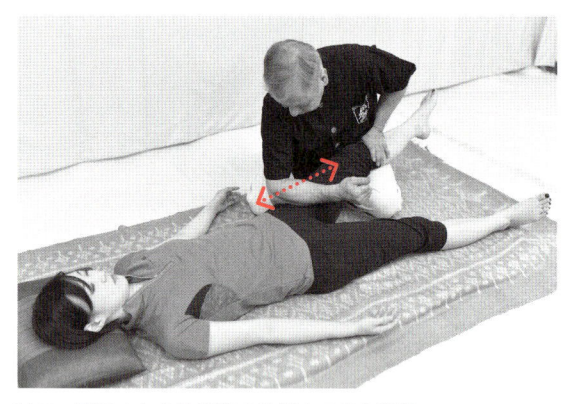

肘で、膝近くから股関節の外側までを1往復

⑭内転筋群へのER

左足を外旋し、右手で左膝の外側を支え、内転筋群を左手のERで膝近くから鼠径部までを1往復する。

※痛みが強い場合はPPで行う。

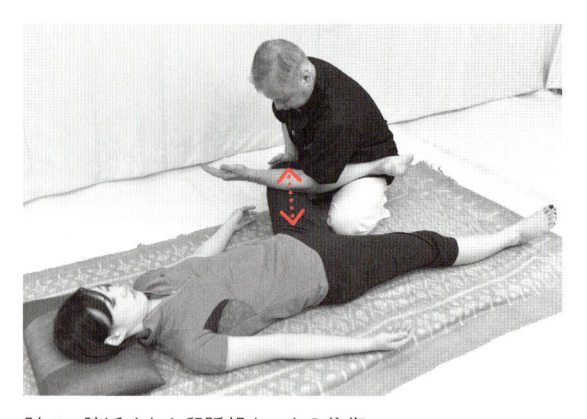

肘で、膝近くから鼠蹊部までを1往復

⑮腸脛靭帯への ER

　左足を内旋し、左手で左膝を内側から支え、腸脛靭帯を右手の ER で膝近くから股関節の外側まで１往復する。

※痛みが強い場合は PP で行う。

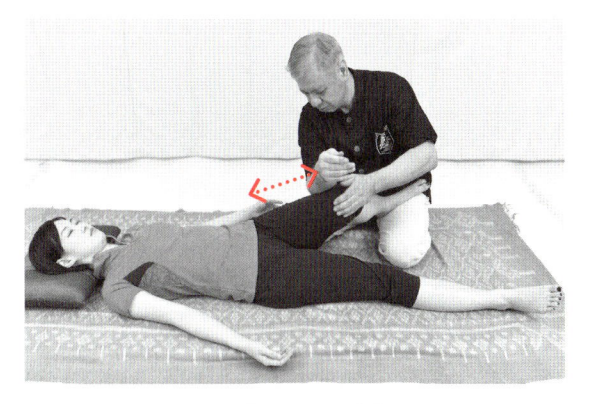

肘で、膝近くから股関節までを１往復

⑯膝の周りへの TC

　両母指で、膝上の梁丘、血海のツボを回すようにほぐす。その後、膝下の内膝眼、外膝眼も同様にほぐす。反対側も⑧〜⑯を行う。

※このテクニックをサムサークル（母指で円を描く）という。

【梁丘】膝蓋骨外上角の上２寸
〈効能〉胃痛、胃けいれん、腹痛、膝関節疾患

【血海】膝蓋骨内上角の上２寸
〈効能〉生理痛、生理不順、更年期障害、膝関節痛

【膝眼】膝蓋骨下縁の両側陥凹部（内側は内膝眼、外側は外膝眼）
〈効能〉膝関節痛

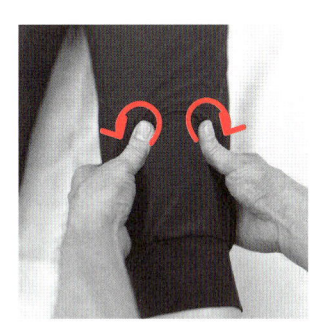

両母指で、膝上のツボをまわすようにほぐす

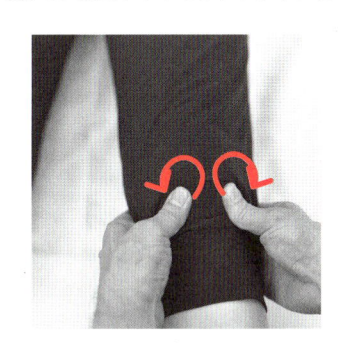

両母指で、膝下のツボをまわすようにほぐす

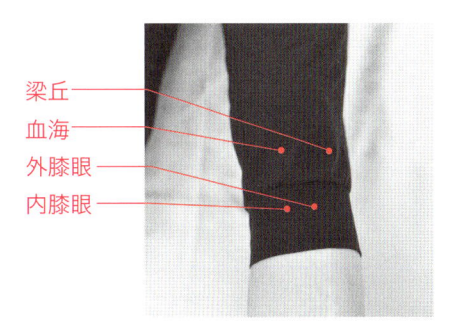

梁丘
血海
外膝眼
内膝眼

⑰腓腹筋への TC

うつ伏せになってもらい、膝の裏にある腓腹筋の外側頭と内側頭を TC で片側ずつほぐす。反対側も行う。

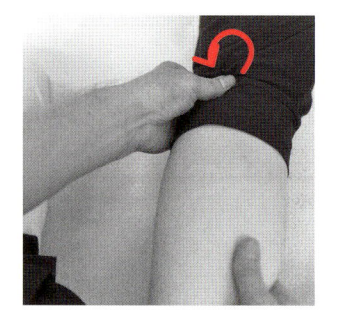

母指で、腓腹筋をまわすようにほぐす

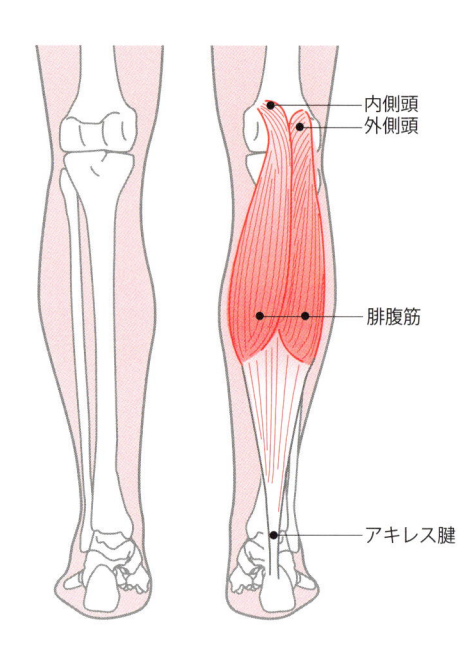

内側頭
外側頭
腓腹筋
アキレス腱

⑱ハムストリングへの FP

うつ伏せのまま、左手で左足首を持ち、右足で坐骨の付け根から膝近くまで、5 カ所 FP で押していく。

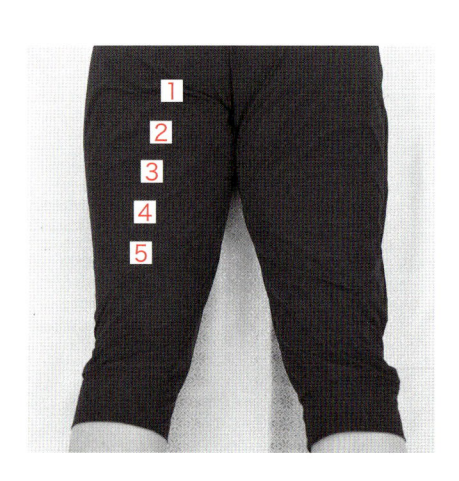

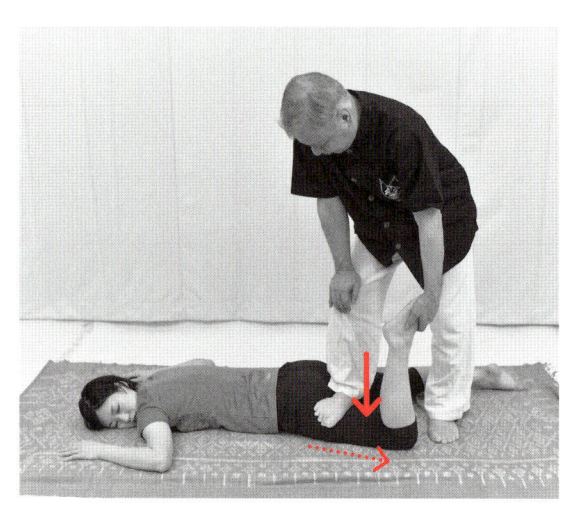

足で、坐骨から膝近くまで押していく

⑲ハムストリングへのFS

そのまま、右足で坐骨の付け根から膝近くまで、足に体重をかけて揺らしながら5カ所押していく。

※この揺らしながら押すテクニックをフットシェイク（足で揺する）という。

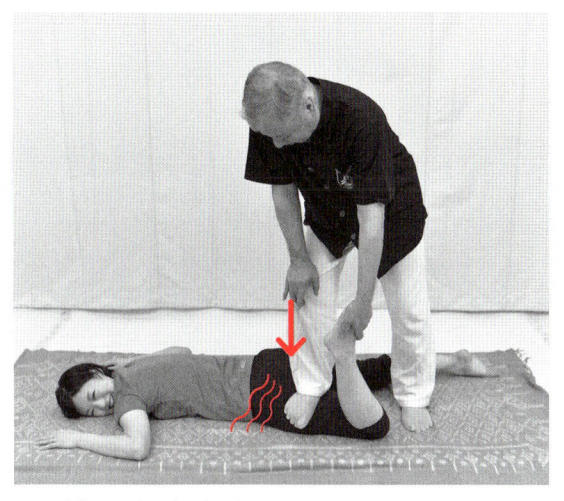

足で揺らしながら押す

⑳膝のストレッチ

最後につま先を膝裏にはさんで、大腿四頭筋と膝関節の関節包を1回ストレッチする。
反対側も⑱、⑲、⑳と行う。

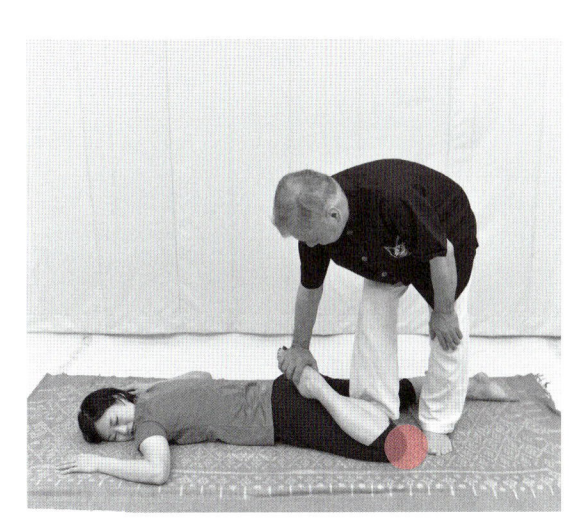

最後につま先を持ってストレッチ

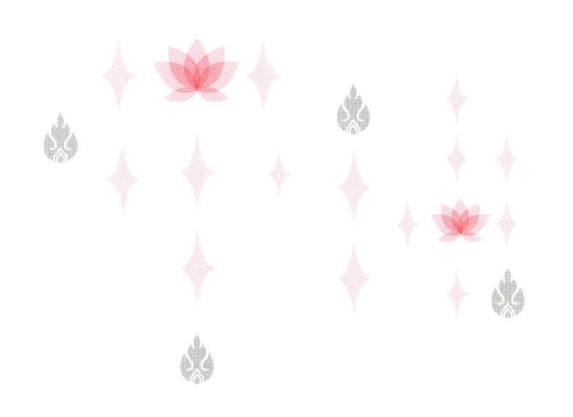

Step 8
肩こり・猫背について

1. 肩こり

肩こりとは、肩付近に起こる痛みや違和感の総称で、頚肩腕症候群と呼ばれる症状の一つです。

肩こりを英語では、stiff shoulders（堅い肩）、tight shoulders（硬い肩）、shoulder discomfort（不快な肩）と表現しますが、こりに相当する言葉がないため、アメリカ人やイギリス人には、肩こりがあまりないとされています。しかし、気がついていないだけで、実際にはこっている方が多いのです。ちなみにタイではこった時の表現に、「ムアイ」（だるい）という言葉を使います。

そもそも「こり」という言葉は、夏目漱石が小説『門』で使ったのが初めてだといわれています。その言葉は、硬くなった筋肉の状態をとても上手く表現しています。痛いでもなく、硬いでもなく、張っているでもなく、こるという言葉が一番しっくりとくるのは皆さんも納得することでしょう。

肩はいつも、4kg以上ある頭と8kgある両腕を支えているため、合計12kgの負担がかかっています。12kgはビールの中瓶12本の重さに相当します。私たちは、いつも1ダースのビール瓶を肩に担いで動き回っているといえ

ます。しかもパソコン作業などで猫背姿勢になると、肩への負担はさらに増します。肩がこらないほうが不思議ですよね。実際、全国民の19％（5人に1人弱）に当たる2400万人が肩こりに悩まされています。

肩には、僧帽筋、肩甲挙筋、脊柱起立筋、大菱形筋、小菱形筋などがあります。

猫背姿勢でそれらの筋肉を使い続けると、収縮した状態が続きます。その状態を筋の固縮といいます。固縮した筋は、血行不良となり乳酸

■ パソコン作業で負担がかかる筋肉

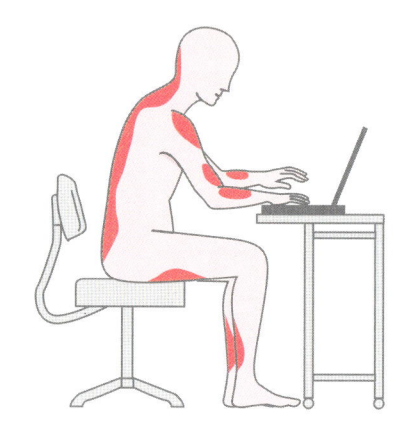

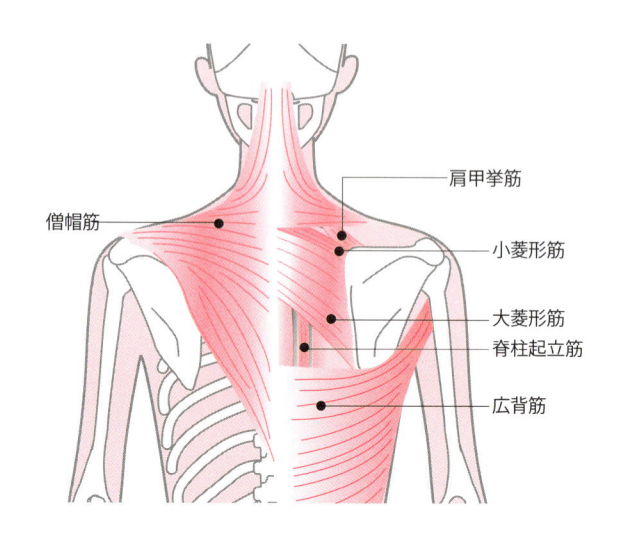

僧帽筋
肩甲挙筋
小菱形筋
大菱形筋
脊柱起立筋
広背筋

などが筋肉内に溜まります。乳酸は、発痛物質の一種なので、神経を刺激し痛みや不快感の原因になります。そして、この痛みがさらに炎症へと発展し、筋肉をさらに硬くして、結果としてこりの悪循環がつくられます。

このように一旦こった筋肉は、放っておいても自然とほぐれることはなく、マッサージやストレッチなどの外からの刺激が必要になるわけです。

肩こりは、なで肩の人や首が細く長い人、そして運動不足の人に起きやすく、ストレスが強い場合も引き起こされます。そして炎症が長期化すると、線維性反応といって筋肉内に繊維性の成分が蓄積し、弾力性の低下、つまり筋張った状態へと変化してしまいます。そして、一旦繊維化した場合は、元の柔軟性がある筋肉には戻りにくいのです。

肩の筋肉内を見る映像では、パソコンなどの作業をした場合、30分以上同じ姿勢を取り続けると、筋肉内の血管が圧迫され、血液が全く流れなくなります。そのため筋肉内に溜まった老廃物も出て行かなくなるのです。

この肩の筋肉も、腰の筋肉と同様、使いすぎると、最初はこっているという信号を出すのですが、そのこりが慢性的になると、肩の神経も痛みや違和感の信号を徐々に出すことができなくなり、気がついたら頚椎症、頚椎ヘルニア、靱帯骨化症、そして胸郭出口症候群など重大な症状へと移行していきます。

整形外科では、肩がこった時のマッサージは一時的に症状を改善するものの、根本的に治すものではないと考えています。ある整形外科の

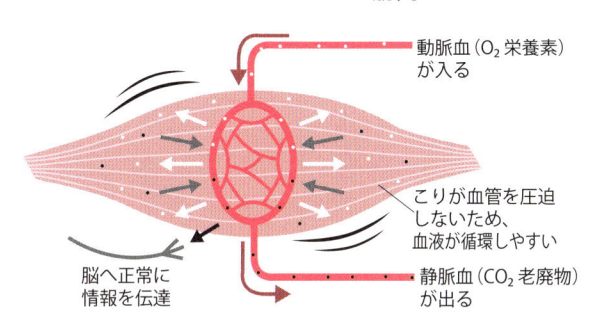

■ こっていない筋肉

動脈血（O$_2$栄養素）が入る

こりが血管を圧迫しないため、血液が循環しやすい

脳へ正常に情報を伝達

静脈血（CO$_2$老廃物）が出る

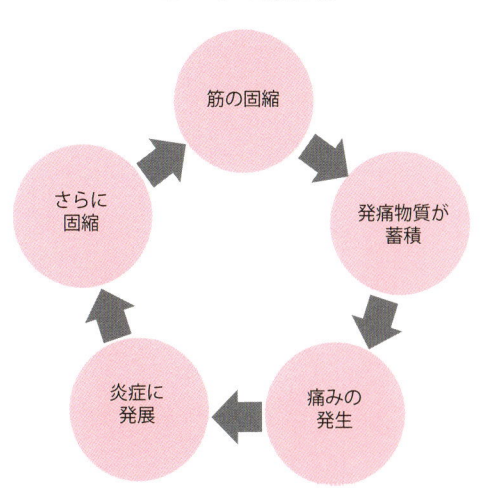

■ こりの悪循環

筋の固縮

発痛物質が蓄積

さらに固縮

痛みの発生

炎症に発展

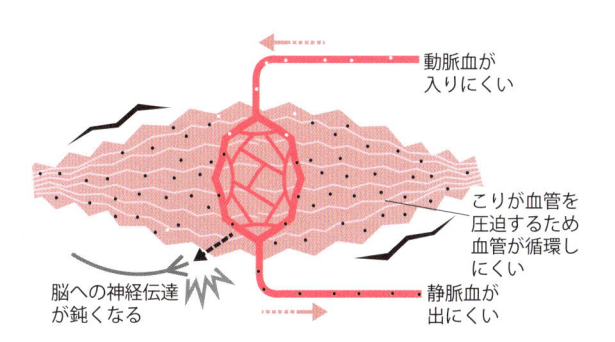

■ こっている筋肉

動脈血が入りにくい

こりが血管を圧迫するため血管が循環しにくい

脳への神経伝達が鈍くなる

静脈血が出にくい

先生は「マッサージは強い力で叩いたり、もんだりするものではなく、筋肉をやさしくさするような感じのものが良いでしょう」と言っていますが、皆さんは、さするようなマッサージで満足できますか？　やさしくさすって、こりが取れると思いますか？

　こった筋肉は非常に硬く、少しさすったくらいではほぐすことはできません。しっかりと筋肉をつかんで圧を加え、筋肉内の老廃物を排出させ、一旦滞った筋肉内の血液循環を元に戻す必要があるのです。

2. 肩の筋肉

　肩の筋肉は、外側に僧帽筋、その下に肩甲挙筋、大菱形筋、小菱形筋、そして一番奥に脊柱起立筋があります。肩をほぐす時には、表面の筋肉だけでなく、時によっては、深部にある肩甲挙筋や脊柱起立筋まで圧を加えてほぐす必要があります。また、肩をストレッチする場合も、表面や中心から遠いところにある筋肉は伸びやすいのですが、奥の方にある筋肉は、ストレッチだけでは伸びにくいため、マッサージや指圧でほぐす必要があるのです。

①僧帽筋（副神経、C2 〜 C4）
・肩甲骨と鎖骨を上げる、肩甲骨を内方に引く、肩甲骨を回転し、上腕の挙上を補助する
　【起始】外後頭隆起、項靭帯、第7頚椎〜第3胸椎棘突起、第3〜12胸椎棘突起
　【停止】鎖骨外側1/3、肩甲棘・肩峰、肩甲棘

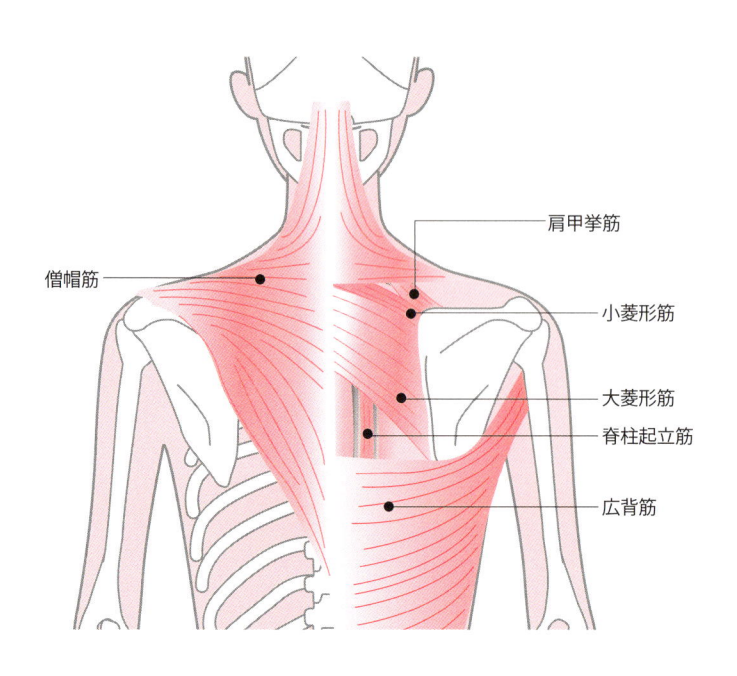

②大・小菱形筋（肩甲背神経、C4 ～ C5）

・肩甲骨を脊柱方向の上内方へ引く

　【起始】第 7 頸椎～第 5 胸椎棘突起

　【停止】肩甲骨内側縁

③肩甲挙筋（肩甲背神経、C4 ～ C5）

・肩甲骨を上内方へ引く、肩甲骨を脊柱へ引き
　つける

　【起始】第 1 ～ 4 頸椎横突起

　【停止】肩甲骨上角

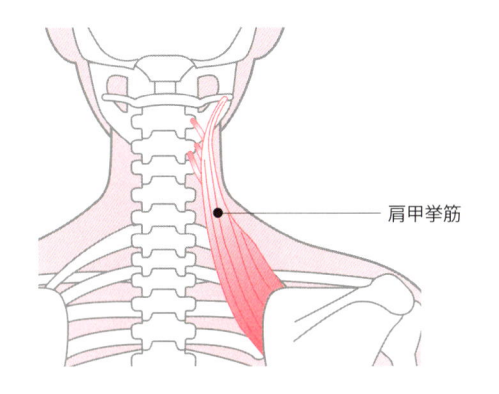

肩甲挙筋

④脊柱起立筋（脊髄神経後枝、C1 ～ S4）

・体（首）を反らす・横に曲げる・捻る、姿勢
　を真っ直ぐに保つ、前屈時に体を支える

1．頚腸肋筋

　【起始】第 3 ～ 6 肋骨

　【停止】C4 ～ C6 横突起

2．頚最長筋

　【起始】T1 ～ T5 横突起

　【停止】C2 ～ C6 横突起

3．横突棘筋

　【起始】横突起

　【停止】棘突起

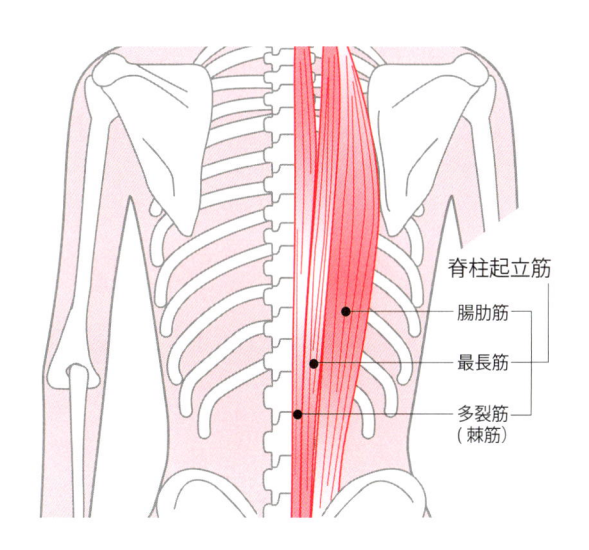

脊柱起立筋
腸肋筋
最長筋
多裂筋
（棘筋）

3. 肩こり・猫背のチェック法

どこまで曲がり、どこで痛みが出るかをチェックしましょう。

1）肩関節の可動域チェック

まず自分の肩関節がどの程度硬くなっているかチェックしてみましょう。

両手を真っ直ぐ上に上げてもらい、どの程度上がるかをチェックします。真っ直ぐ上まで上がれば良いのですが、肩関節の可動域が狭かったり猫背だったりすると上まで上がりません。

次に、右手を上から、左手を下から曲げて指先がつかめるかどうかを確認します。つかめない場合は左右の指先が何cm空いているかを計ります。指先の間が10cm以上ならば関節の可動域が狭く、左肩がこっていることが考えられます。

肩関節に柔軟性があれば、指先がつくか、お互いの指で絡ませることができます。同様に左手を上から右手を下から曲げてチェックしてみましょう。

■ 正常な場合

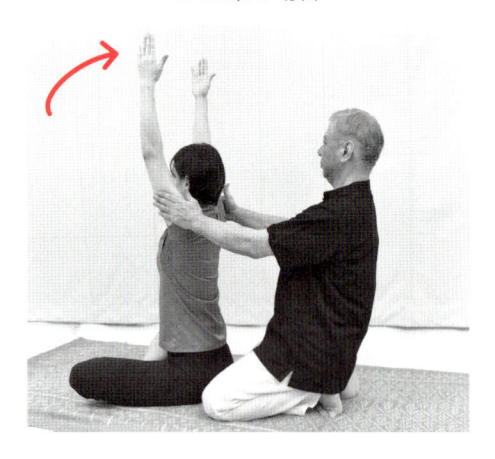

■ 正常な場合

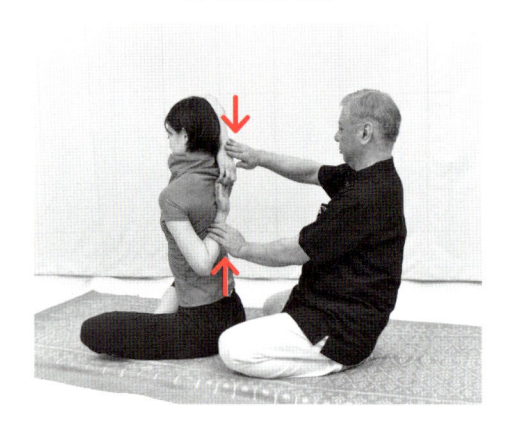

■ 硬い場合

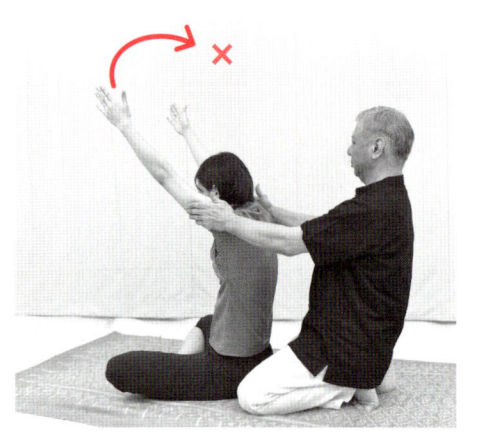

■ 硬い場合

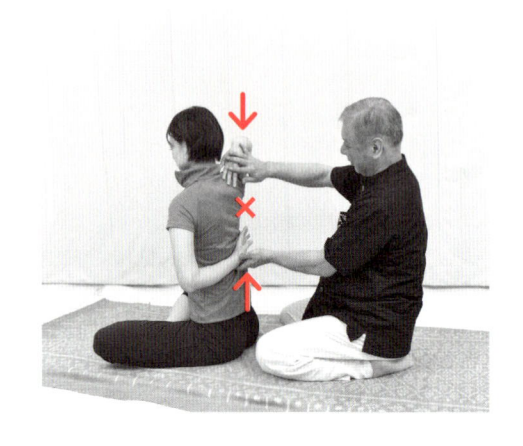

2）猫背のチェック

次に、自分の背中がどれくらい丸まっているかをチェックしてみましょう。

後ろで手を組み、母指を内側から外側に返せるかどうかをチェックしてみます。指を組んだまま手を返せない場合は、背中が丸まり猫背になっていることが考えられます。背中が丸まっておらず肩関節に柔軟性があれば、手を返して肩の高さまで上げることができます。

■ 正常な場合

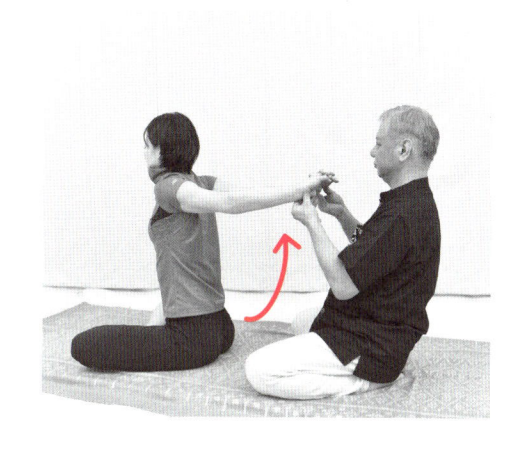

■ 硬い場合

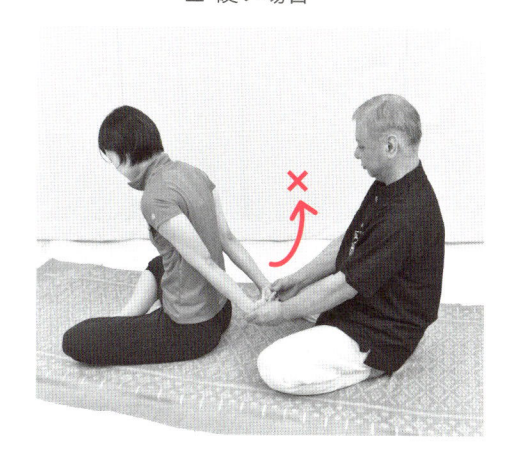

4．肩へのタイマッサージ

1）僧帽筋、肩甲挙筋へのマッサージ

相手の腕を膝にのせて、肩の僧帽筋と肩甲挙筋をはさむように両手でマッサージする。この時、母指側と四指側で筋肉を把握するようにする。

※この両手や片手で筋肉をはさむテクニックをマッサージという。

※筋肉をマッサージする時の注意事項：両手でこった筋肉をはさむ時は、奥の硬くなった筋肉をしっかりつかむようにする。そして、皮ふを指でこすらないようにしっかりと把握する。

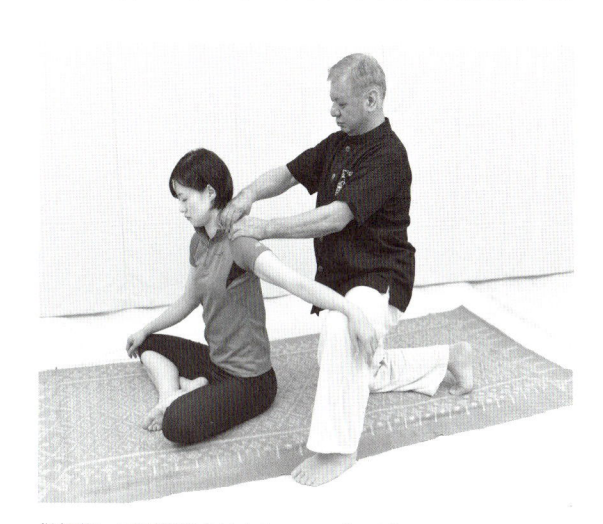

僧帽筋、肩甲挙筋をはさんでマッサージ

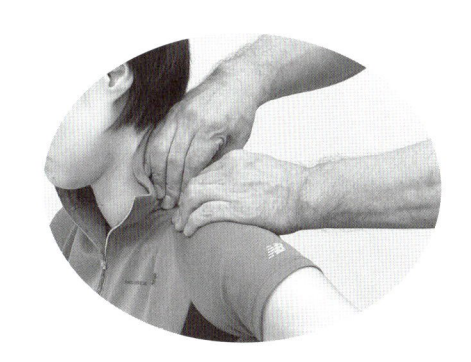

2）三角筋へのマッサージ

　相手の腕を膝にのせたまま、肩関節にある三角筋をはさむように両手でマッサージする。この時も、母指側と四指側で筋肉を把握するようにする。

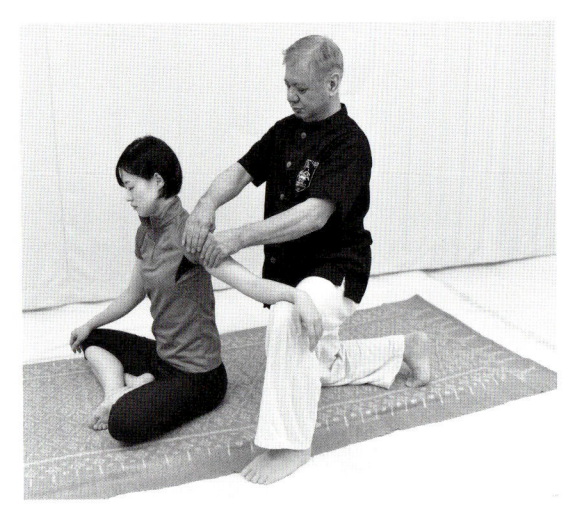

三角筋をはさんでマッサージ

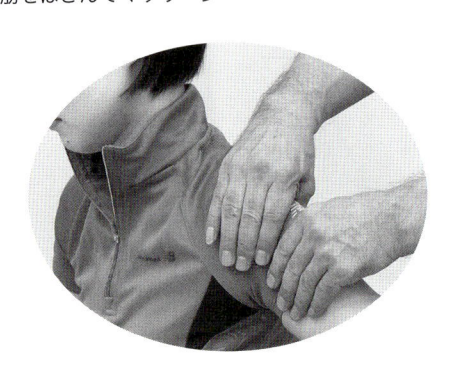

3）肩へのEP

　相手の腕を膝にのせたまま、肩の3ポイントを肩と首の付け根から外側に向かい1、2、3、2、1と1回ずつ肘で押す。2番目が肩井というツボに当たる。反対側も1、2、3と行う。

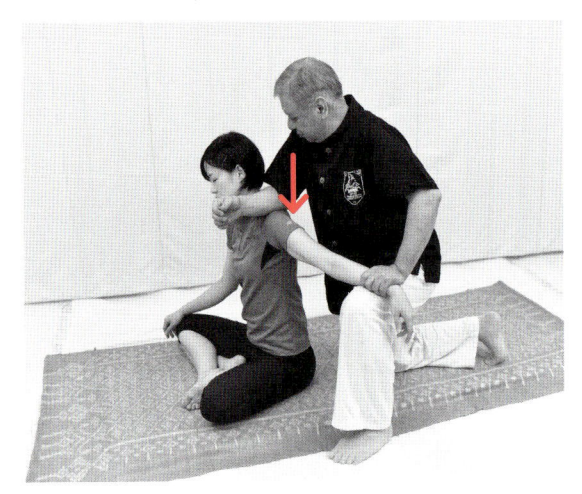

肘で、肩と首の付け根から押していく

【肩井】肩の一番高いところで乳頭線上
〈効能〉肩こり、肩部疾患、乳腺炎

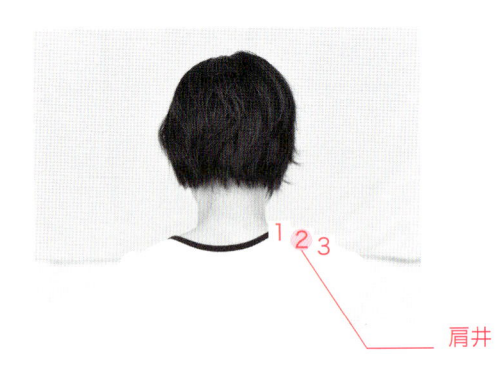

4）脇と腰のストレッチ（右左）

首の後ろで手を組んでもらう。

まず右足を相手の右膝にのせ、両手で相手の肘を持ち、体を左側に1回捻る。次に反対側にも捻る。

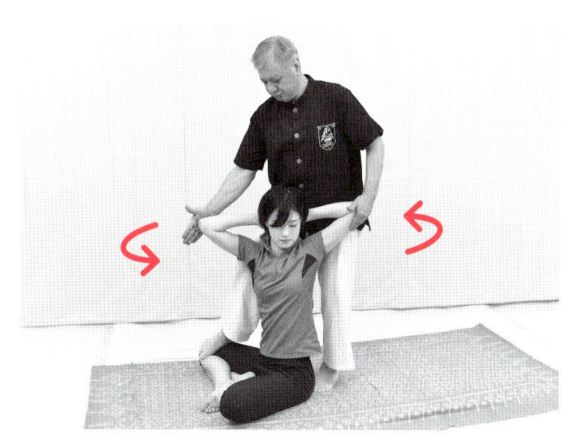

相手の膝を押さえて、肘を持って、体を捻る

5）脇と胸のストレッチ

右足の外側を相手の背中に当てる。自分の膝やすねの骨が相手の背骨に当たらないようにする。

相手の両肘を前からつかみ、後ろ側に引いて胸を1回ストレッチする。

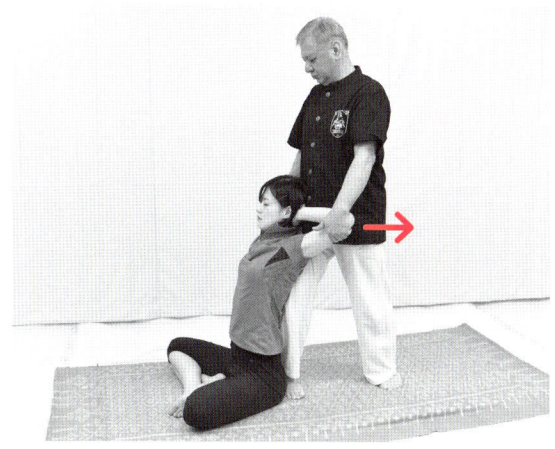

相手の両肘を引いて、胸をストレッチ

6）胸と肩のストレッチ

相手の後ろに座り、両足裏を背中に当てる。両手で相手の手首を引っ張り、足の裏で背中を押す。足を当てる位置を、下から1、2、3、2、1と変えゆっくりと5回行う。

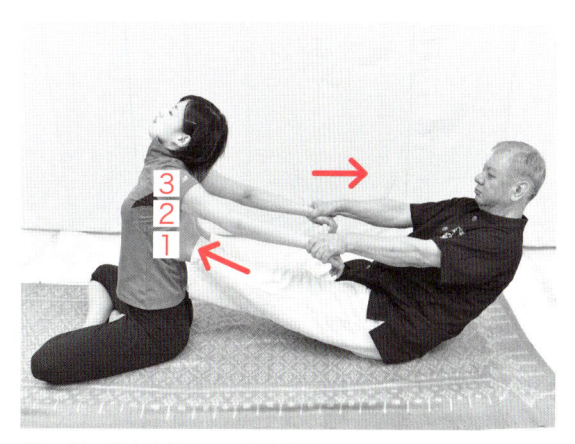

足の裏で背中を押して、胸と肩をストレッチ

■ 背中の反射区

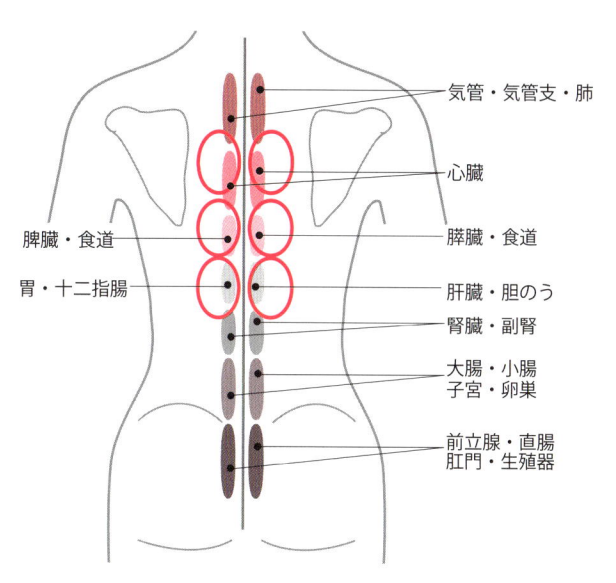

気管・気管支・肺
心臓
脾臓・食道
脾臓・食道
胃・十二指腸
肝臓・胆のう
腎臓・副腎
大腸・小腸
子宮・卵巣
前立腺・直腸
肛門・生殖器

★押す3ポイント
1．胃と肝臓・胆のうの裏
2．肩甲骨の下（膵臓、脾臓、食道の反射区）
3．肩甲骨の上（心臓、呼吸器系の反射区）

7）首と肩のストレッチ

　左肘を左肩に、右肘を左側頭部に当て、左肘に体重をかけながら、首と肩を3回ストレッチする。反対側も行う。

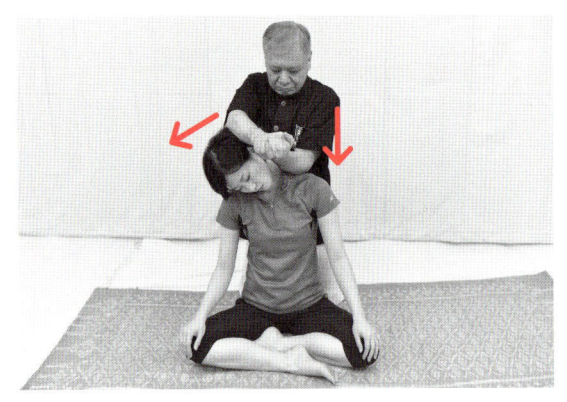

肘を使って首と肩をストレッチ

8）肩甲間部へのEP

　相手に、肘を伸ばして手を前についてもらう。両肘を使って、肩甲間部を上から1、2、3、4、3、2、1と押す。

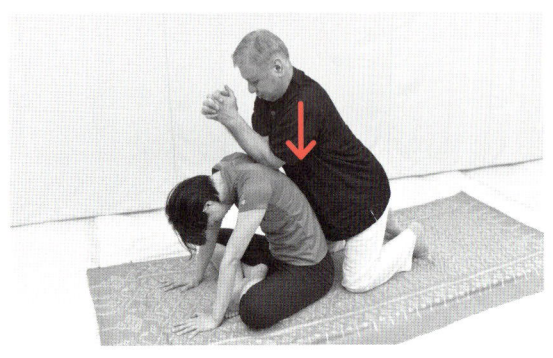

両肘で肩甲骨の間を押す

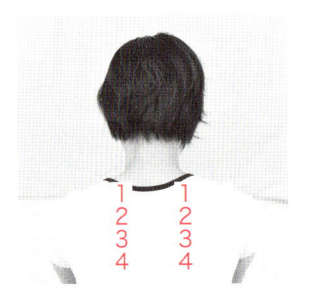

9）肩へのマッサージ

　相手の後ろに座り、両手で肩をマッサージする。僧帽筋・肩甲挙筋を肩と首の付け根から外側に向かってマッサージし、首の付け根に戻る。

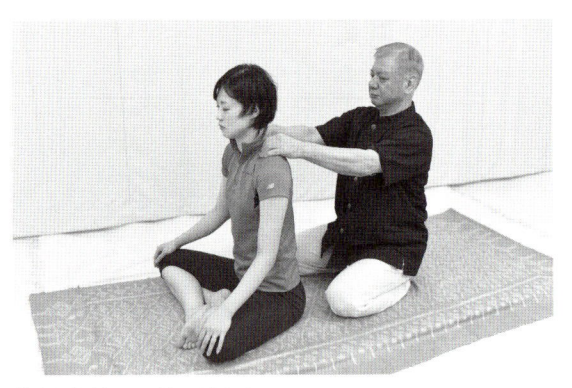

首から肩をマッサージする

10）肩へのチョップ

　両手を合わせて、指先で肩から背中をまんべんなく叩き、筋肉を介して神経に速い刺激を加え、だるくなった体を目覚めさせる。

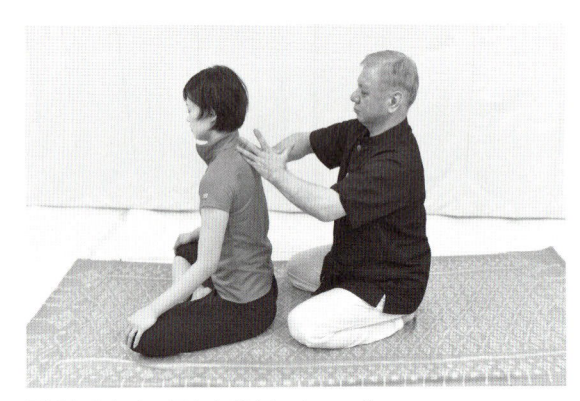

両手を合わせて肩から背中にチョップ

11) 軽擦法

両手のひらで肩を3回内側から外側に向かって、撫でるようにする。その後、背中も上から下に向かって3回撫でるようにして、マッサージが終わったことを相手に知らせる。

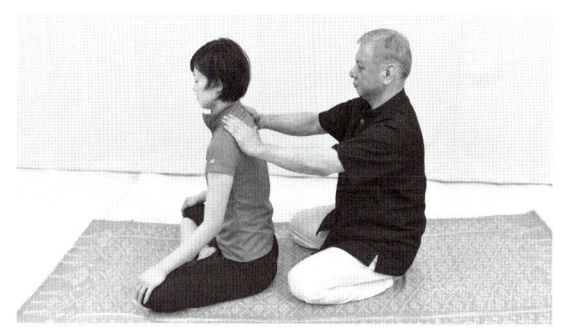

手のひらで撫でるようにして終わりを知らせる

コラム15　　　　　◆ かぜとタイマッサージ

かぜは、別名「かぜ症候群」といい、気道の炎症による様々な症状の総称です。原因は、細菌感染の場合もありますが、ほとんどの場合ウイルス感染です。

インフルエンザもウイルスが原因ですが、「2〜3日前から調子が悪い」なら、かぜで、「突然体の節々が痛み、高熱が出る」のがインフルエンザです。英語でもかぜは cold（感冒）、インフルエンザは flu（流感）といって、全く別の扱いになります。

同じ場所で生活していても、かぜを引く人と、引かない人がいます。また、症状が軽くすむ人もいれば、重くなる人もいます。なぜそんな違いが出るのでしょうか。それは人の持っている免疫細胞（好酸球、キラーT細胞）の数と抵抗力が異なるからです。

肩や首がこって冷えていると、喉や鼻の血液循環が悪くなり、粘液分泌細胞からの粘液が出にくくなって抵抗力が落ちるため、かぜに感染しやすくなります。

かぜのウイルスが喉に付着し、抵抗力が弱い粘膜を通り越すと、1時間後にはウイルスの数が100倍、1日後には100万倍になり、それを体外へ流し出そうとして鼻水がひどくなります。そして血液中のマクロファージ（白血球）は、爆発的に増えたウイルスを食べ続け、同時に視床下部の体温中枢に発熱を促します。ウイルスにとっては35〜36℃が適温なので、発熱をするとウイルスは弱まります。さらにウイルスに対抗する免疫物質も活発に出るため、関節が痛くなったり、体がだるくなったりして、休もうとします。

体にあまり疲れが溜まっていなければ、症状は軽くてすみ、疲れがひどく抵抗力が弱っていれば症状は重くなるのです。

かぜを引いた時は体力を消耗するので、お風呂に入らないほうが良いですが、熱が37℃台なら長時間でなければ入っても大丈夫です。また引き始めならば、タイマッサージを受けることで首・肩のこりが減るため、抵抗力が増して治ることもあります。しかし高熱の時は、タイマッサージを受けることもお風呂に入ることも厳禁です。ビタミンCを大量に取り、温かくして良く寝るのが一番でしょう。

　かぜの症状は、くしゃみ、鼻水、喉の乾燥感、鼻づまり、咳、頭重、発熱（39℃以下）などです。特殊なウイルスを除き、かぜのウイルス自体を退治する薬は存在しません。そのため、かぜ症候群で病院に行ったとしても、対症療法しか受けられません。鼻水がひどければ、鼻水を止める薬、咳がひどければ咳を止める薬、高熱ならば解熱剤が処方されるだけで、根本的に治すことはできないのです。

　鼻水はウイルスや余分な塩分を外に出し、咳は痰を外に出し、熱はウイルスの力を弱め、汗をかいて体内に溜まった毒素を外に排出する大事な役目があります。せっかく体がウイルスと戦おうとしているのに、かぜ薬を飲むと、鼻水や痰を出せない、熱も出せない状態が続きます。ウイルスや細菌は 38.5℃以上で死滅するため、むやみにかぜ薬を飲んで熱を下げるのは体に良くないことが理解できますね。

　また、発熱は他のウイルスやガン細胞まで死滅させることができるので、しっかり熱を上げることが大事なのです。ただし、40℃以上の高熱は脳に悪影響を与えるので、解熱剤を使ったほうが良いでしょう。

　かぜを引いている人がくしゃみをすると、周囲に 10 万個もの飛沫が飛び散り、その一部は空気中に 30 分以上も浮かんでいます。そのため、換気を良くしたり、マスクでウイルスや細菌を体内に取り込まないようにすることが予防になります。また、外から帰ったら、うがいと手洗いが予防には大切ですし、空気を乾燥させないために室内を適度な湿度（約 50％）に保つことも必要です。そして煙草で喉の粘膜を弱めないこと、体を冷やす甘い物、生野菜、果物などの摂取を控えることも大切です。

　体温が 1℃下がると、免疫力が 30％以上弱まるという報告もありますので、適度な運動を心がけ、体温を正常値（36 〜 36.5℃）に保つことも大切です。また、日頃から根菜類などの体を温める物を食べる習慣も大事なことですね。

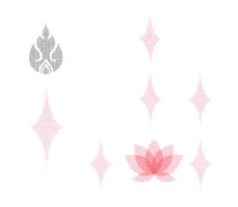

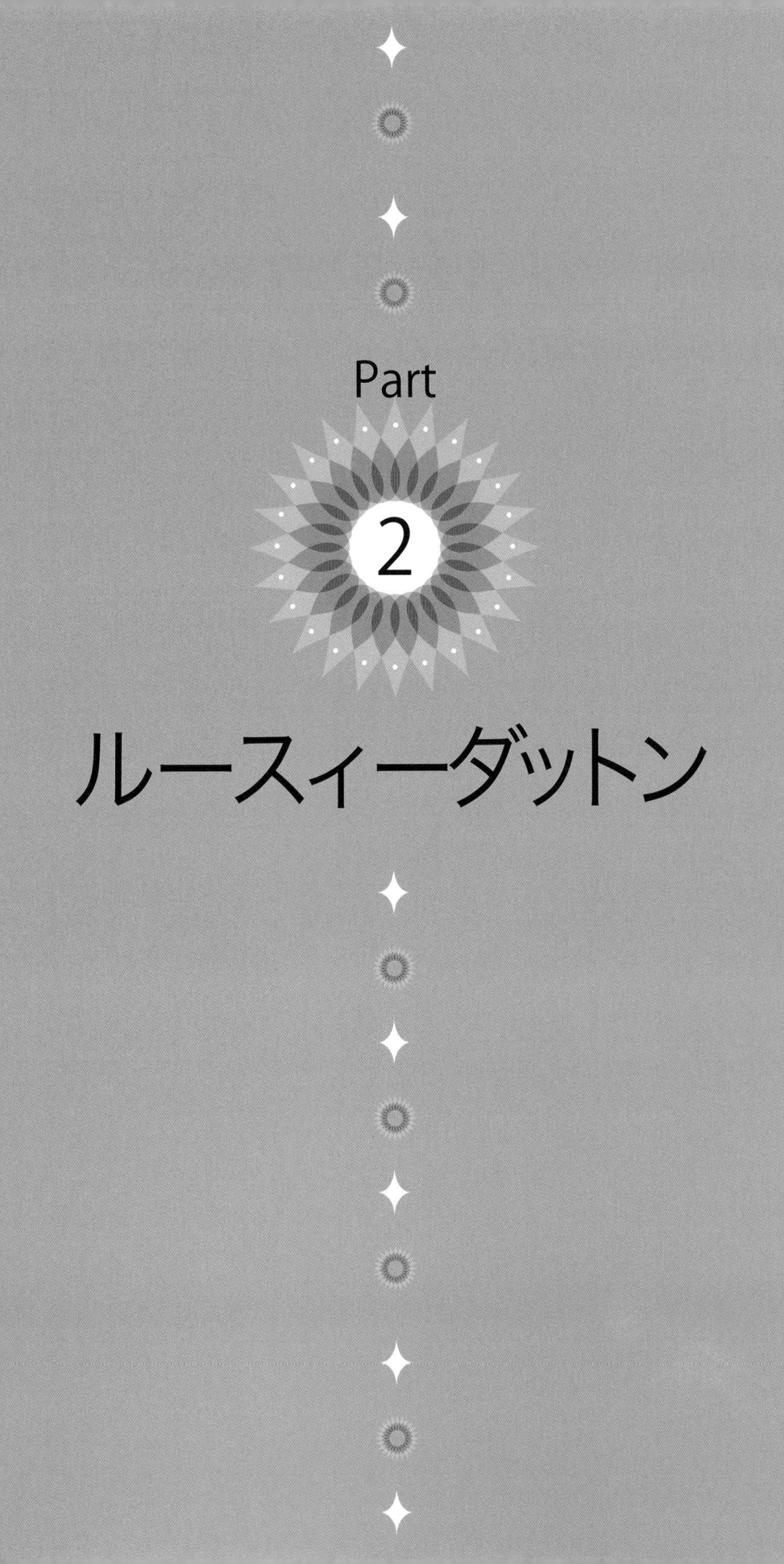

Part

2

ルースィーダットン

ルースィーダットンの基礎知識

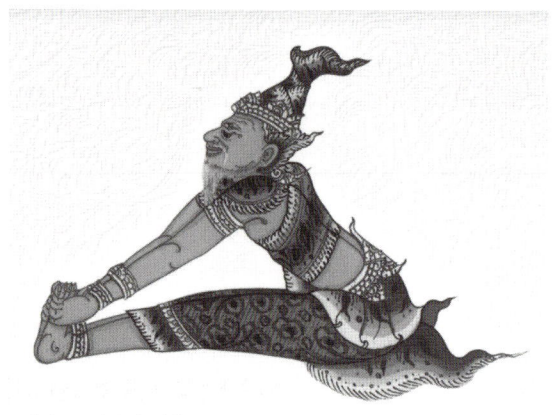
ストレッチをするルースィー

1. ルースィーダットンとは

「ルースィー」とは仙人、「ダットン」とは体を伸ばすというタイ語で、「ルースィーダットン」は仙人体操と訳すことができます。昔タイの地にはルースィーと呼ばれる仙人がいて、山や森で修業したり、瞑想をしたりして生活をしていました。彼らが長時間瞑想をしたり修行をしている最中に、体がこったり体調を崩すことがあり、そのこりや痛みを解消したり、体調を整えるために編み出されたのがルースィーダットンです。

彼らが関節を伸ばして矯正したり、身体を捻ってこりやゆがみをとったことから様々なポーズが生れ、その効果があったものが現在まで受け継がれています。

現在タイの保健省やワットポー、そして地方で受け継がれているポーズは合計300種類以上になりますが、ここでは、タイマッサージのコーナーで紹介した各症状に効果のある基本的なポーズを紹介します。

2. ルースィーダットンの彫像

1836年、タイの王様ラーマ3世は、ワットポー（寺院）に最初の大学を設置しました。また、境内にルースィーダットンの彫像を80体作らせました。そこではタイ伝統医学や仏教教理、文学、美術などが教えられ、マッサージ師たちの許可を得て、その彫像も一般公開されました。

当時、タイの人たちがルースィーを師や神として敬っていため、彫像のポーズをまねすることは、直接師から教わるのと同じと考えられ、ルースィーダットンを普及しやすかったようです。この国家的財産である彫像は、その後壊されたり盗まれたりして、80体あった彫像も現在では24体しか残っていません。しかし、それぞれのポーズを考案したルースィーの名前とそのポーズの効能について書かれた原画は現在も残っています。

この本では、元々あるルースィーの名前は使わず、筋肉名や動作名を使ってポーズを紹介します。

3. ルースィーダットンをする時の 呼吸法とは

　ルースィーダットンをする時の呼吸法は、次のの6段階で行われます。

①息を吸い始める。
②深く吸いきる。
③少し呼吸を保つ。
④息を吐き始める。
⑤深く吐ききる。
⑥少し呼吸を保つ。

　はじめは、①と②を4秒、③を1〜2秒、④、⑤、⑥を7〜8秒ほどかけて行います。慣れてきたら徐々に時間を伸ばしていきます。

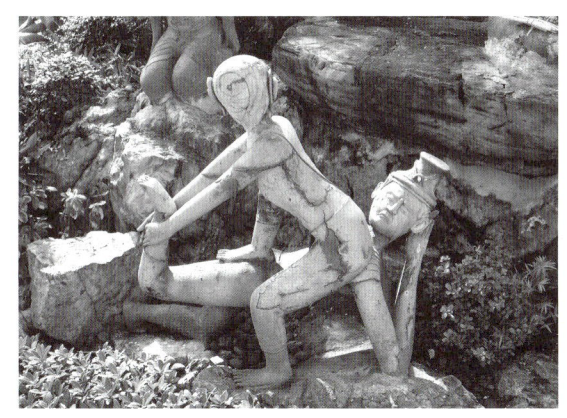

タイマッサージの総本山ワットポーにあるルースィー像

４．吸う息と吐く息が通常の呼吸とは逆な理由

　通常のストレッチや体操法では、息を吐きながら体を伸ばすのに対して、ルースィーダットンでは、息を吸いながらそれを行います。なぜ通常の呼吸と逆の呼吸を行うのでしょうか。その理由は、まず息を吸うことで肺の中を空気で満たし、上半身が動きにくい状態を作ります。その状態にさらに動作を加えることで、筋肉や各臓器に圧力をかけ、老廃物を外へ排出させます。

　そして喉を締めないようにして呼吸を止め、その状態を持続させます。最後に息を吐くことで圧力を弱め、筋肉や各臓器へ新しい血液や栄養素を入りやすくさせ、リンパの働きも活性化することを目的としています。

　これら一連の動作は、人間が伸びをする動作と非常に似ています。伸びをする時は、息を吸いながら手を伸ばし、呼吸を少し止め、その後ため息と共に息を吐き、手を緩め体全体をリラックスさせていきます。この呼吸と動作の連動がルースィーダットンの特徴といえます。

　ルースィーダットンを行う際は、自分の体のどこが縮んで、どこが伸びているのかを意識しながら行うことが、呼吸と同じくらい大切なことです。そして、一番大切なことは、専門家の指導の下、今どこに意識が集中されているのかを体感し、その場所が移動することで体内エネルギーの流れを感じることなのです。

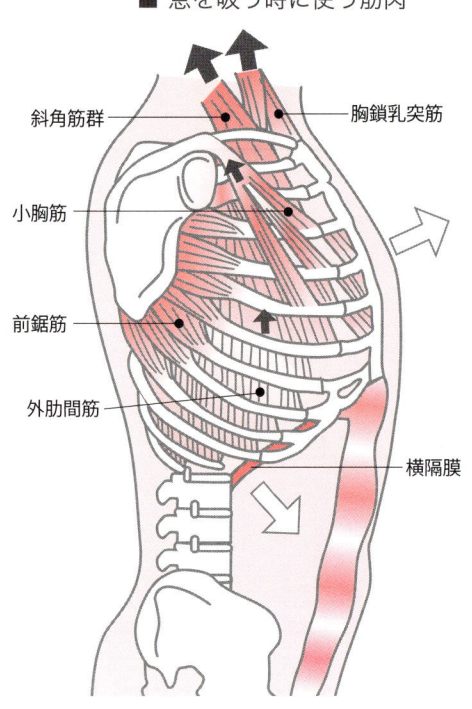

■ 息を吸う時に使う筋肉

斜角筋群　胸鎖乳突筋　小胸筋　前鋸筋　外肋間筋　横隔膜

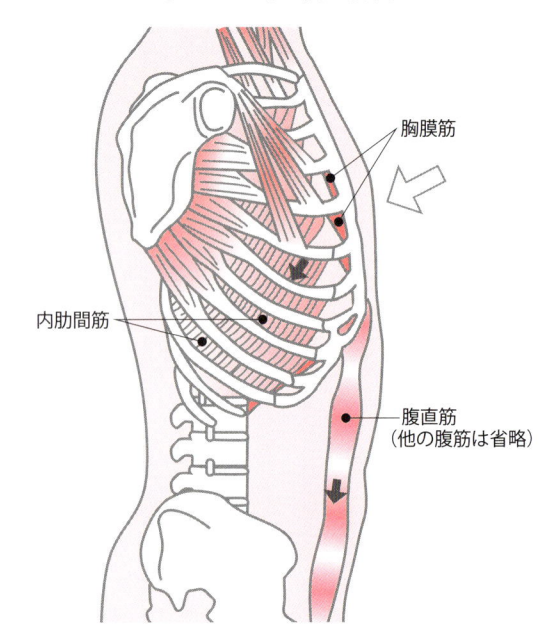

■ 息を吐く時に使う筋肉

胸膜筋　内肋間筋　腹直筋（他の腹筋は省略）

5．ルースィーダットンを行う時の注意事項

ルースィーダットンを行う時は、次のようなことに注意しましょう。

①食後１時間以内は、行わないようにしましょう。
②あくび・せき・鼻水・涙・ゲップ・おならなどが出てきた時は、止めようとせずに出しましょう。
③動作中は、無理をせず、また他人と比較をしないで、自分が気持ち良いと感じる範囲で体を伸ばしましょう。
④練習は各２回ずつから始め、徐々に回数や動作の種類を増していきましょう。

6．ルースィーダットンの効果

ルースィーダットンには次のような効果があります。

①左右対称のストレッチを行うため、体のゆがみが改善されます。
②全身の、特に足・腰の筋肉を強化し、バランス感覚を高めます。
③血液やリンパの流れが改善し、こりやむくみが解消され、体内に蓄積された老廃物や毒素が排出されやすくなります。
④筋肉量が増し、基礎代謝量も上がるため、脂肪が燃焼されやすい体になります。
⑤酸素が全身に行き渡り、抵抗力や自己免疫力が増すため、寿命を延ばすことができます。
⑥姿勢が良くなり、内臓機能が改善されるため、疲れにくい体になります。
⑦精神が安定するため、短気、イライラ、不安、ストレス、恐怖などから解放されます。
⑧体のこりが取れ、鈍くなっていた神経の感覚が正常に働くようになるため、病気の前ぶれを早めに察知できるようになります。

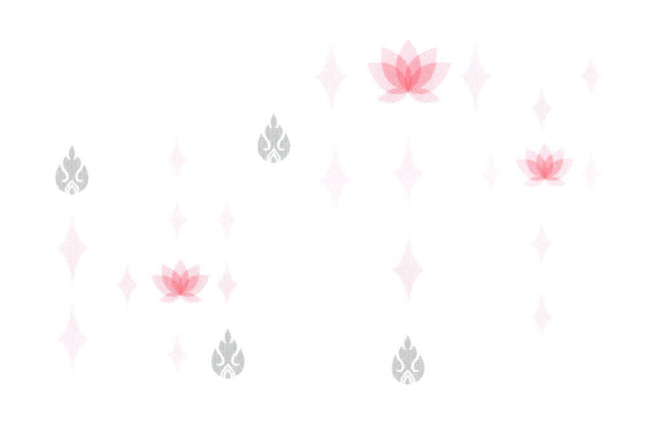

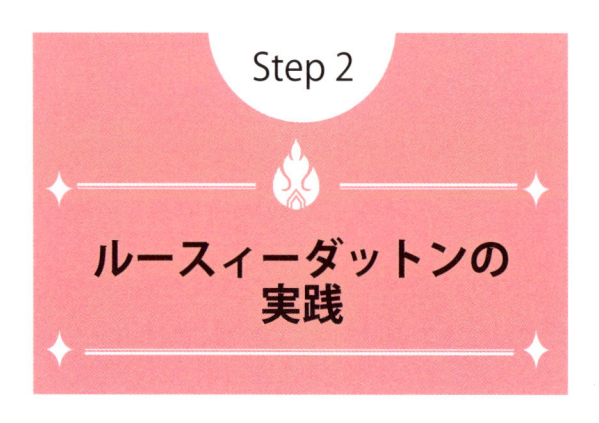

ルースィーダットンの実践

1．腰部へのルースィーダットン

　腰部の動きには、前屈・背屈、左右屈、左右回旋の3つの方向があります。

　腰は、普段の生活でも良く使われ負担が多いため、日頃からストレッチをする必要があります。また、背筋が弱まると背骨を支える力が弱くなり、背骨が歪む可能性もあります。

　ここでは、腰痛を予防する腰部回旋、腹筋強化、背筋強化、そして腰部をストレッチするポーズを紹介します。

1）腰部回旋のポーズ
　〈効果〉ウエストの引き締め、腰痛、坐骨神経痛

①伸ばした右足に左足をかけ、背筋を伸ばして座る。左手を前に突き出し、右手は右膝を抱える。
②息を吸いながら体を左に捻り、中指の指先を見て、右手で膝を引き寄せる。呼吸を少し保ち、息を吐きながらゆっくりと元に戻す。反対側も行う。

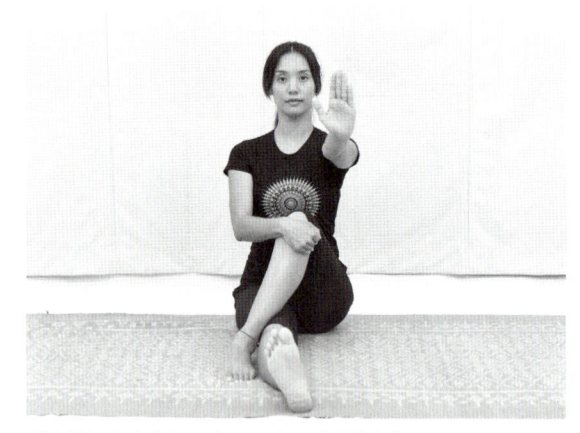

手を前に突き出し、もう一方の手は膝を抱える

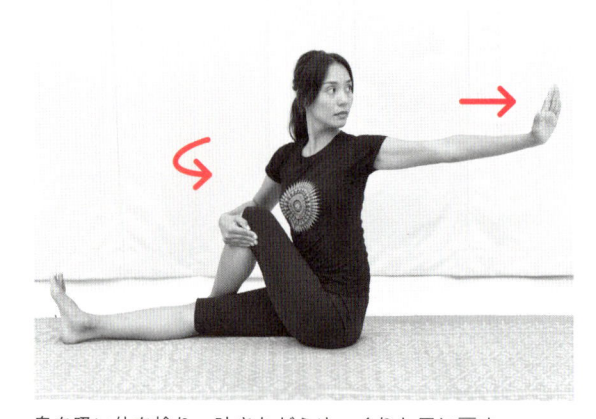

息を吸い体を捻り、吐きながらゆっくりと元に戻す

2）腹筋強化のポーズ

〈効果〉腹部の引き締め、便秘、腰痛

①両膝を曲げて仰向けになり、左足を右足にのせ、両手を脇に置く。

②息を吸いながら腹筋に力を入れ、右膝を引き寄せ、顔は腹部を見るように起こす。呼吸を少し保ち、息を吐きながらゆっくりと元に戻す。

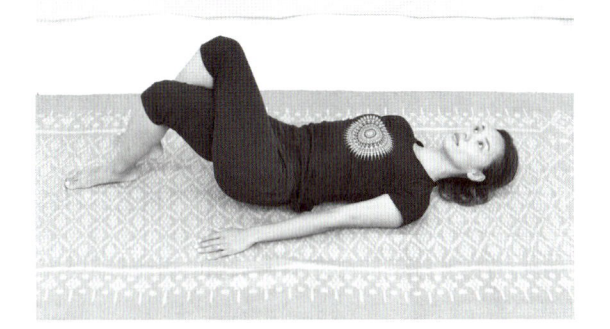

仰向けで片足をもう片方にのせ、手は脇に

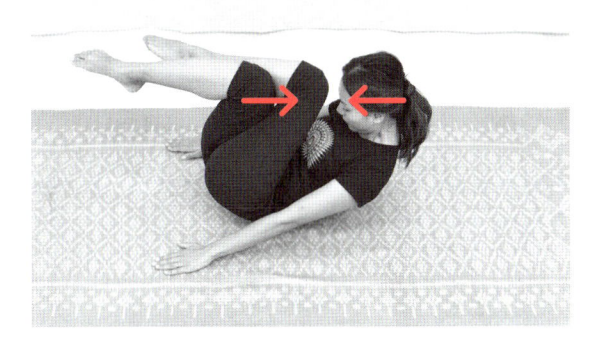

右膝を引き寄せる。顔は腹部を見る

3）背筋強化のポーズ

〈効果〉ヒップアップ、背部痛、腰痛

①左足を右足にのせたまま、両手を脇に置く。

②息を吸いながら背筋に力を入れ、殿部・腰・背中の順に持ち上げる。呼吸を少し保ち、息を吐きながらゆっくりと元に戻す。

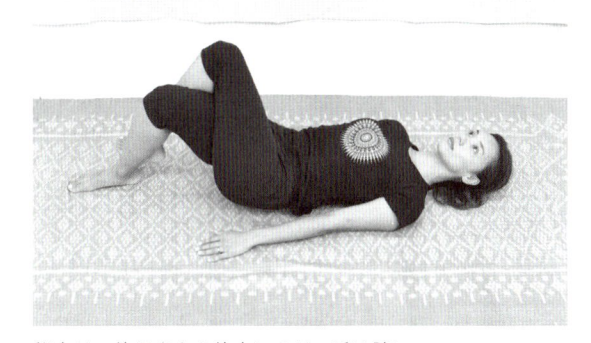

仰向けで片足をもう片方にのせ、手は脇に

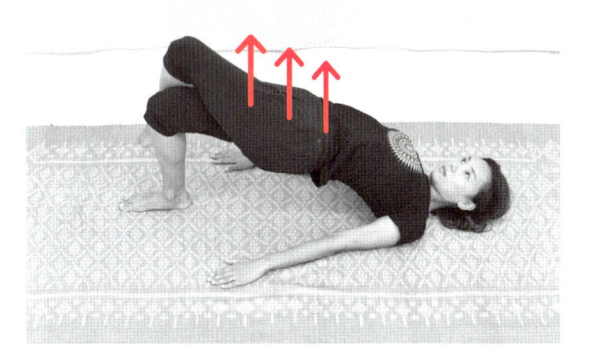

殿部・腰・背中の順に持ち上げる

4）腰部ストレッチのポーズ

〈効果〉腰痛、生理痛、便秘

①左足を右足にのせたまま、仰向けになる。
②左手を左に伸ばし、右手は左膝に当てる。息
　を吸いながら左膝を右に捻り、顔は左に向け
　左腰を伸ばす。呼吸を少し保ち、息を吐きな
　がらゆっくりと元に戻す。

※以上の２）３）４）の動作を反対側も行う。
　その後両足を伸ばし、少しの間呼吸を整える。

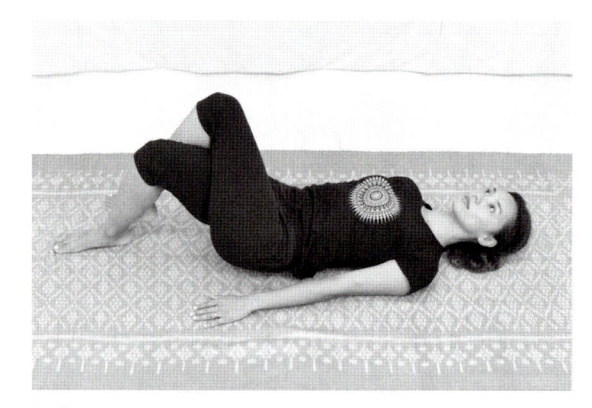

仰向けで片足をもう片方にのせ、手は脇に

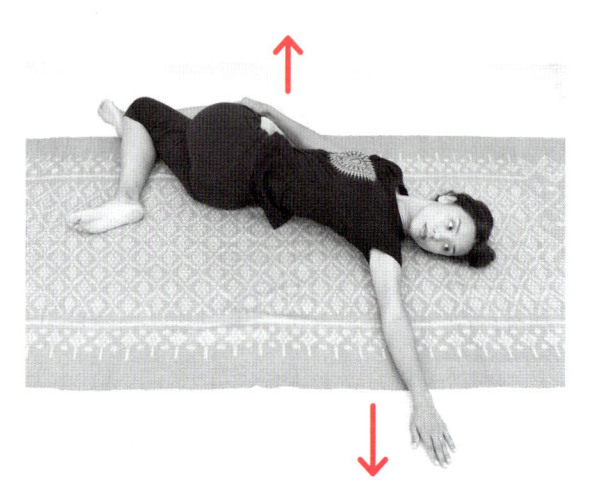

手をそれぞれ逆方向に伸ばすようにして、腰を伸ばす

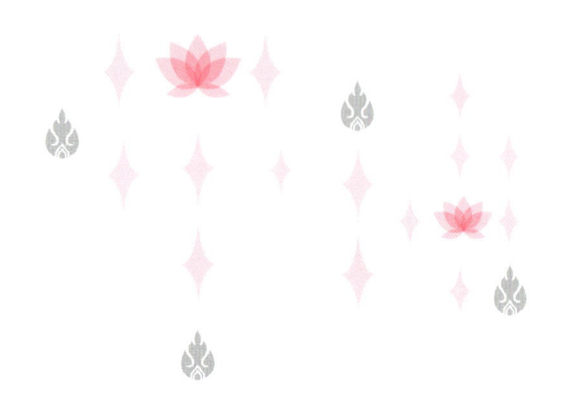

110

2．背部へのルースィーダットン

　背部には、背骨を支えている脊柱起立筋があ
ります。その筋肉が衰えると背骨を支える力が
弱まり猫背姿勢になります。また、左右の脊柱
起立筋に緊張差があると、背骨が左右に曲がる
可能性もあります。

　ここでは、脊柱起立筋強化、脊柱起立筋伸展、
脊柱起立筋をストレッチするポーズを紹介しま
す。

1）脊柱起立筋強化のポーズ

　〈効果〉脊柱起立筋強化、脚力強化、腹部の
不快感
①左手で左足首を持ち、右足で立つ。
②息を吸いながら、右手を前に伸ばし、右手中
　指の指先を見て、左手はできるだけ左足首を
　引き上げる。呼吸を少し保ち、息を吐きなが
　らゆっくりと元に戻す。

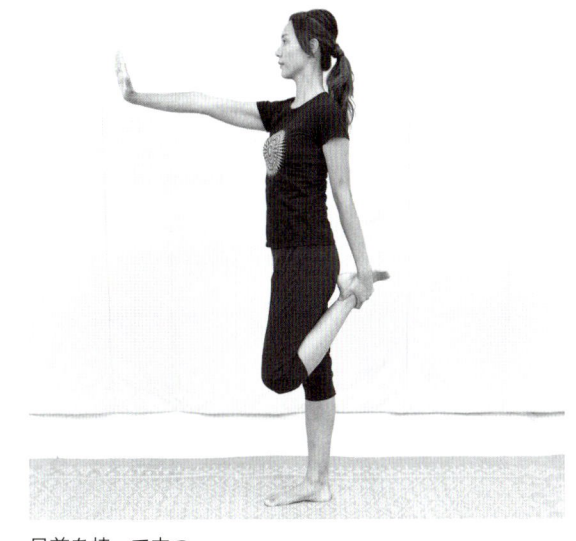

足首を持って立つ

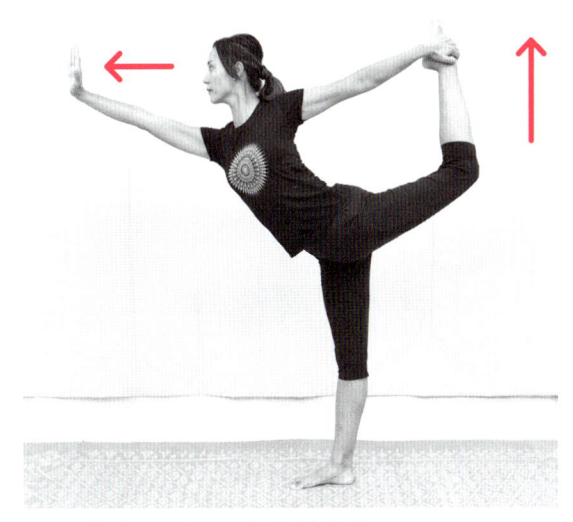

手をに伸ばしながら、足首を引き上げる

2）脊柱起立筋強化と伸展のポーズ

〈効果〉基礎代謝量増加、精力減退、血圧調整

①足の裏を合わせて座る。両手で足先を持つ。
②息を吸いながら脊柱起立筋に力を入れ、両手
　で足先を引っ張り腰を反らす。呼吸を少し保
　ち、息を吐きながらゆっくりと元に戻す。
③最後にゆっくりと前屈する。

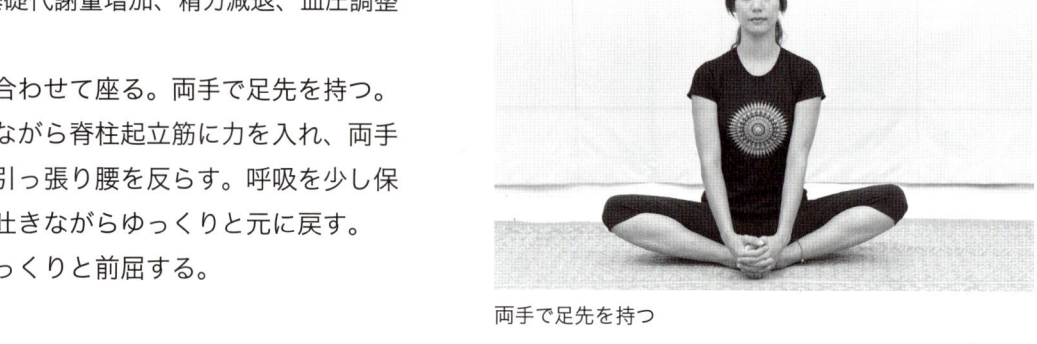

両手で足先を持つ

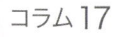

コラム17　　♦ 実 証 さ れ た
　　　　　　ル ー ス ィ ー ダ ッ ト ン

　2006 年 11 月、健康情報番組「あるある大
辞典 II」のスタッフから依頼があり、この脊
柱起立筋収縮伸展のポーズを紹介しました。

　番組では、食事制限と運動ノルマがない普
段通りの生活に、このポーズを朝晩 10 回ずつ
行うだけで体がどう変化するのかが観察しま
した。

　9 日後、再び計測したところ、血流が悪かっ
た腹部の血流量が増し、本人も「汗をかきや
すくなった」と感想を述べていました。そし
て、体重が 55.3ｋｇ から 54.1kg になり 1.2kg
の減量に成功、また体脂肪量も 16.1kg から
15.4kg になり、700ｇ もの脂肪が減ったこ
とを確認できました。

　たった 1 つのポーズについてではあります
が、ルースィーダットンの素晴らしい効果が
実証された内容でした。

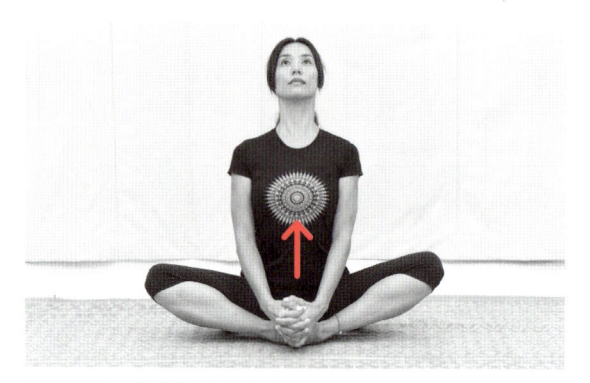

足先を引っ張り腰を反らす

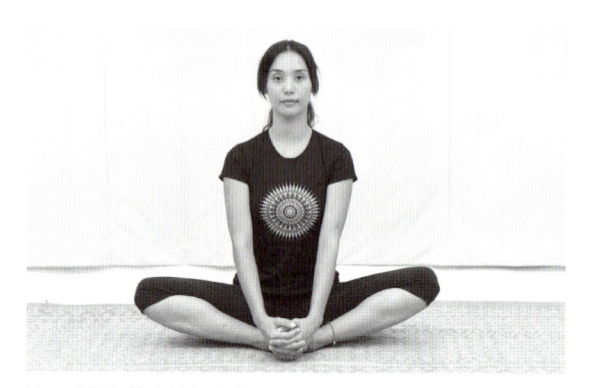

ゆっくりと体を元に戻す

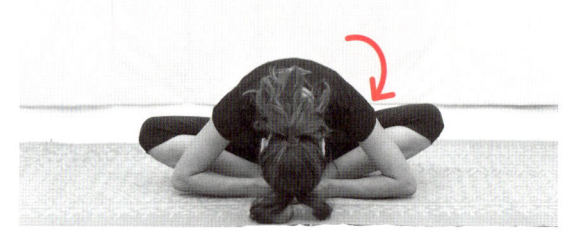

最後にゆっくり前屈する

３）脊柱起立筋伸展のポーズ

〈効果〉食べ過ぎ、飲み過ぎ、生理痛

①あぐらをかき、両手を膝にのせ、背筋を伸ばす。

②息を吸いながら右手で右膝を押し、体を左に捻り、左の脊柱起立筋を伸ばす。呼吸を少し保ち、息を吐きながらゆっくりと元に戻す。反対側も行う。

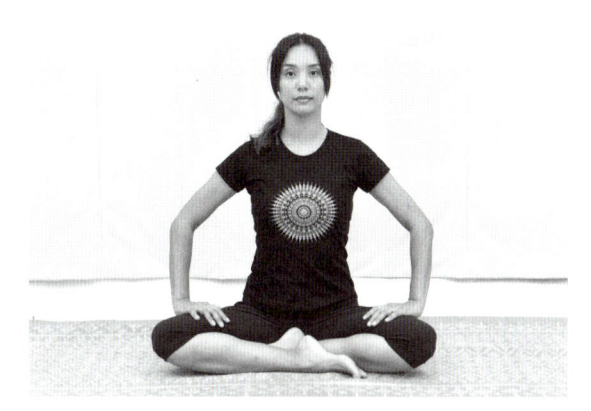

両手を膝にのせ、背筋を伸ばす

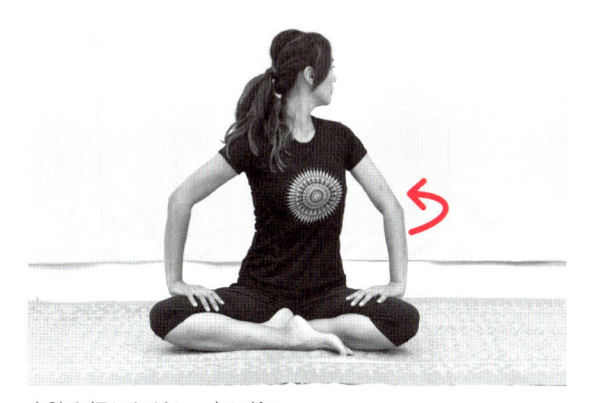

右膝を押しながら、左に捻る

3．顔と首へのルースィーダットン

　首の上部には、脳の血流に関係するツボが多くあります。そこを刺激することで、脳が活性化したり、鼻の通りが良くなったりする可能性があります。また、頸椎や顎のズレも頭痛や顎関節症の原因になります。ここでは、頸椎上部のツボを刺激するポーズと顎関節や頸椎のズレを調整するポーズを紹介します。

1）頸部のツボを刺激するポーズ
　〈効果〉鼻づまり、花粉症、目の疲れ

①あぐらをかき、左肘を左膝に、左手小指側を左首に当て、左首（天柱、風池、完骨のツボ）をマッサージする。
②その後、右手を額に当てる。
③息を吸いながら、額を上に押し上げる。呼吸を少し保ち、息を吐きながらゆっくりと元に戻す。反対側も行う。

　【天柱】瘂門の外１寸３分
　〈効果〉頭痛、寝違え、脳疾患、精神疾患

　【風池】天柱の外１寸
　〈効果〉風邪、頭痛、めまい、眼疾患、鼻疾患

　【完骨】乳様突起後方の陥凹部
　〈効果〉頭痛、不眠症、耳疾患、片頭痛

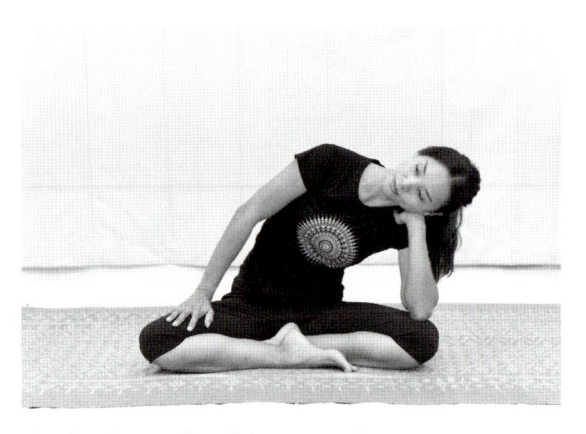

肘を膝に当て、小指で首をマッサージ

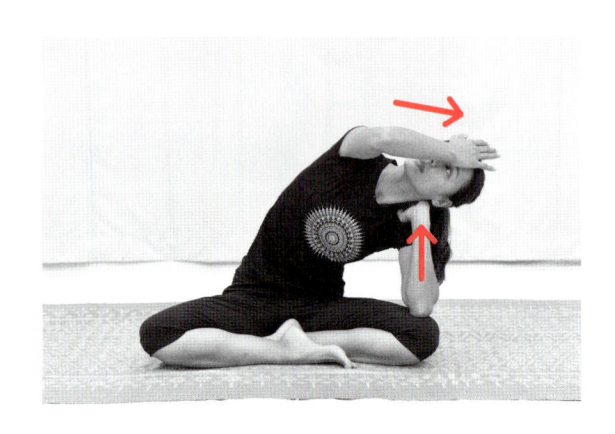

手で額を押し上げる

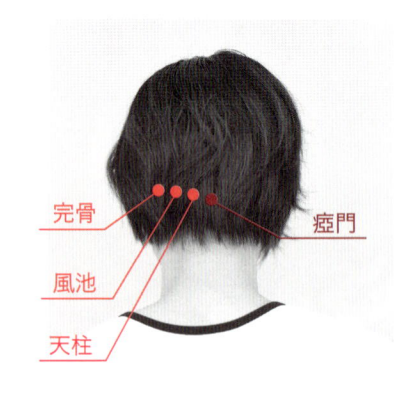

2）側頭筋・顎関節を緩めるポーズ

〈効果〉片頭痛、目の疲れ、顎関節症

①あぐらをかき、両母指を顎関節部（聴会）に、両示指をこめかみ（太陽）に当てる。
②こめかみと顎関節部を、母指と示指で前後に20回ずつ、円を描くようにマッサージをする。

【聴会】耳の前下方で、口を開くとへこむ所
〈効果〉耳疾患、耳鳴り、顎関節炎

【太陽】こめかみの中央で陥凹部
〈効能〉頭痛、片頭痛、三叉神経痛

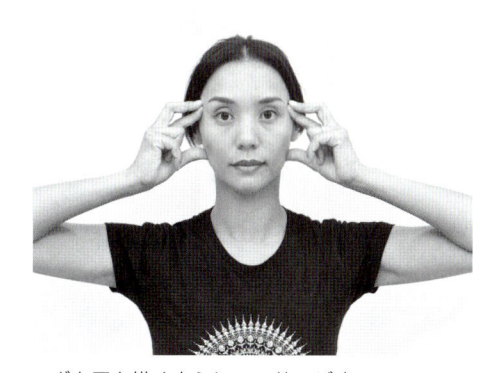

ツボを円を描くようにマッサージする

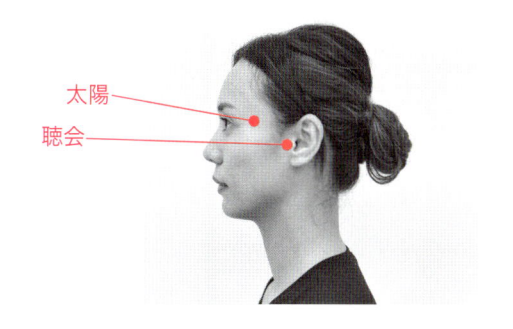

3）頚椎・顎関節調整のポーズ

〈効果〉頭痛、肩こり、顎のズレ、めまい

①あぐらをかいて座る。左手を左顎に当て、右手で左肘を抱える。
②一旦息を吸い、吐きながら左手で右肘を引き上げ、左頚部と左顎関節を調整する。呼吸を少し保ち、息を吸いながらゆっくりと元に戻す。反対側も行う。

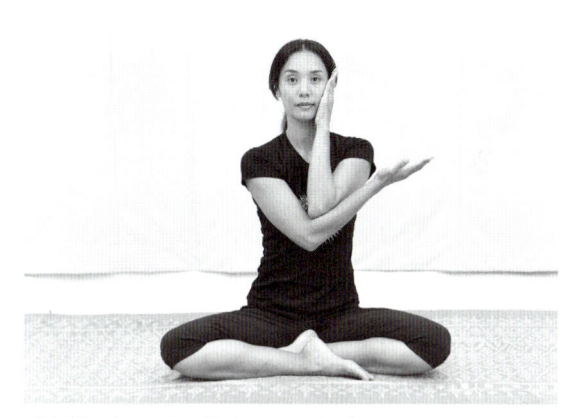

手を頬に当て、もう片方の手で肘を支える

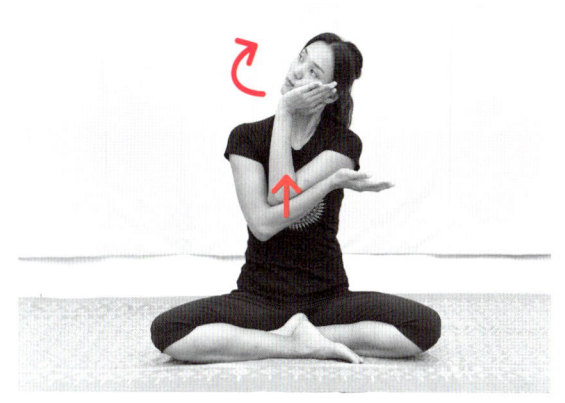

頚部と顎関節を調整する

４．腹部へのルースィーダットン

　腹部には、腹筋（腹直筋、外腹斜筋、内腹斜筋、腹横筋）と横隔膜という筋肉があります。これらの筋肉は、呼吸をする時に使われるため、これらの筋肉が弱くなると呼吸も浅くなり、体全体が酸素不足になります。その結果、脳卒中、心臓病、動脈硬化、肝臓病、ガン、認知証や記憶障害、倦怠感などの原因にもなります。ここでは、腹筋・横隔膜の強化、胃と脾の経絡を刺激するポーズ、胃と肝臓をストレッチするポーズを紹介します。

１）腹筋・横隔膜強化のポーズ
　〈効果〉眠気覚まし、うつ症状、肩こり

①正座をして座り、両手をお腹の前で組む。
②息を吸いながら両手を頭からできるだけ後ろまで伸ばす。この時、顔は正面に向け、お腹をできるだけへこませる。呼吸を少し保ち、息を吐きながら両手を広げ、ゆっくりと元に戻し、お腹をゆるめる。

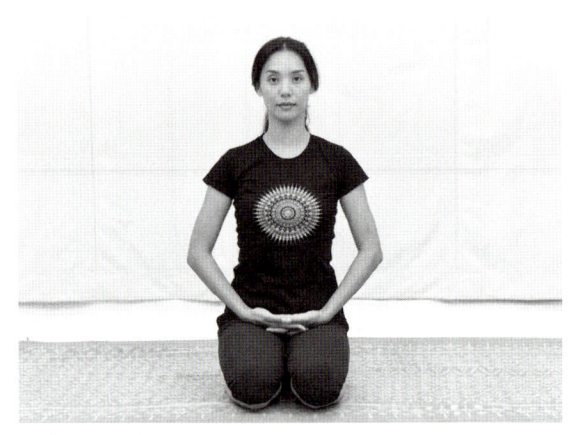

正座をして手を組む

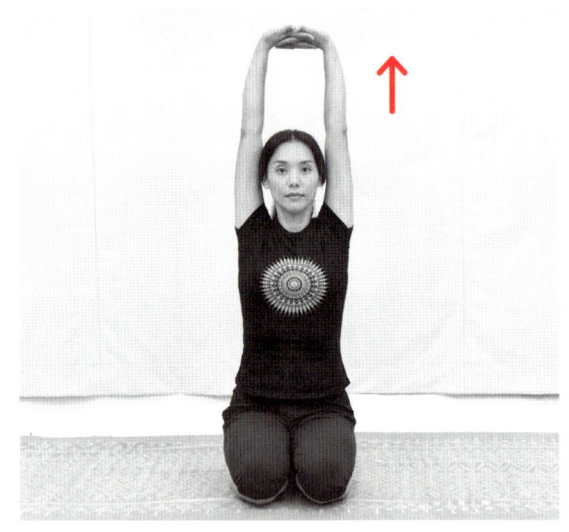

息を吸いながら手を後ろに伸ばし、お腹をへこませる

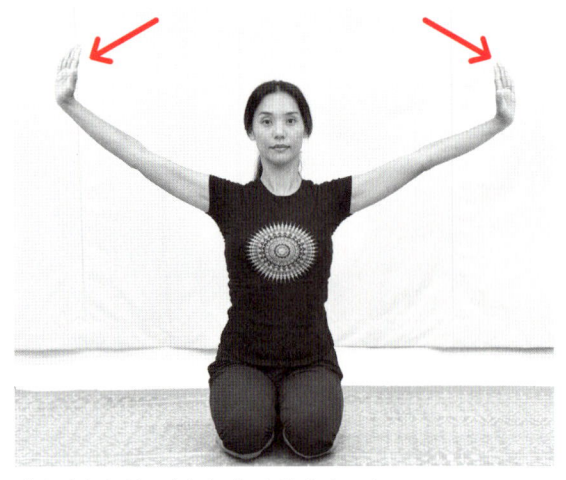

息を吐きながら手を広げ、お腹をゆるめる

2）胃の経絡刺激のポーズ

〈効果〉胃の不快感、足首の捻挫、足の疲れ

①左足を伸ばして座り、右足の踵をスネ（前脛骨筋）に当てる。

②三里のツボから足首までを踵で叩き、再び三里まで戻る。反対側も行う。

【三里】膝を立て、脛骨の前縁を擦上して指の止まるところの外の陥凹部
〈効能〉胃炎、胃潰瘍などの消化器疾患、膵臓炎、下痢

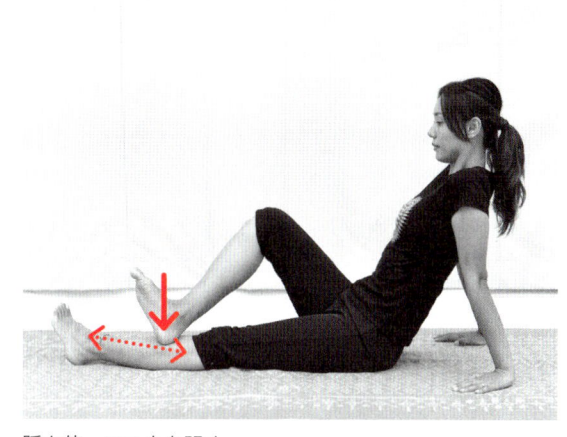

踵を使ってスネを叩く

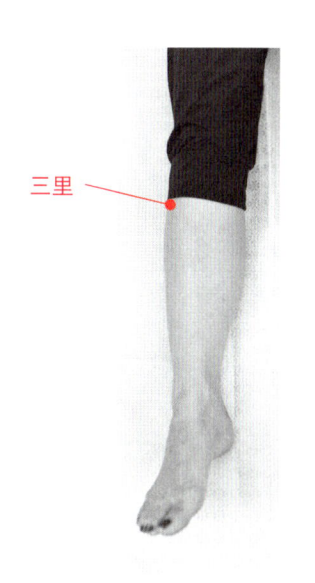

三里

3）脾の経絡刺激のポーズ

〈効果〉生理痛、足のむくみ、肝臓の疲れ

①左足を曲げて座り、右足の踵を左のアキレス腱に当てる。
②自然に呼吸しながら、右の踵でアキレス腱からふくらはぎの内側を陰陵泉のツボまで上がり、再びふくらはぎから土踏まずまでを踏む。
③最後に踵で湧泉のツボを叩く。反対側も行う。

【陰陵泉】膝を立て、脛骨内側縁を擦上して指の止まるところの陥凹部
〈効能〉腹痛、月経不順、膝関節痛、リウマチ、更年期障害、むくみ

【湧泉】足底中央で指の付け根から1/3の陥凹部
〈効能〉高血圧、腎臓疾患、むくみ、のぼせ

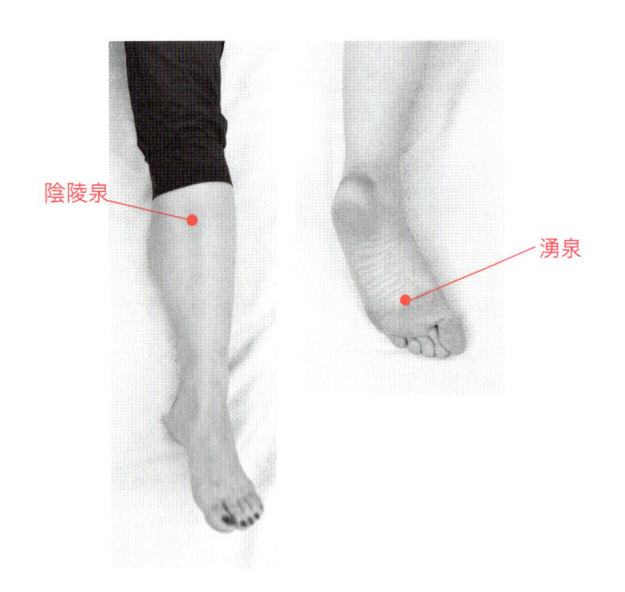

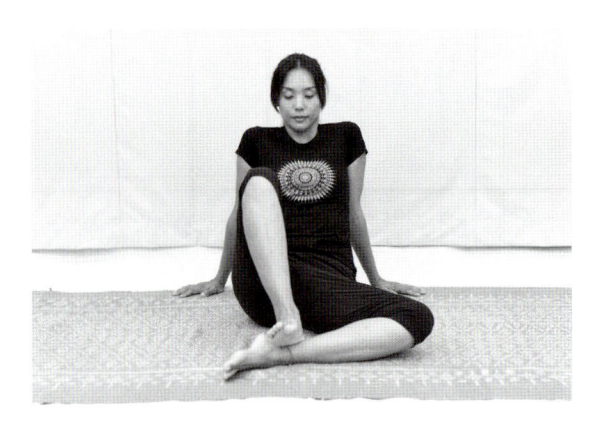

踵を使ってふくらはぎの内側を叩く

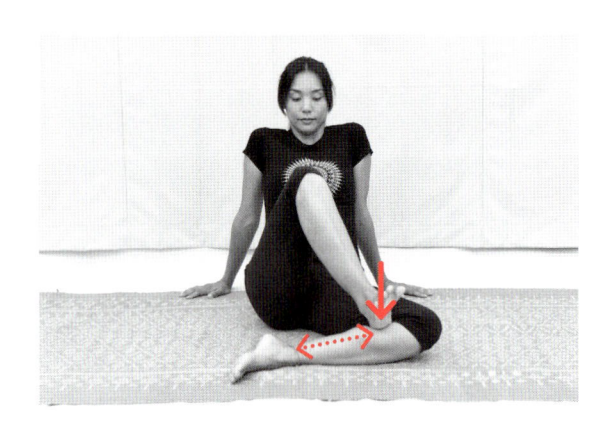

陰陵泉まで上がる

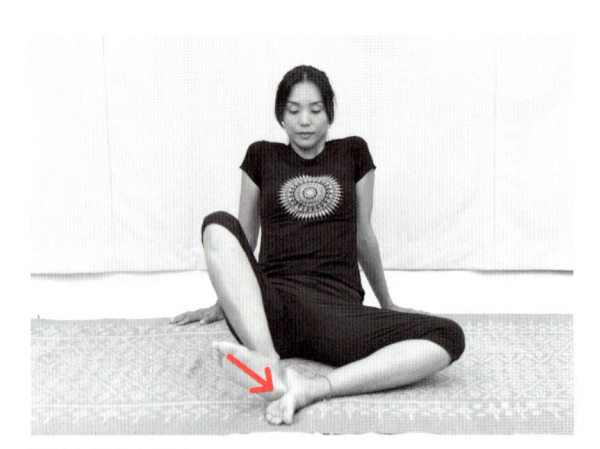

最後に湧泉を叩く

5．骨盤と股関節へのルースィーダットン

　股関節の動きには、屈曲・伸展、外旋・内旋、外転・内転の3つの方向があります。そして股関節は、大腿直筋、内転筋群、大腿筋膜張筋、大殿筋、中殿筋、小殿筋、外旋筋群、腸腰筋など多くの筋肉に覆われています。それらの筋肉が硬くなると、股関節の可動域が狭くなり、変形性股関節症や股関節痛などの原因にもなります。ここでは、股関節内旋・外旋のポーズ、腸腰筋や内転筋をストレッチさせるポーズを紹介します。

1）股関節内旋のポーズ
〈効果〉肥満、無気力、腰痛、生理痛

①左足を左側に出し、その上に右足をのせて座る。右手を右膝に当て、左手は右足先を持つ。
②息を吸いながら右手は膝を押し、左手は足先を引っ張る。呼吸を少し保ち、息を吐きながらゆっくりと元に戻す。その後、左股関節の付け根を左肘でほぐす。
③最後に体を左に捻り左股関節を内旋する。反対側も行う。

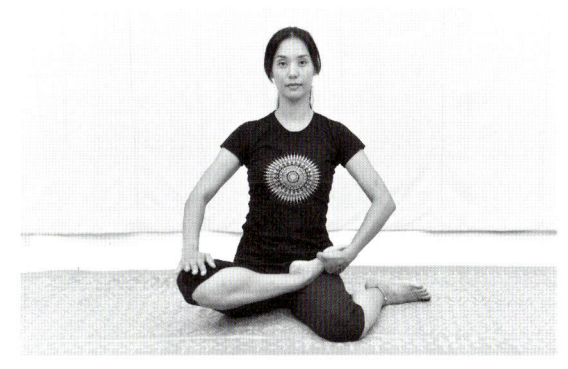

膝に手を当て、足先を持つ

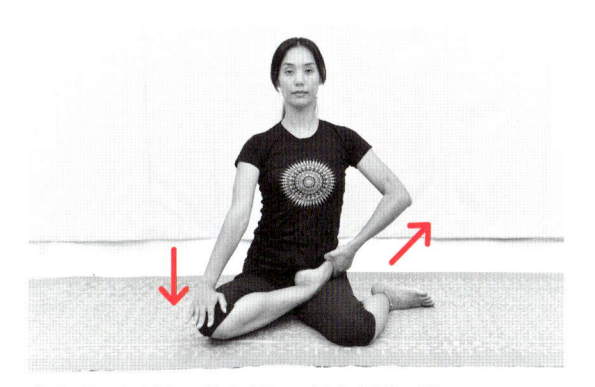

息を吸いながら、膝を押し、足先を引っ張る

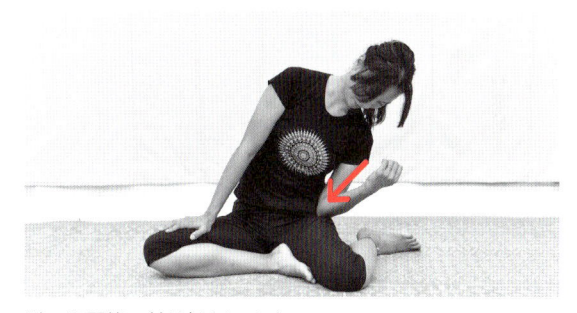

肘で股関節の付け根をほぐす

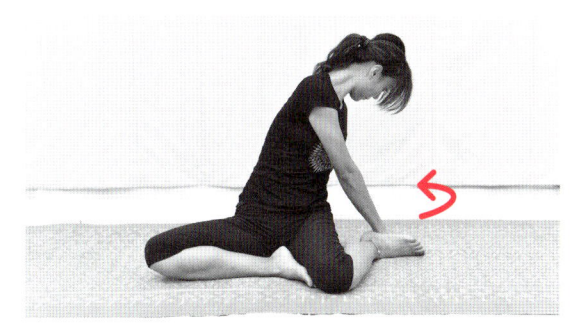

最後に体を捻る

2）股関節外旋のポーズ

〈効果〉精力減退、インポテンツ、不妊症、膀胱炎

①つま先をできるだけ外に開き、深くしゃがむ。膝の内側に肘を当てる。

②一旦息を吸い、吐きながら肘で膝を押し、股関節をできるだけ広げる。呼吸を少し保ち、息を吸いながらゆっくりと元に戻す。

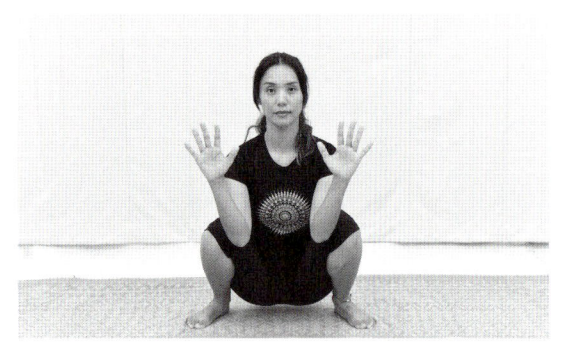

つま先をできるだけ外に開き、深くしゃがむ

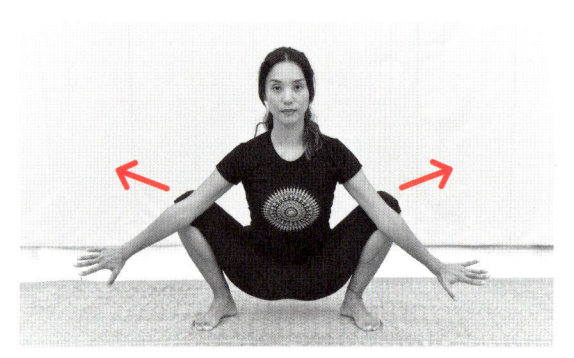

肘で膝を押して股関節を広げる

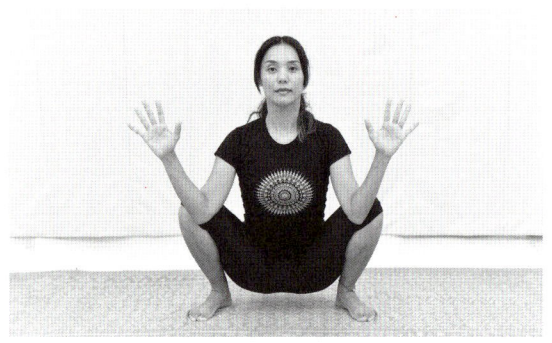

ゆっくりと元に戻す

3）腸腰筋ストレッチのポーズ

〈効果〉足の疲れ、腰痛、食べ過ぎ、飲み過ぎ

①右足を曲げて、右手を膝に当てる。左足は後ろに伸ばし、左手は腰に当てる。

②息を吸いながら右手で右膝を押し、左手で腰を押しながら体を反り、左腸腰筋を伸ばす。呼吸を少し保ち、息を吐きながらゆっくりと元に戻す。

③最後に右手を床につき、左手で左足先を持ち、太ももの前側をストレッチする。反対側も行う。

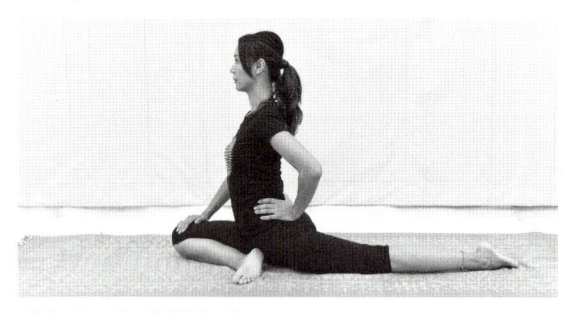

手はそれぞれ膝と腰に当てる

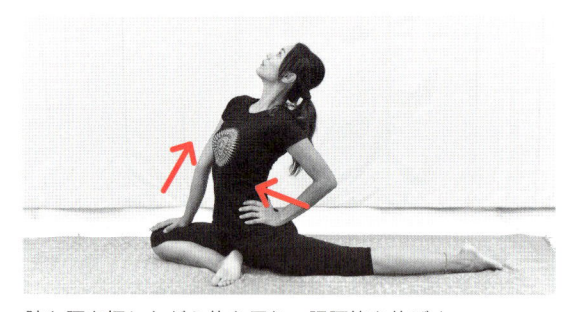

膝と腰を押しながら体を反り、腸腰筋を伸ばす

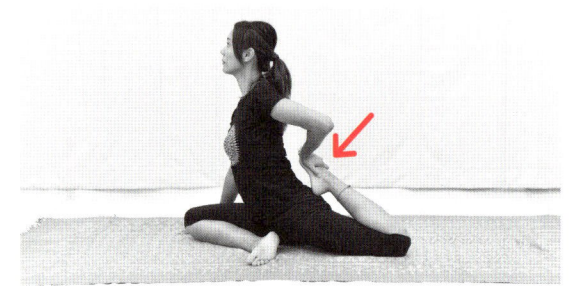

後ろの足先を持って、太ももの前側をストレッチ

4）内転筋ストレッチのポーズ

〈効果〉精力減退、生理不順、肝臓・腎臓強化

①足をできるだけ開いて座り、前屈をして柔軟
　性を確認する。
②両手を前に突き出し、息を吸いながら両手を
　できるだけ広げる。呼吸を少し保ち、息を吐
　きながらゆっくりと元に戻す。この時は、仙
　骨を立てるように意識する。
③最後にもう１度前屈し、柔軟性が増したかを
　チェックする。

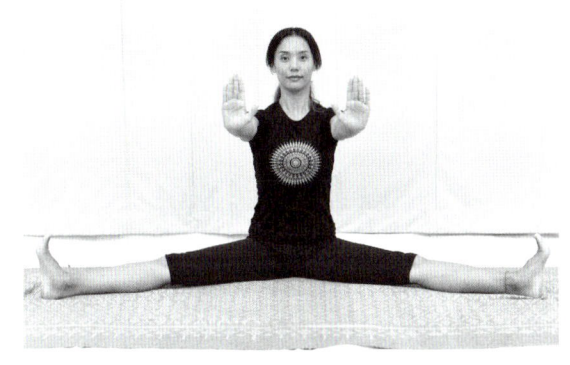

両手を前に突き出す

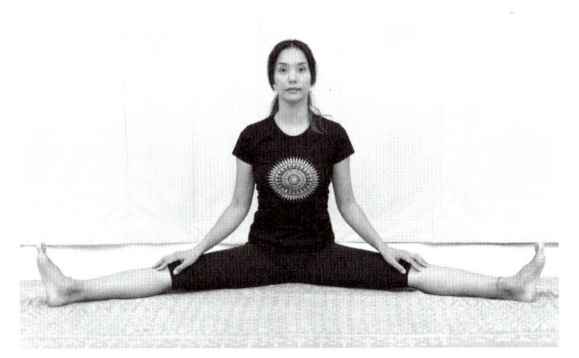

足を開いて座る

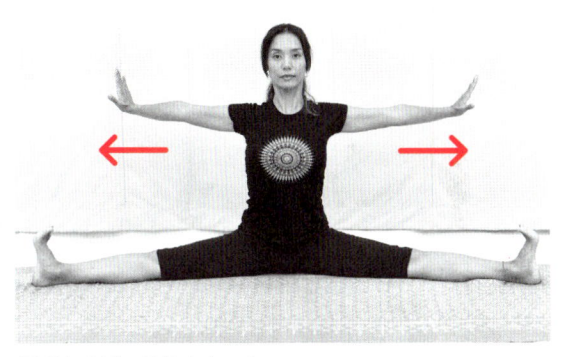

両手を広げて仙骨を立てる

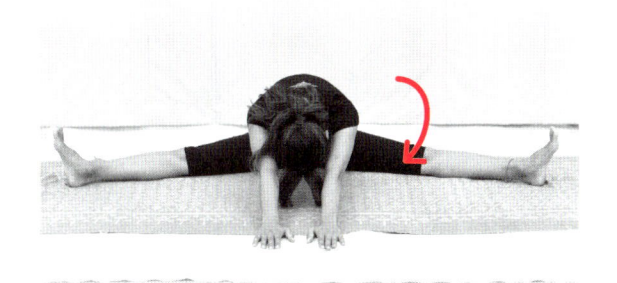

前屈して柔軟性を確認

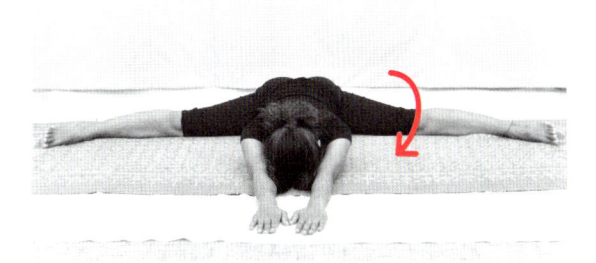

もう一度前屈して、柔軟性をチェック

6．膝関節へのルースィーダットン

　膝関節は、前側にある大腿四頭筋、縫工筋、内側にある内転筋群、外側にある腸脛靱帯、後側にあるハムストリングスと腓腹筋で動かされ、主に屈曲・伸展の方向に動きがあります。それらの筋肉が硬くなると、膝関節の可動域が狭くなり変形性膝関節症、ジャンパーズニー、ランナーズニーなどの原因になります。ここでは、大腿四頭筋強化、ハムストリングと大腿四頭筋をストレッチさせるポーズを紹介します。

1）大腿四頭筋強化のポーズ
　〈効果〉長寿、健康維持、膝関節の強化

①つま先を外に開き、足を広めにして立つ。両手は胸の前で棒を持った姿勢をとる。
②息を吸いながら背筋を伸ばす。
③息を吐きながら、太ももが床と平行になるまで膝を曲げる。
④呼吸を少し保ち、息を吸いながら膝を伸ばし、背筋も伸ばす。息を吐きながらゆっくりと元に戻す。

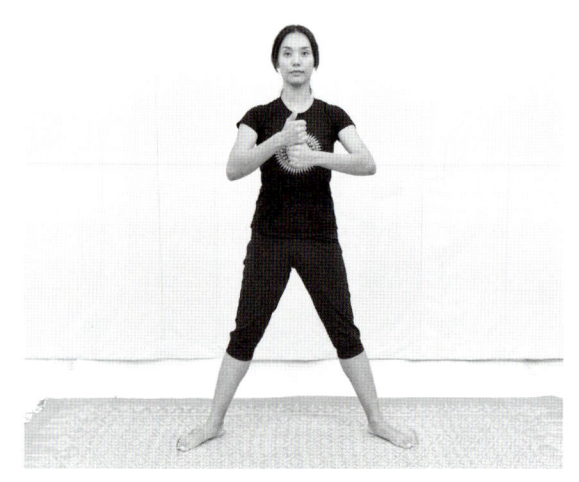

足を広めにして、棒を持った姿勢をとる

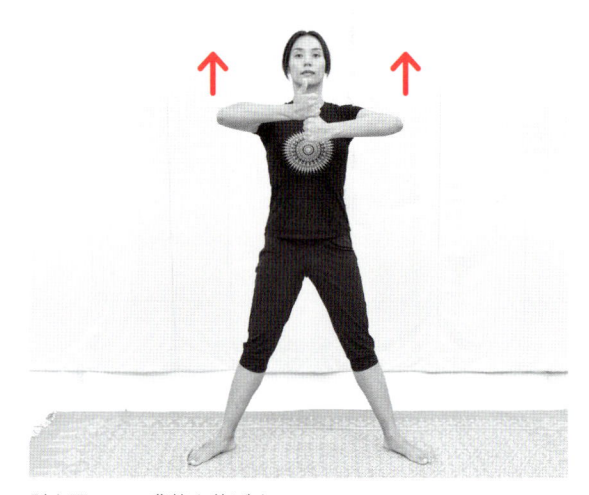

肘を張って、背筋を伸ばす

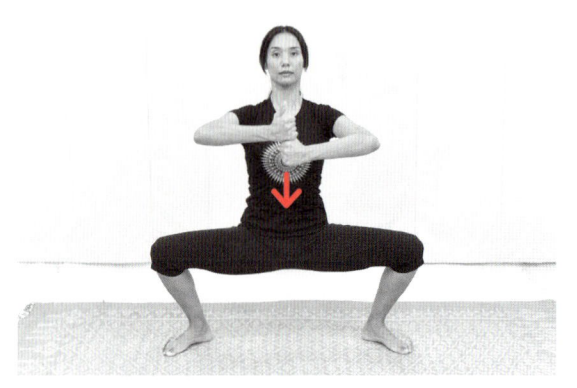

肘を緩めて、膝を曲げる

2）ハムストリングストレッチのポーズ

〈効果〉足の疲れ、腰痛、坐骨神経痛

①右足を曲げ、左膝を立てて座る。左手を左足先、右手を左膝に当てる。
②息を吸いながら左足を伸ばし、右手で膝を押す。呼吸を少し保ち、息を吐きながらゆっくりと元に戻す。反対側も行う。

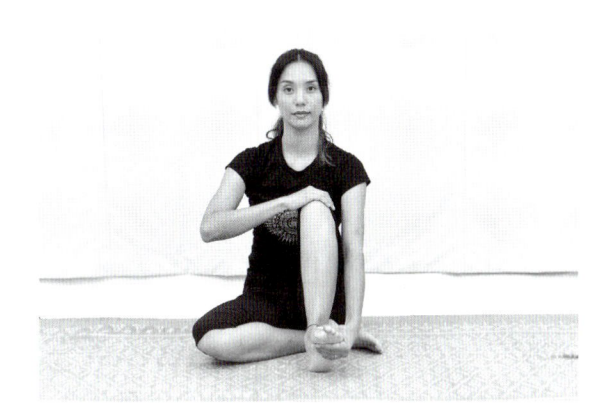

膝と足先に手を当てる

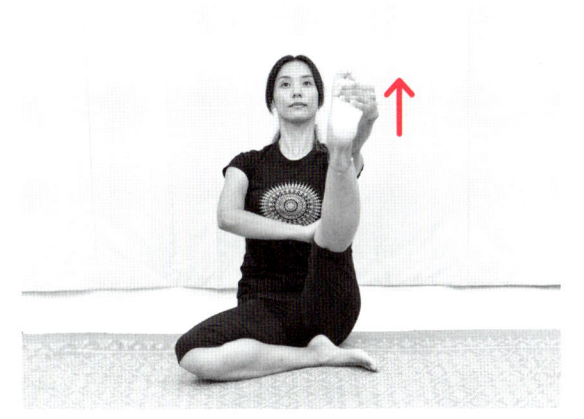

手で膝を押して、足を伸ばす

3）大腿四頭筋ストレッチのポーズ

〈効果〉足の疲れ、膝関節痛、胃の疲れ

①左足を曲げ、右足を伸ばして仰向けになり、両手は組んでお腹の上に置く（膝が痛い場合は行わない）。
②息を吸いながら両手を頭の上まで伸ばす。呼吸を少し保ち、息を吐きながらゆっくりと元に戻す。反対側も行う。

※膝に柔軟性がある場合は、両膝を曲げて行う。

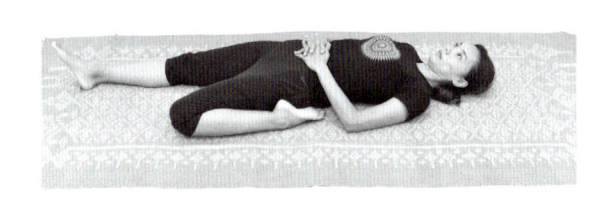

仰向けになり、片足を曲げる

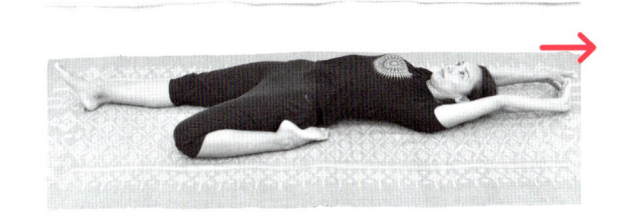

両手を頭の上まで伸ばす

7. 肩へのルースィーダットン

　肩には、僧帽筋・肩甲挙筋・脊柱起立筋・大菱形筋・小菱形筋などがあり、頭部、両腕を支えています。そのため猫背などで姿勢が悪くなると、僧帽筋・肩甲挙筋などが頭部を支えきれなくなり、肩こりが生じます。ここでは、菱形筋をストレッチし、僧帽筋、肩甲挙筋を緩め、肩甲骨の可動域を広げるポーズを紹介します。

1）菱形筋ストレッチのポーズ
　〈効果〉背中のこり、50肩、脇の引き締め

①あぐらをかき、左手を右肩に、右手を左肘に当てる。
②息を吸いながら、左肘を後ろに引っ張る。呼吸を少し保ち、息を吐きながらゆっくりと元に戻す。反対側も行う。

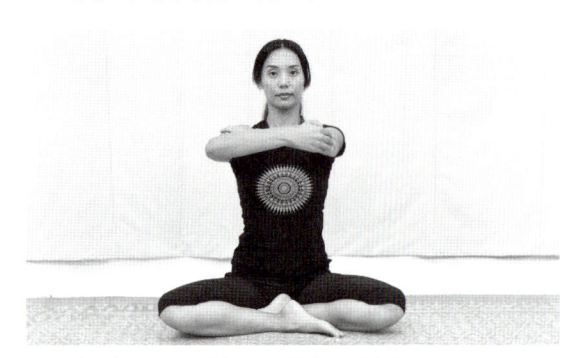

肩に手を当て、その肘にもう片方の手を当てる

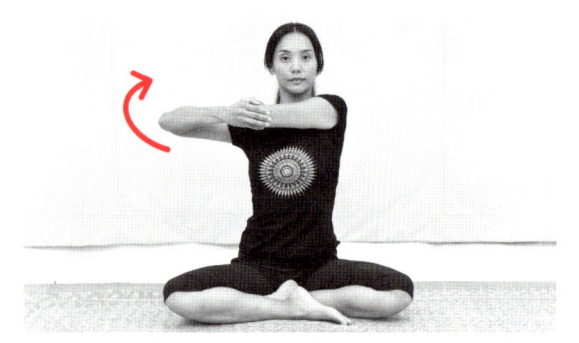

息を吸いながら、肘を後ろに引っ張る

2）肩甲骨外転のポーズ
　〈効果〉肩こり、ぜんそく、50肩

①あぐらをかき、左の肘で右手のひらをマッサージする（労宮、裏合谷、魚際）。
②右手で左肘を持ち、息を吸いながら右手で左肘を挙げ、頭の後ろで少し内側に引っ張る。呼吸を少し保ち、息を吐きながらゆっくりと元に戻す。反対側も行う。

【労宮】中指と薬指を曲げて当たるところの中間
〈効果〉心臓病、てんかん、極度の疲労

【裏合谷】母指と示指の合うところの裏側
〈効果〉風邪、眼疾患、耳鳴り、歯痛

【魚際】母指球の外側の陥凹部
〈効果〉風邪、発熱、扁桃炎

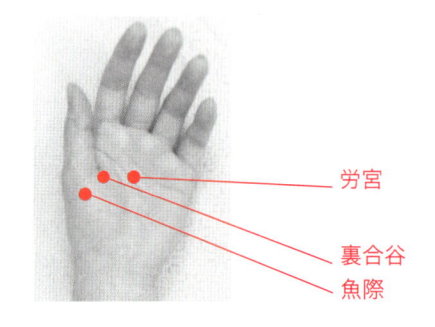

労宮
裏合谷
魚際

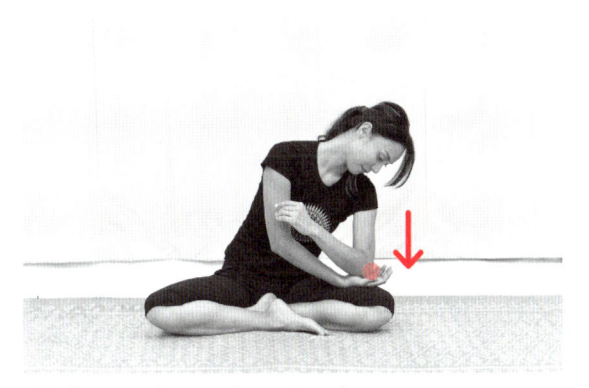

肘を使って、手のひらをマッサージ

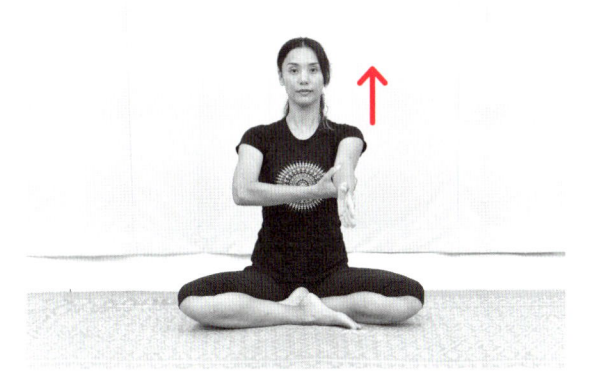

左手を前に突き出し、右手で肘を支える

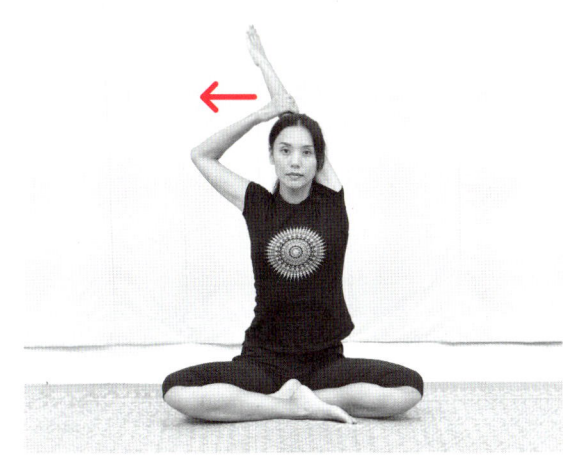

息を吸いながら肘を上げ、少し内側に引っ張る

3）僧帽筋マッサージのポーズ

〈効果〉肩こり、手のしびれ、首のこり

①あぐらをかき、右手を左肩に当てる。左手を右肘に当て、顔を右側に向ける。

②息を吸いながら左手で右肘を押し下げ、顔を左に向け左肩を指で押す。呼吸を少し保ち、息を吐きながらゆっくりと元に戻す。

③最後に右手を左肩に当て、肘を回しながら左僧帽筋全体をほぐす。反対側も行う。

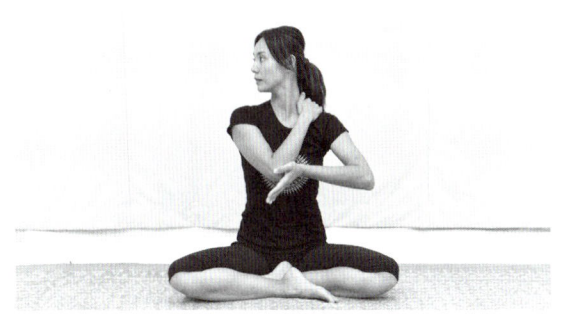

右手を左肩に、左手を右肘に、顔は右に向ける

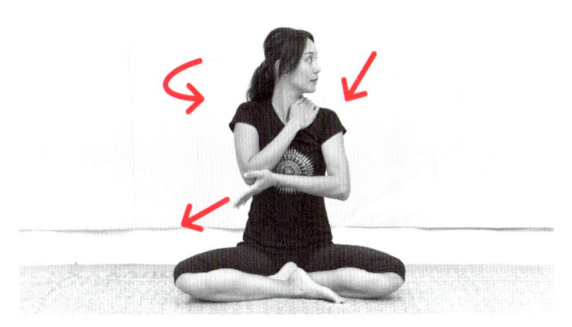

肘を押し下げ、顔を捻る

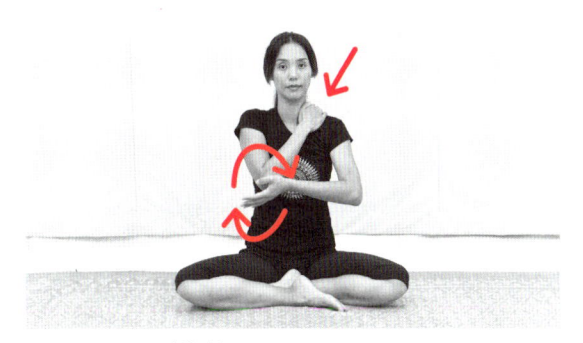

肘を回しながら僧帽筋をほぐす

4）肩甲挙筋強化のポーズ

〈効果〉肩・首のこり、足の強化、痔

①つま先を外に開き、足を広めにして立つ。両
　手は股関節の前側に当てる。
②息を吸いながら肘を伸ばして膝を曲げ、肩を
　すぼめて肩甲挙筋を収縮させ、肛門を締める。
　呼吸を少し保ち、息を吐きながらゆっくりと
　戻す。

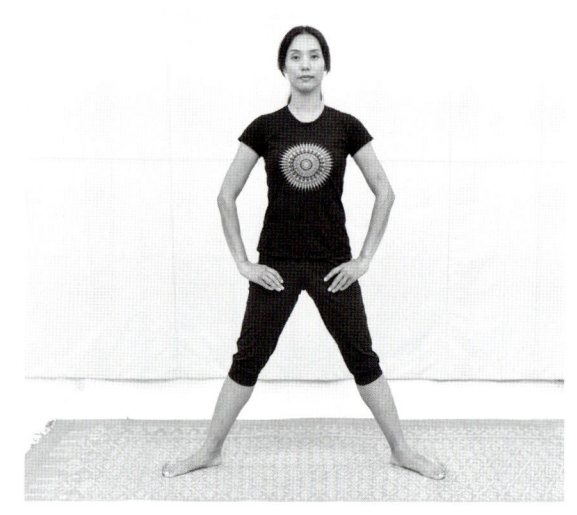

足を広めにして立ち、手は股関節の前側に

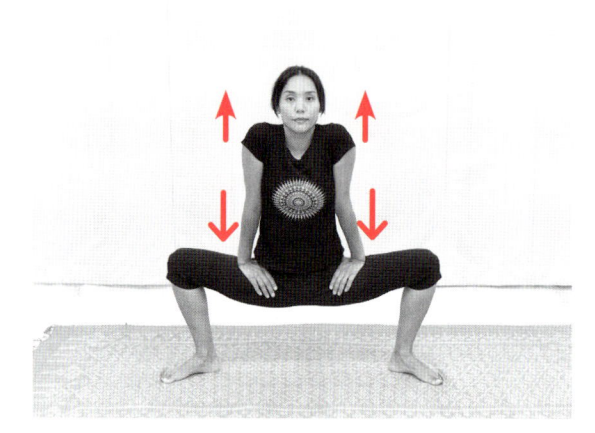

息を吸いながら膝を曲げ、肘を伸ばして肩をすぼめる

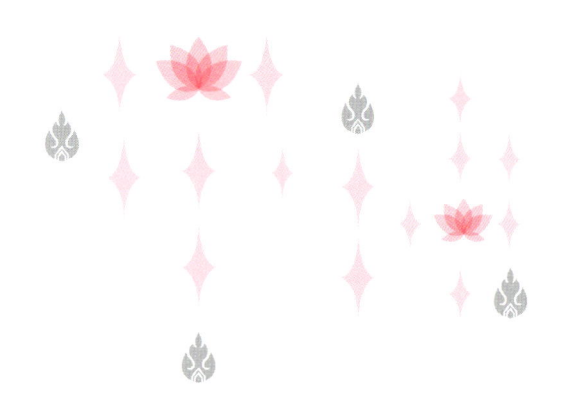

日本ルースィーダットン協会の導師、アヌソン師は次のように語っています。

ルースィーダットンは、タイの先人たちが考案し、代々受け継がれてきた知的財産です。そういう知的財産は、みんなのものであり、世界中の人たちの財産でもあるため、登録商標などをして独り占めできるものではありません。

ルースィーダットンを行う際、心の中に迷い・怒り・物欲・差別などの感情があると、そのエネルギーによって精神がバランスを崩すことがあるため、瞑想をして心を静寂に保つことも大切です。

瞑想をする時は、鼻から息を吸い、一旦お腹を膨らませ、その後お腹を凹ませます。息を吐く時も、一旦お腹を膨らませ、その後凹ませて鼻からゆっくり吐く。回りを気にすることなく、自分一人でいるイメージでリラックスして行う。

そして、どんなにルースィーダットンの体の形だけをまねしても、体内エネルギーについての理解がないと、本来の効果は出ません。例えば、ルースィーダットンで合掌をして、力を入れたとします。その時、動作に伴って、体内を流れるエネルギーに意識を向け、また、そのエネルギーの流れる順番にも注意を払うべきです。

ルースィーダットンにおける呼吸法は、ゆっくりと行うことが重要ですが、呼吸よりも大切なのは、精神をコントロールしながら行うことです。例えば「自分が日頃行っている悪い習慣や物欲に気づき、それらを克服してみよう」と思うことです。悪い習慣や物欲を捨て去り、自分の心に打ち勝つためには、我慢や忍耐が必要です。

そして、我慢や忍耐で悪い習慣や物欲を打ち消すことに成功した時、あるエネルギーが発生します。そのエネルギーが体内エネルギーとなり、自分自身に活力を与えてくれるのです。また、そのエネルギーを使うことで、つらいはずの環境の中でも、つらさを感じないですむ能力を獲得することができるし、もし災難があったとしてもそのエネルギーが自分を災難から守ってくれるのです。

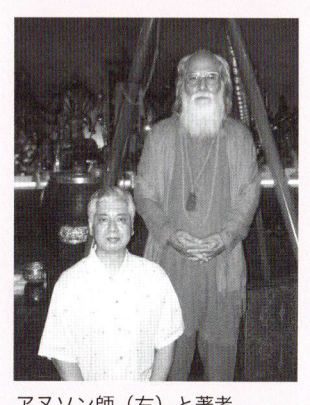

アヌソン師（右）と著者

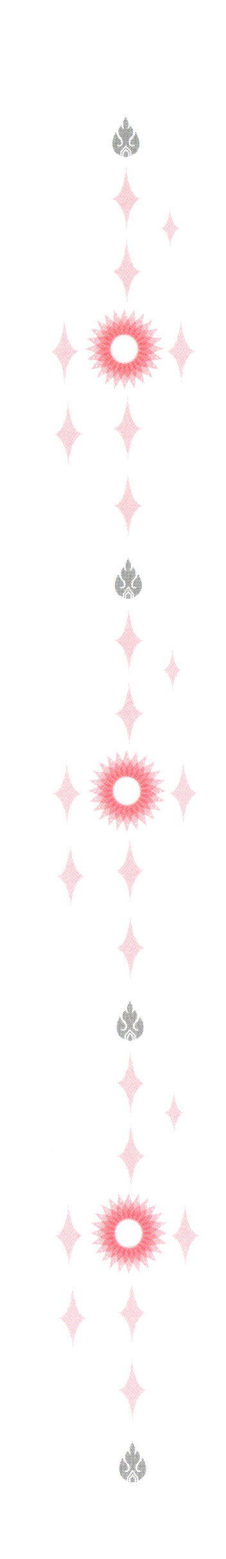

128

Part

3

トークセン

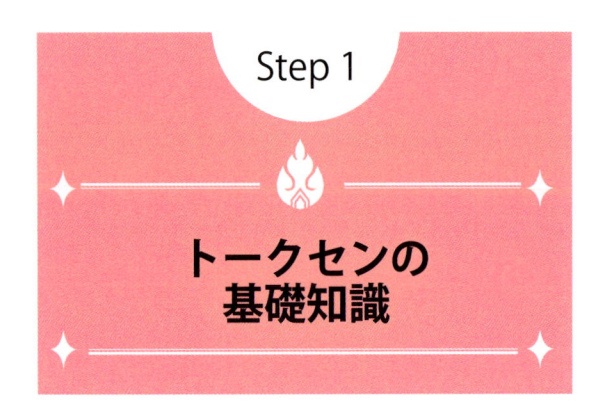

Step 1

トークセンの基礎知識

1. トークセンとは

「トーク」とはタイ語で叩く、打つという意味で、「セン」は経絡に相当するエネルギーラインです。リム（杭）を筋肉や腱に当て、コーン（小槌）で叩いて刺激を与えます。簡単な手技であれば、金槌とすりこぎで代用することができます。

トークセンの歴史は非常に長く、何世代にも渡り祖先から伝えられ、師匠から弟子へ、父から子へ伝承された秘技です。

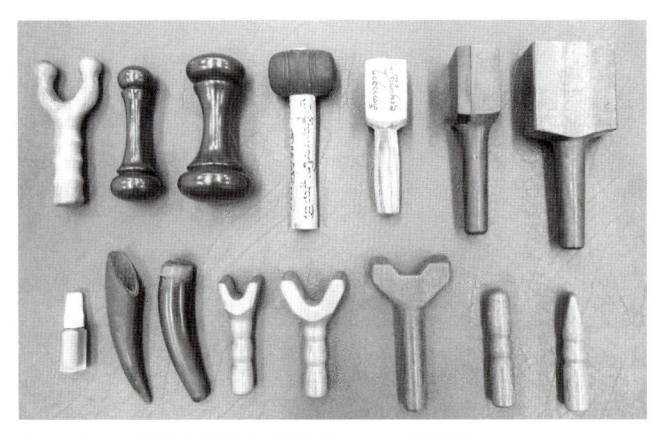

トークセンで使われるリム（杭）やコーン（小槌）

2. トークセンが始まったラーンナー王国

1096年に、タイ北部に都市国家パヤオ国が興り、1238年、タイ族最初の王朝スコータイ王国が建国されます。

そして1281年、タイ北部のチェンマイ、チェンライ、ランプーン、メーホーソーン、プレー、ナーンはメンライ王によって攻略され、1296年チェンマイを新都としてラーンナー王国が建国されました。このラーンナー王国は、1474年までアユタヤ王国と対立を続けていました。

しかしラーンナー王国は、1558年ビルマ軍との戦いに破れ、約200年間ビルマの属国となってしまいます。18世紀には、一時的にビルマから独立をしますが、1939年にはバンコク（ラタナコーシン）王朝に併合されてしまいます。

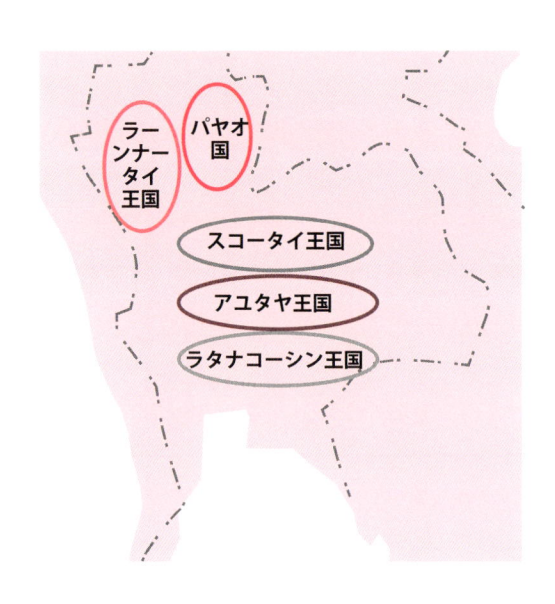

歴史からもわかるように、ラーンナー王国は、アユタヤ、ラタナコーシン王朝とは異なる文化、医学、文字、武術、習慣を持ち、独自性の強い王朝でした。トークセンは、そんなラーンナー王国に伝わってきた伝統医学の一つです。そのため別名「ラーンナーマッサージ」ともいわれます。

トークセンの施術は、最近までバンコク周辺では見かけませんでした。しかし、チェンマイを中心にトークセンの施術やスクールがブームになり、バンコク周辺でも施術を受けられるところが増えてきています。

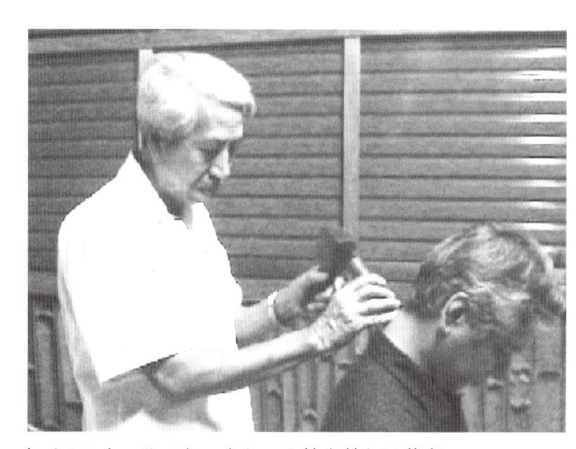

タイのスクールでトークセンの技を教わる著者

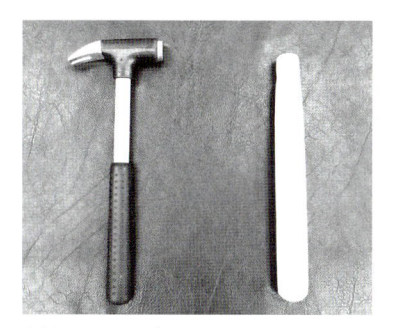

金槌とすりこぎで代用することも可能

3. トークセンの刺激の特徴

トークセン施術の特徴は、筋肉はもちろんのこと、腱や神経に対して直接刺激を与えられることにあります。腱は、筋肉の前後で骨に繋がっているため、腱を打つことで関連している筋肉や骨、そして他の腱にも刺激が行き渡り、効果も広がるのです。

神経への強い刺激は、神経の働きを鎮静させる効果があり、腱への刺激も筋肉に間接的に刺激を与えることができます。そして、最大の特徴は、指や足で押しても深くて届かないところへ、直接振動として刺激を与えることができることなのです。

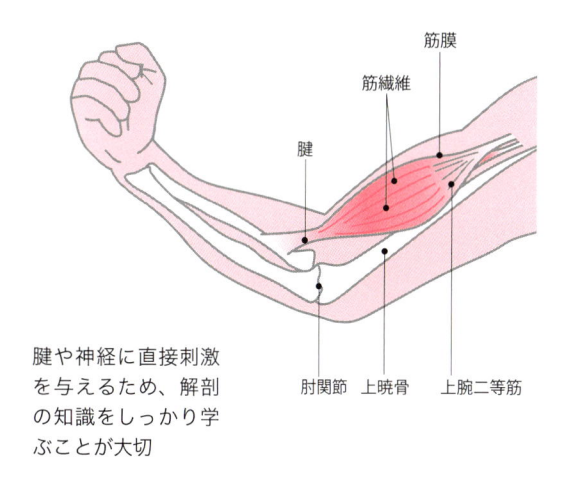

腱や神経に直接刺激を与えるため、解剖の知識をしっかり学ぶことが大切

4．トークセンを行うにあたって

1）トークセンを始める前に

　トークセンを始める前に、使用する道具を浄めるため「サループ」（ラーンナー語で「準備の儀式」の意味）を行ないます。

　まず、コーンとリムを合わせ、お祈りをしてからコーンに息を吹きかけます。そのまま、コーンでリムを3回叩き、これから施術が始まることを相手に知らせます。

　使う道具に対し、お寺などで浄めの儀式を既に済ませている場合は、サループは行わなくても良いといわれています。

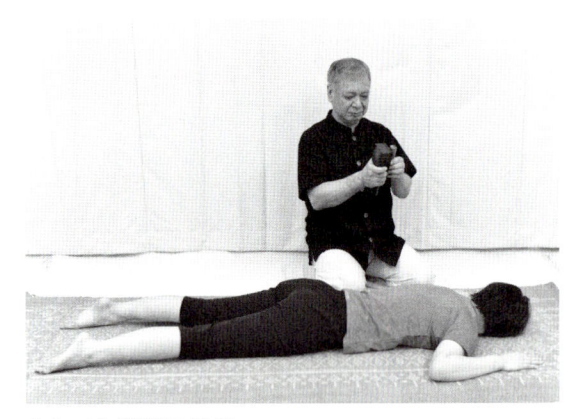

サループ（準備の儀式）

2）痛みが強い場合

　痛みが強い場合は、ハーブオイルを使用します。オイルに含まれているハーブエキスが、皮ふを通して筋肉や腱にしみ込み、炎症や痛みを抑え、施術効果をさらに上げることができます。

　頭部や顔面部などで骨に直接当たる可能性がある部分や、皮ふが薄い場合、または肌が敏感な場合は、リムにクッション（ヌアム）を使用します。

3）コーンとリムの持ち方

　コーンは利き手で持ちます。中指、薬指、小指で持ち手を軽く握り、母指と示指で打つところがぶれないように支えます。打つ時は、手首の力を抜いて、上下に揺らすようにリムに当てます。

　リムは、利き手とは反対側の手で持ちます。四指と母指で握るように持つのではなく、示指、中指、薬指と母指で支えて持ち、小指は遊ばせて皮ふに当たるようにします。

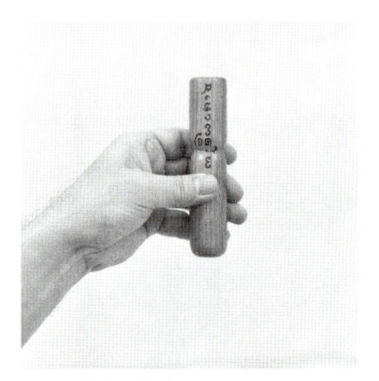

リム（杭）の持ち方

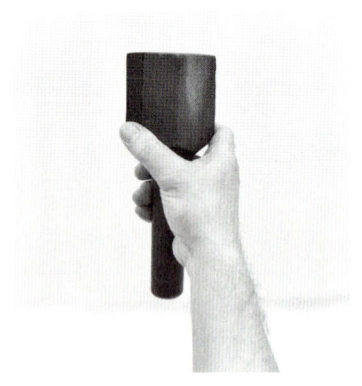

コーン（小槌）の持ち方

4）トークセンの打ち方

トークセンの打ち方にはいくつかの種類があります。

○直打

一番多く使われる打ち方です。皮ふに対しリムを垂直に当て、真っ直ぐに打ちます。

○連打

同じ場所を連続的に打ちます。

○3連打

3回ずつ連続的に打ちます。

○螺旋打

リムを螺旋状に回しながら打ちます。

○流し打ち

皮ふに対しリムを水平に動かし、経絡やセンに対して打ちます。

○回転打

広い範囲を円を描きながら打ちます。

○鈎打ち

こっている筋肉や腱を引っかけて打ちます。

5）トークセンの打つ範囲と打つ順番

はじめは、患部に関連する広い範囲を打ち、筋肉や腱をほぐし、血行を良くしていきます。

次に、患部に関係する経絡やセンを打ち、最後に関連するツボを打っていきます。

打つ順番は、次の通りです。

○患者がうつ伏せの場合

肩から首 → 背中 → 腰 → 殿部 → 太もも → 膝裏 → ふくらはぎ → 足底

○患者が仰向けの場合

胸 → お腹 → 太もも → スネ

○患者が座位の場合

肩 → 背中

受ける側は、うつ伏せから始まり、仰向けとなり、最後に座位へと体勢を変えます。

本書では、日本タイマッサージ協会のトークセン・ベーシックコースで講習されている順序に従い、その一部を紹介していきます。

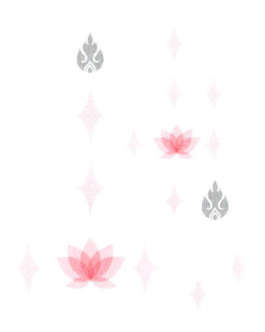

Step 2

トークセンの実践

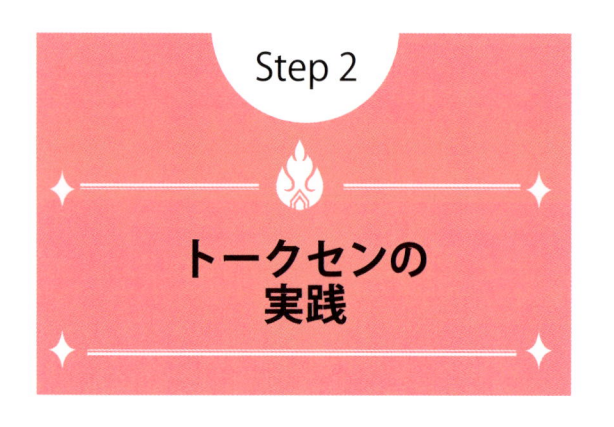

---

1. 肩から足底までのトークセン（うつ伏せ）

---

①準備動作

まずサループ（下記）を行う。

そして、肩、背中、腰、殿部、大腿後側部、ふくらはぎ、足底の7カ所を1回ずつ直打で左側と右側に分けて打ち、これから施術が始まることを知らせる。

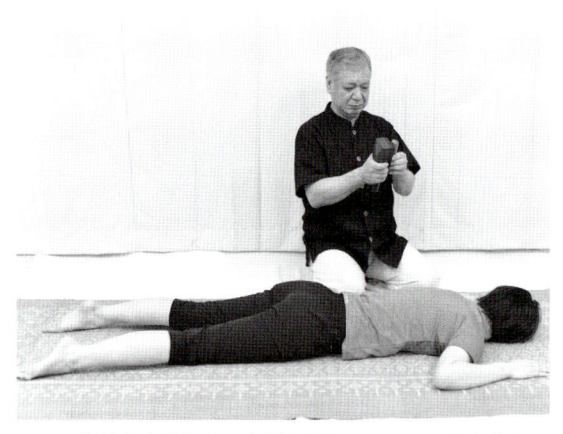

コーンとリムを合わせてお祈りをし、コーンに息を吹きかけ、そしてコーンでリムを3回叩く

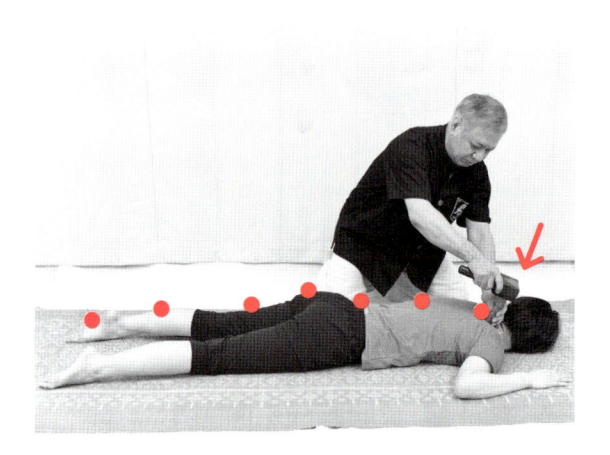

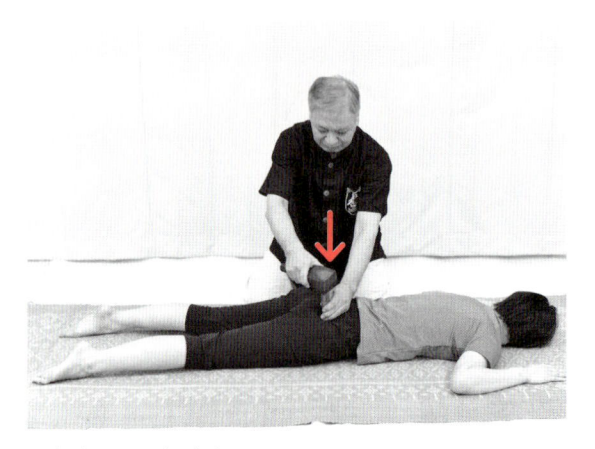

7カ所を1回ずつ左右に分けて打ち、施術の始まりを知らせる

②肩への施術

　流し打ちで、僧帽筋を背中側から前側に、内側から外側に向けて数回に分けて打ち、元に戻る。

　最後に肩外兪を連打する。

【肩外兪】第1・2胸椎棘突起間の外3寸
〈効能〉肩こり、50肩、寝違い

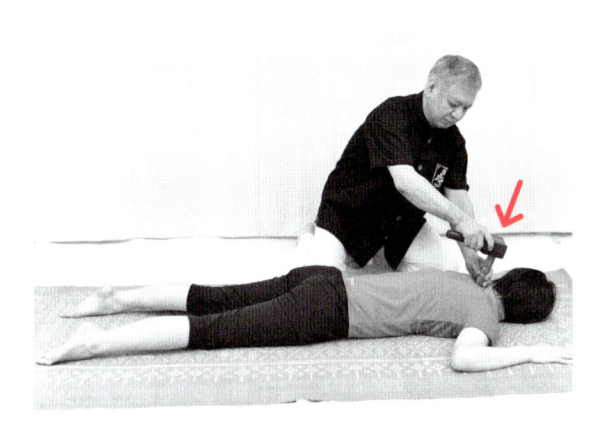

僧帽筋を流し打ちし、肩外兪を連打

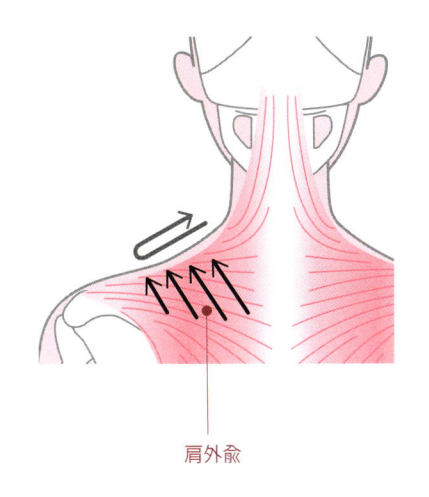

肩外兪

③肩甲骨への施術

　流し打ちで、肩甲骨上を縦方向に打ち、その後、放射線状に横に打ち、元に戻る。

　最後に天宗を連打する。

【天宗】肩甲棘下、棘下窩中央
〈効能〉腕の疲れ、50肩、喘息

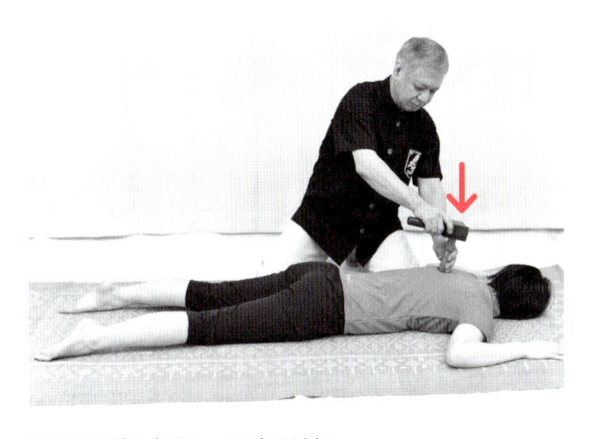

肩甲骨を流し打ちし、天宗を連打

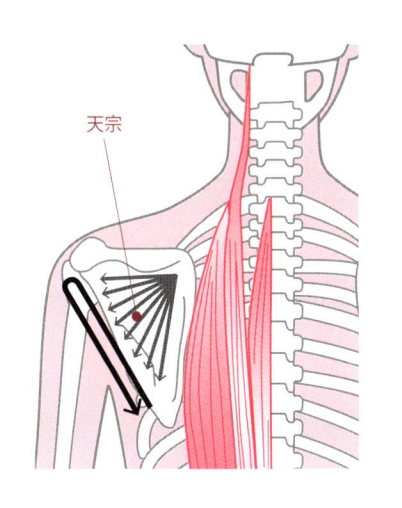

天宗

④背中から腰への施術

　流し打ちで、背中から腰まで、打つところが重なるように十数回に分けて打つ。

　腰の部分は、背骨の近くから外側に向かい、数回に分けて繰り返し打ち、元に戻る。

　最後に大腸兪を連打する。

【大腸兪】第4・5腰椎棘突起間外1.5寸
〈効能〉腰痛、便秘、坐骨神経痛

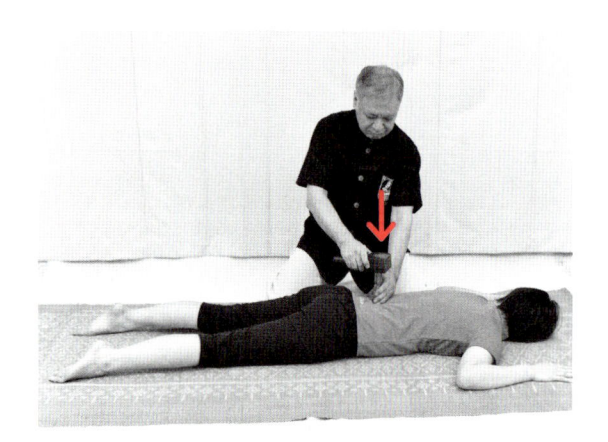

背中から腰を流し打ちし、大腸兪を連打

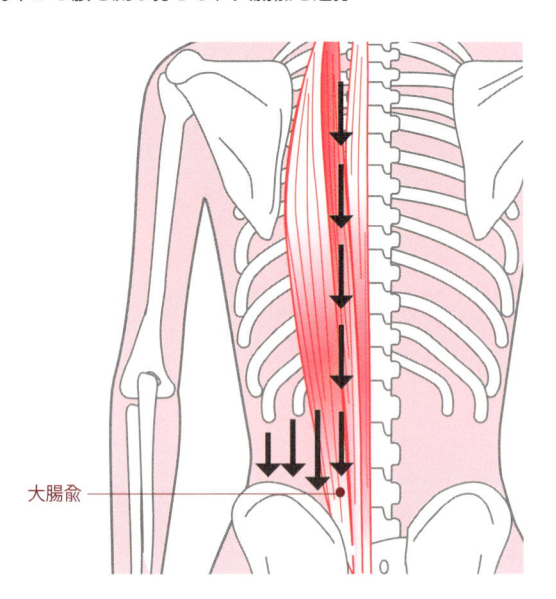

⑤殿部への施術

　流し打ちで、殿部を縦方向に打ち、その後、放射線状に横に打ち、元に戻る。

　最後に大殿筋、中殿筋、梨状筋のポイントを連打する。

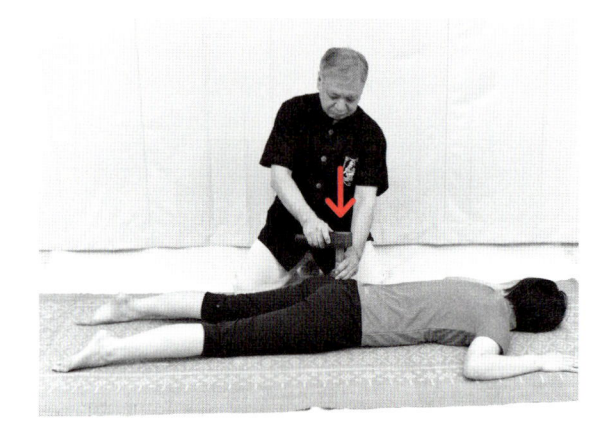

殿部を流し打ちし、殿部のポイントを連打

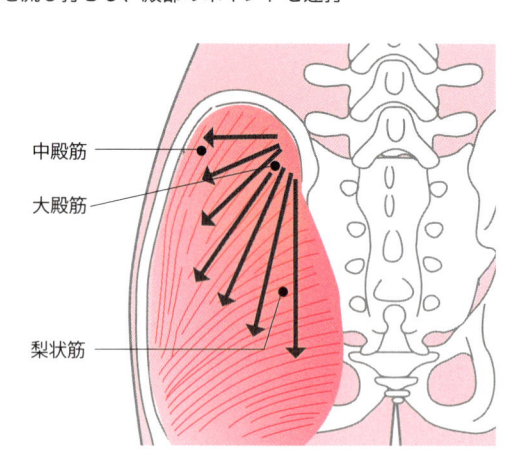

⑥太ももから膝裏への施術

　3連打で承扶を数回打つ。その後、流し打ちで太ももの後側を中央、内側、中央、外側、中央の順で、上半分と下半分に分けて打つ。

　最後に委中を連打する。

【承扶】殿溝中央
〈効能〉坐骨神経痛、下肢痛、冷え

【委中】膝裏中央
〈効能〉腰痛、坐骨神経痛、膝痛

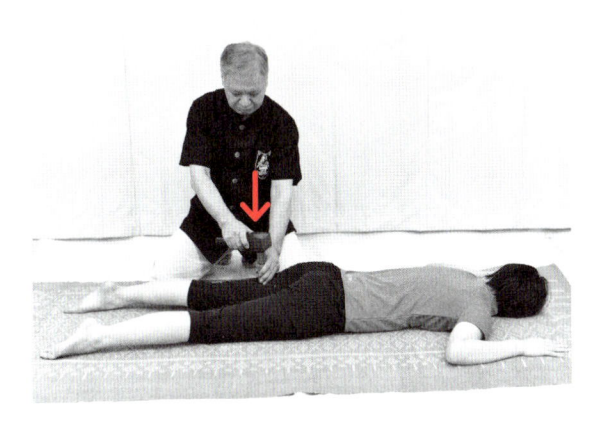

承扶を3連打、太ももを流し打ち、最後に委中を連打

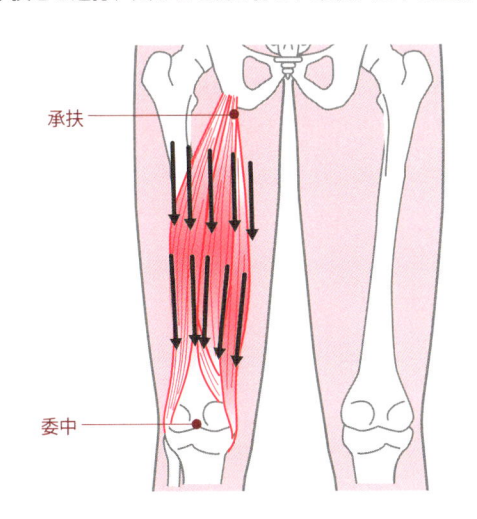

⑦ふくらはぎへの施術

　流し打ちで、ふくらはぎを中央、内側、中央、外側、中央の順で、上半分、下半分、アキレス腱に分けて打つ。

　最後にアキレス腱の中央を連打する。

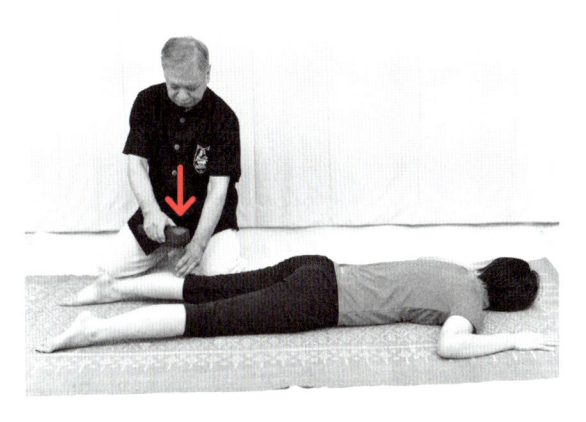

ふくらはぎを流し打ちし、アキレス腱の中央を連打

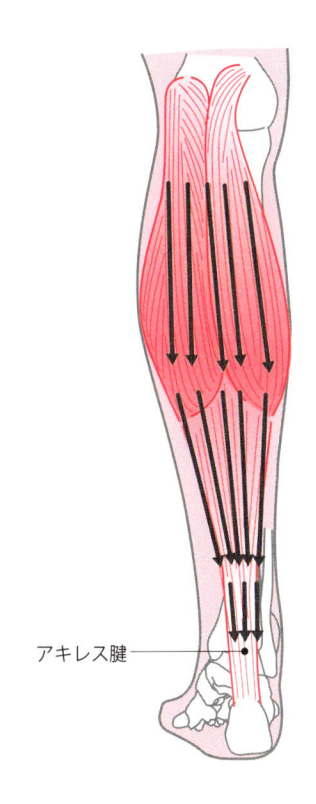

⑧足底への施術

　流し打ちで、足底を中央、内側、中央、外側、中央の順で、上半分と下半分に分けて打つ。

　そして、足底を螺旋打で打ち、最後に足底中央を連打する。

　反対側の②〜⑧までを行う。

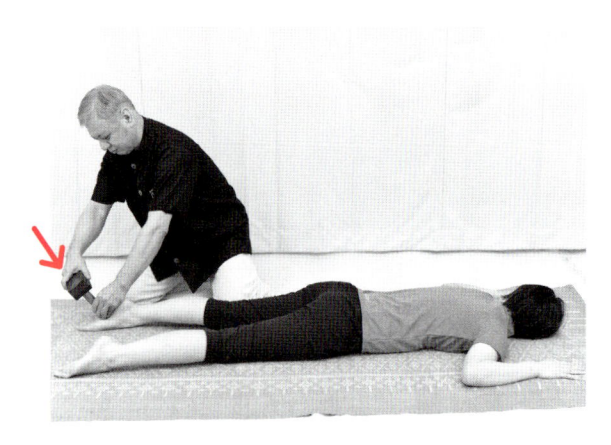

足底を流し打ちと螺旋打、最後に足底中央を連打

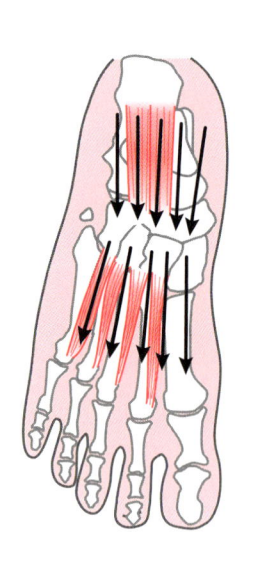
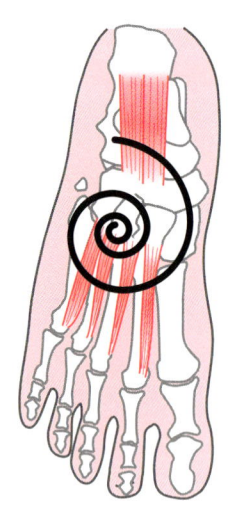

2. 胸からすねまでのトークセン（仰向け）

①胸部への施術

　流し打ちで雲門から縦方向に打ち、その後、放射線状に横に打ち、元に戻る。

　最後に雲門を連打する。最初は相手の右側を打ち、その後、左側を打つ。

【雲門】鎖骨下窩の外側陥凹部
〈効果〉風邪、咳、50 肩

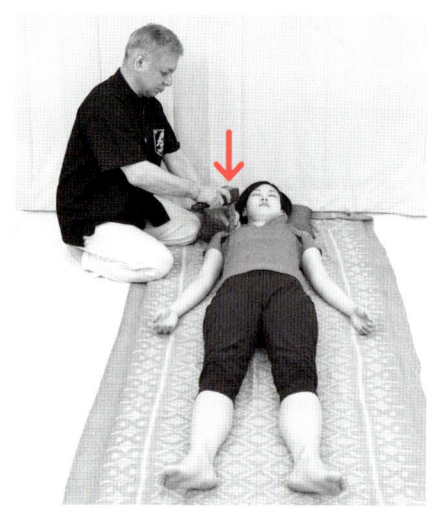

胸部を放射線状に流し打ちし、雲門を連打

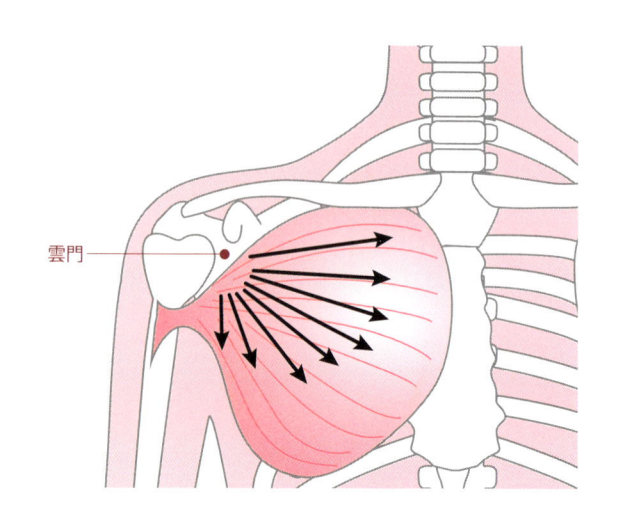

雲門

②腹部への施術１

流し打ちで鳩尾から臍を中心に大きな円を描いて打つ。次に中脘から臍を中心に小さな円を描いて打つ。

【鳩尾】胸骨の下１寸
〈効果〉心臓病、胃痛、イライラ

【中脘】臍と鳩尾の中間
〈効果〉胃痛、吐き気、しゃっくり

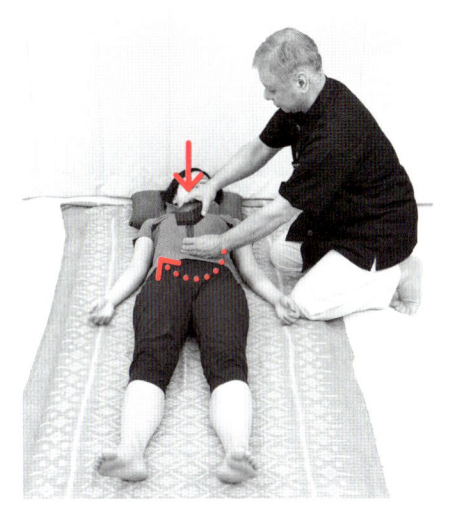

円を描いて打つ

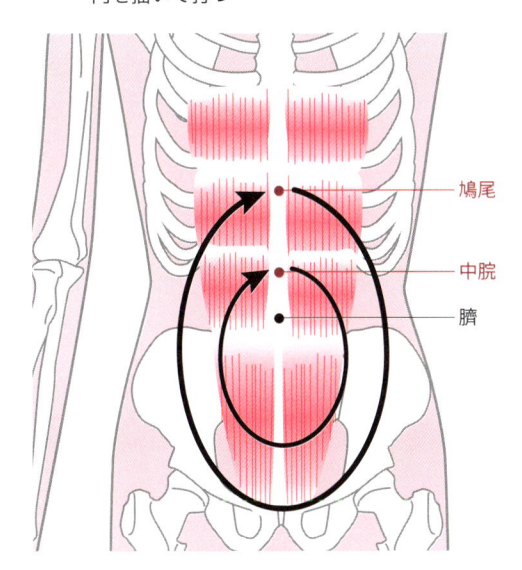

③腹部への施術２

鳩尾を３連打で数回打つ。その後、流し打ちで鳩尾から臍に向かい、放射状に中央、左側、中央、右側、中央の順に打つ。

そして、流し打ちで臍下から中極に向かい中央、左側、中央、右側、中央の順に打つ。最後に中極を連打する。

【中極】恥骨結合の上１寸
〈効果〉前立腺肥大、膀胱炎、子宮筋腫

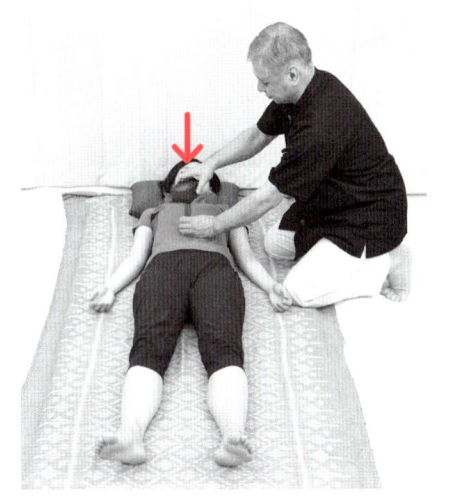

腹部を流し打ちする

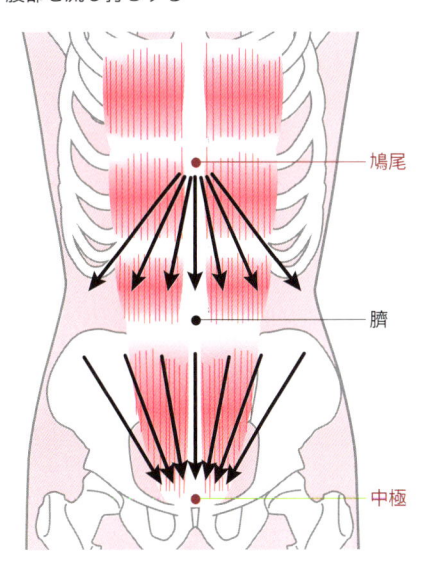

④太もも前側への施術

3連打で髀関を数回打つ。その後、流し打ちで太ももの前側を中央、内側、中央、外側、中央の順で上半分、下半分、大腿四頭筋腱に分けて打つ。

【髀関】股関節横紋上、大腿直筋起始部
〈効果〉股関節痛、下肢麻痺、半身不随、腰痛

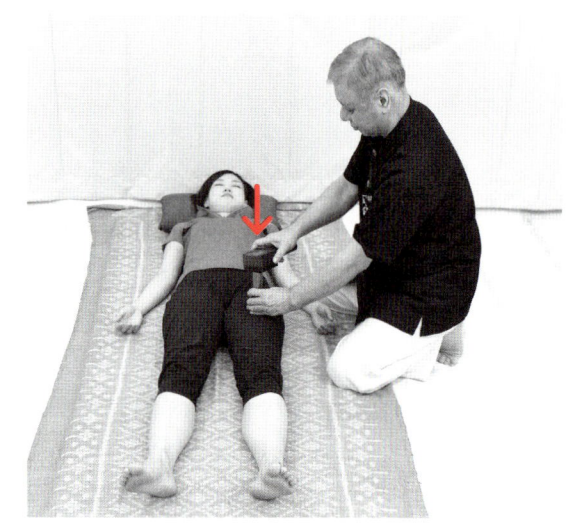

太ももを流し打ちする

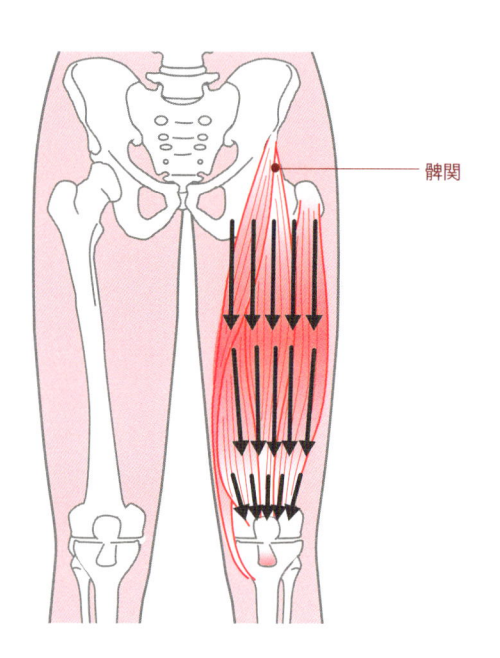

⑤すねへの施術

3連打で三里を数回打つ。その後、3連打で前脛骨筋を数カ所に分けて打ち、流し打ちで足首近くまで下がる。最後に解谿を連打する。
反対側の④と⑤を行う。

【足三里】外膝眼（膝の下の外側の凹み）の下3寸
〈効果〉胃炎、胃痛、足の疲れ

【解谿】足関節前面中央
〈効果〉足関節の痛み、捻挫、下痢

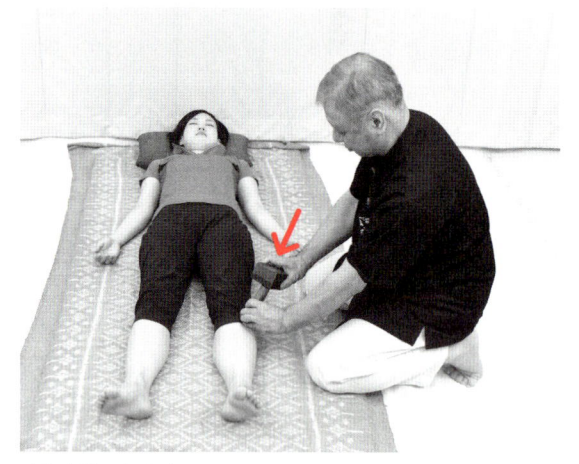

すねを流し打ちする

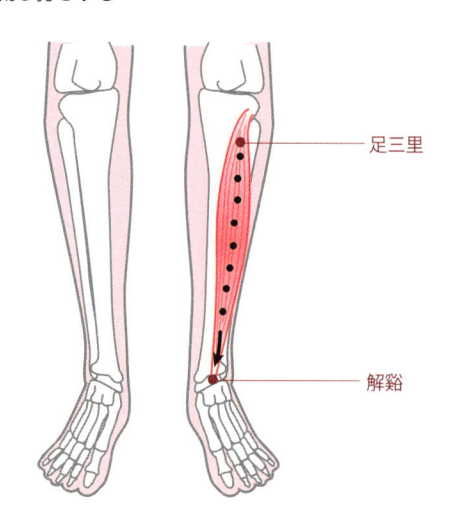

3．肩と背中へのトークセン（座位）

①肩への施術1

　流し打ちで、僧帽筋を背中側から前側に、内側から外側に向けて数回に分けて打ち、元に戻る。この時は、右膝を立てて相手の背中を支えて行う。

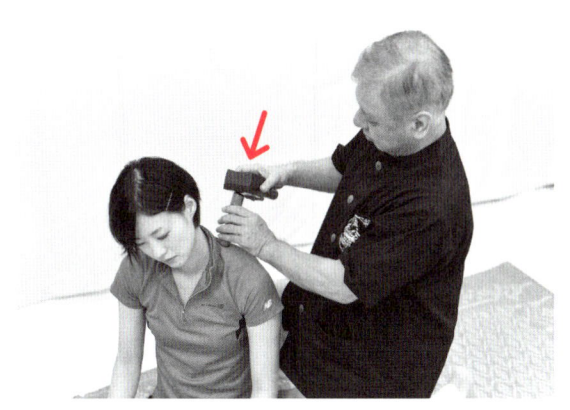

僧帽筋を流し打ちする

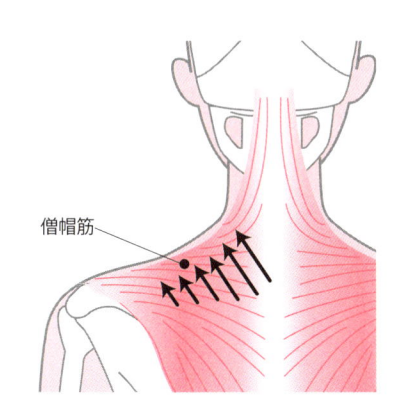

僧帽筋

②肩への施術2

　次に鉤打ちで、僧帽筋を引っかけるように前側から背中側に、外側から内側に向けて数回に分けて打ち、元に戻る。最後に肩井を連打する。
　反対側の①と②を行う。

【肩井】肩の一番高いところで乳頭線上
〈効果〉肩こり、肩部疾患、乳腺炎

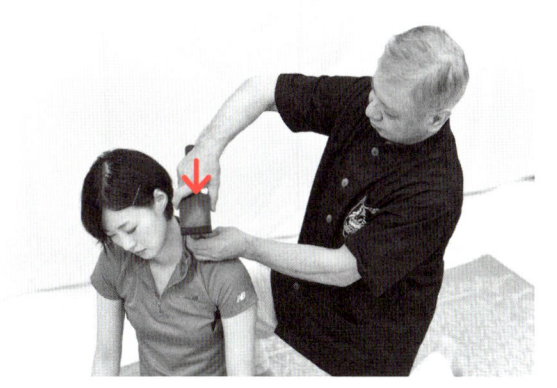

僧帽筋を前から引っかけるように鉤打ちする

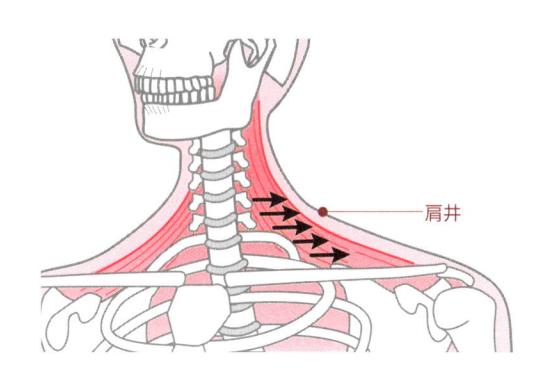

肩井

③肩甲間部への施術

　流し打ちで、左肩甲間部を内側から外側に向けて数回縦方向に打ち、内側に戻る。次に右側も同様に打つ。

　最後に大椎を連打する。

【大椎】第 7 頸椎棘突起と第 1 胸椎棘突起の間
〈効果〉発熱、風邪、上肢の痛み

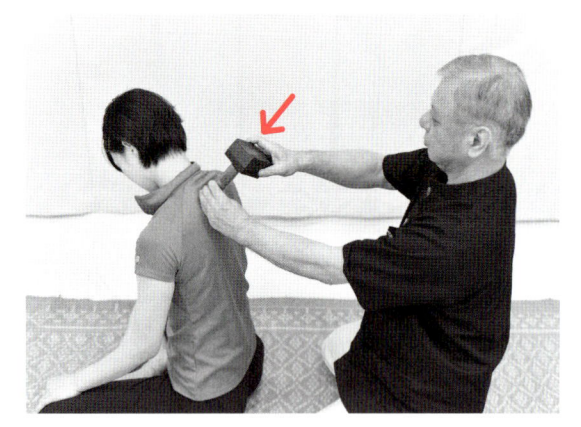

肩甲間部を流し打ちし、最後に大椎を連打する

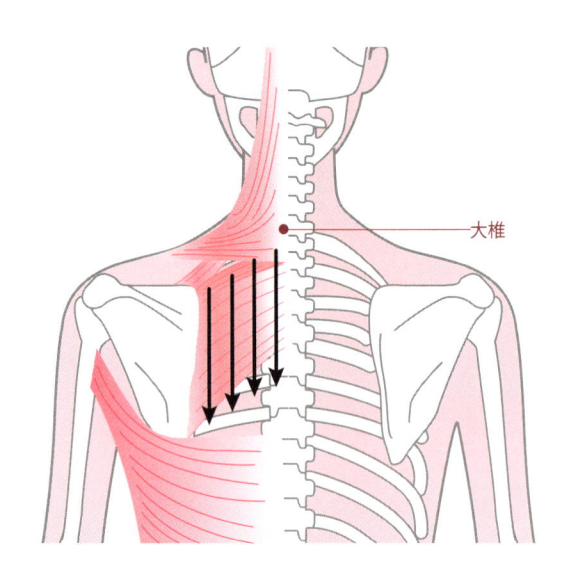

大椎

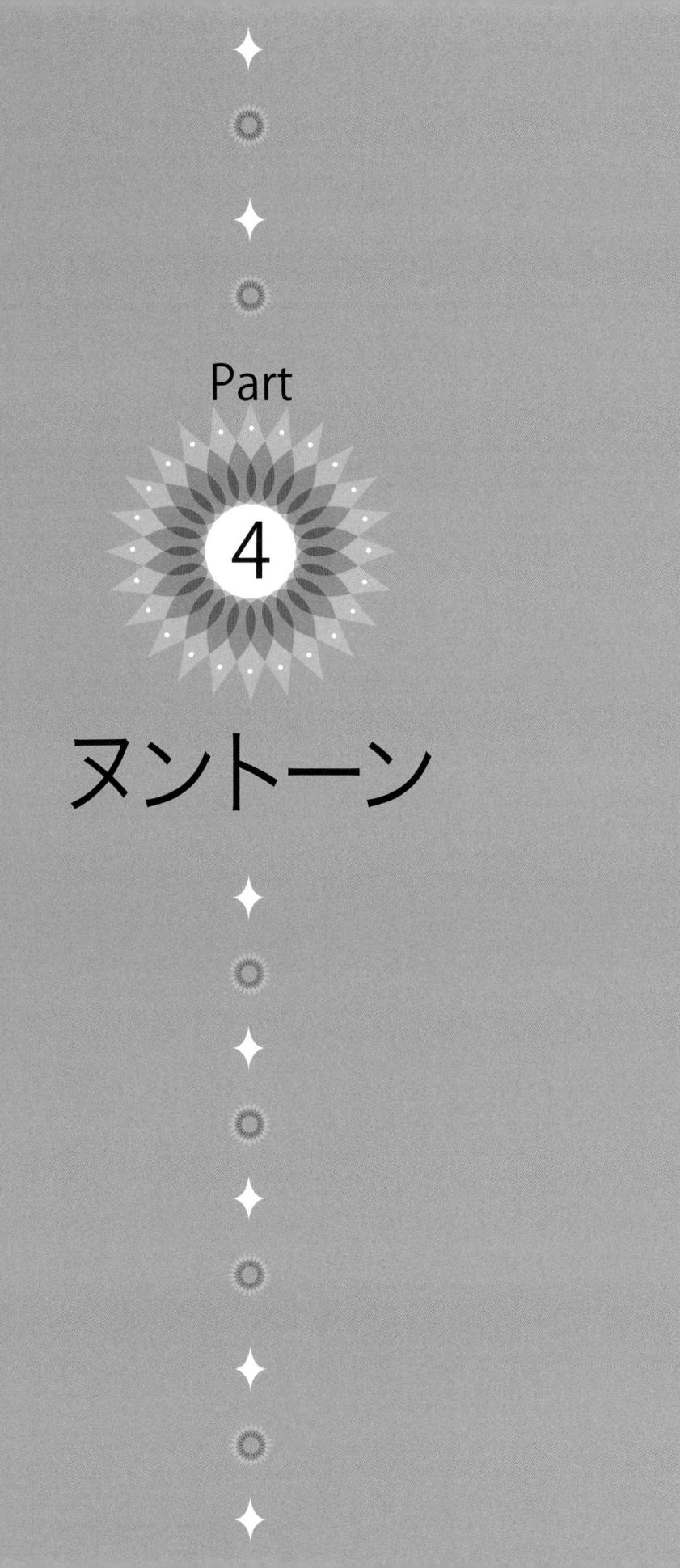

Part

4

ヌントーン

Step 1

ヌントーンの基礎知識

1．ヌントーンとは

　タイ北部、かつてのラーンナー王国があった地域には、トークセンをはじめ、ヤムカーン、チェットヘーク、ユーファイなど様々な治療法があります。

　ヤムカーンは、足に薬草オイルをつけ、その足を炭火で熱した鍬にのせ、患部を踏んでいく治療法です。足を鍬にのせる瞬間、火が上がることがよくあります。

　チェットヘークは、薄く形を整えた水牛の角などの器具で皮ふを擦り、毒素を出す治療法です。ユーファイは、出産後の子宮の回復を早めるために、ハーバルサウナ、食事療法、ハーバルボールなどを併用して体質を改善する治療法です。「ユー」（＝いる）、「ファイ」（＝火）で、ユーファイは「火と共にいる」という意味です。

　ユーファイの中でも手軽にできて、なおかつ効能が高いのが、ヌントーンです。素焼きのクレイポットに粗塩を入れ200℃近くに熱し、そのポットを用いて体をゆっくりと押し、全身をほぐしていくテクニックです。「ヌン」(＝蒸す)、「トーン」（＝お腹）の意味で、トークセンとともにラーンナーを代表する治療法です。

2．ヌントーンの効果

　ヌントーンには、次のような効果があります。

①体の芯まで温め、血行を良くする。特にお腹を温めるため冷え性、生理痛、胃腸障害、肝臓疾患などに効果がある。
②ポットで押して筋肉をほぐすため、腰痛、肩こり、筋肉痛、神経痛などに効果がある。
③薬草の力で、炎症を抑え、痛みや腫れを和らげる。
④塩の力で、体を浄化する。
⑤古くなった脂肪（セルライト）を減少させる。
⑥体をほぐす順番により、精神をリラックスさせ、気持ちを静める。

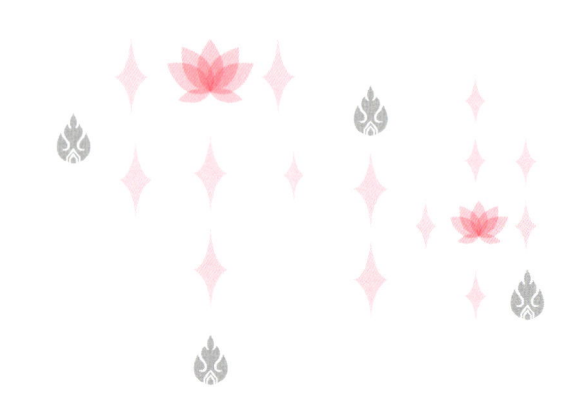

3．ヌントーンの施術の準備

　ヌントーンは、次のような手順でポットを温めて施術を行います。

①ポットに粗塩を入れ、弱火で約 20 分加熱する。

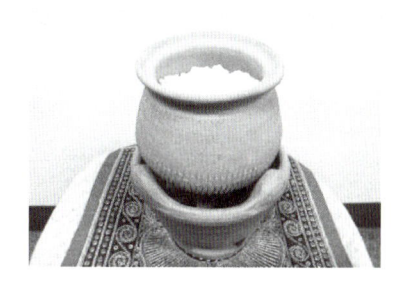

②ハマユウの葉を十文字に重ね、その上にポットを置き、それを綿の布で包む。
③それをさらに、もう一度綿の布で包む。

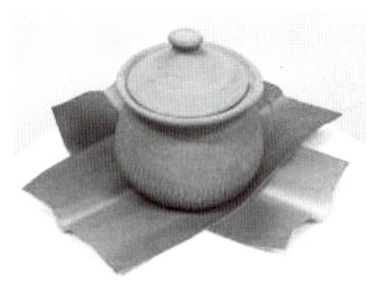

※浜木綿（ハマユウ）：海岸の砂地に生息する多年草。大きく肉厚の葉をつける。

④それを厚手のタオルでくるんで持つ。

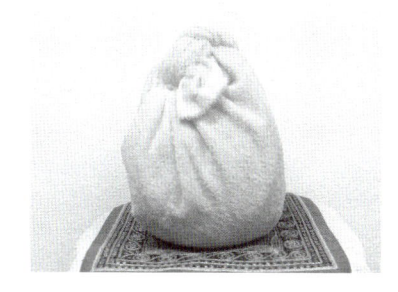

⑤自分の腕の内側でポットの温度を確かめる。
⑥ポットで患部を押していく。

4．代用品を用いる方法（家庭でできる）

　代用品を用いて、家庭でも施術することができます。

①浴用タオルを 2 枚、水に浸し、よく絞る。
②それをビニールの袋に入れる。
③ 500 W の電子レンジで 1 分ほど温める。
④もし、ぬるいと感じたらさらに 30 秒温める。
⑤それをバスタオルで包む。
⑥自分の腕の内側で温度を確かめ、患部を押していく。

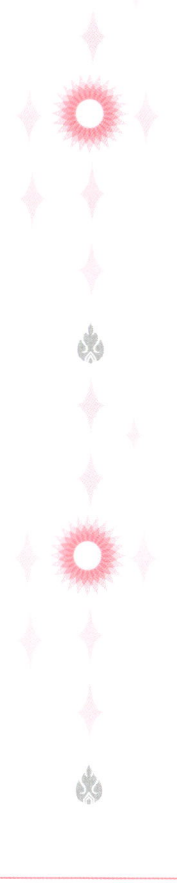

ヌントーンの実践

1. 腰から足底までのヌントーン(うつ伏せ)

ヌントーンは、腹部を中心にソルトポットで温めていく施術法ですが、全身にも適用することができます。ここでは、日本タイマッサージ協会のヌントーン講座で講習されている順序に従い、その一部を紹介します。

①相手の左側に座り、左の腰を押して温める。

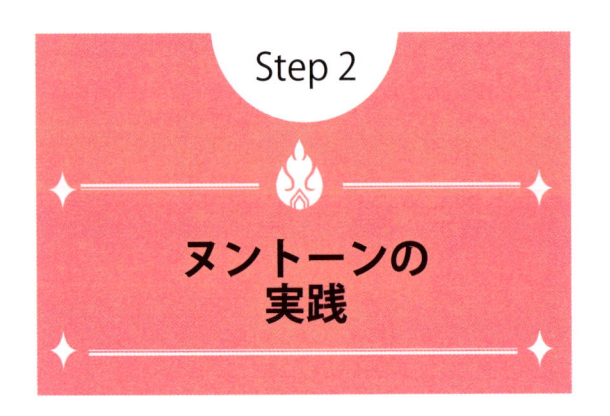

※写真では見やすさのためポットを直接、体に当てていますが、実際の施術では厚手のタオルで包んだポットを体に当てて施術します。

②背部の下から上まで、脊柱起立筋を5カ所に分けて、押して温める。

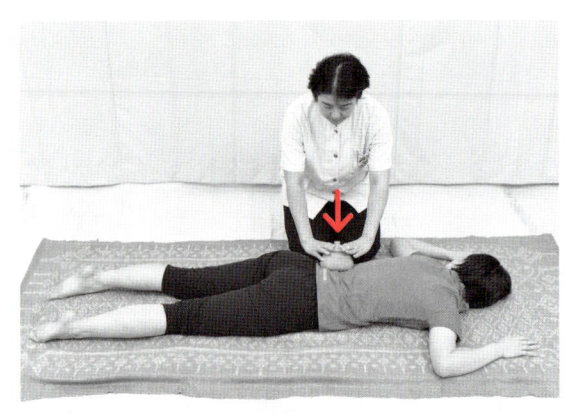

③手を下げてもらい、肩を斜め上から押して温める。

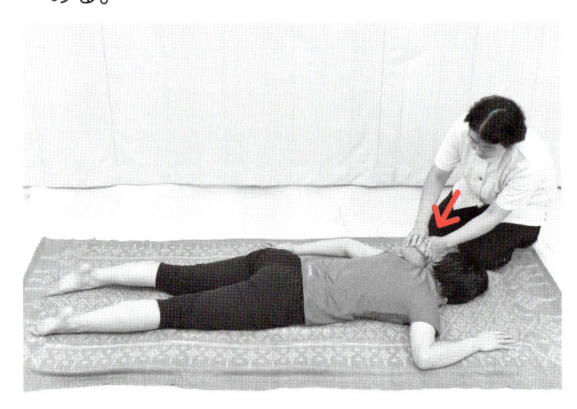

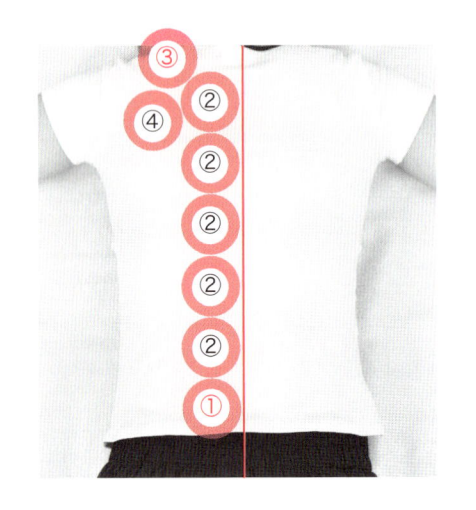

④肩甲骨の上は、円を描くように回しながら押
して温める。

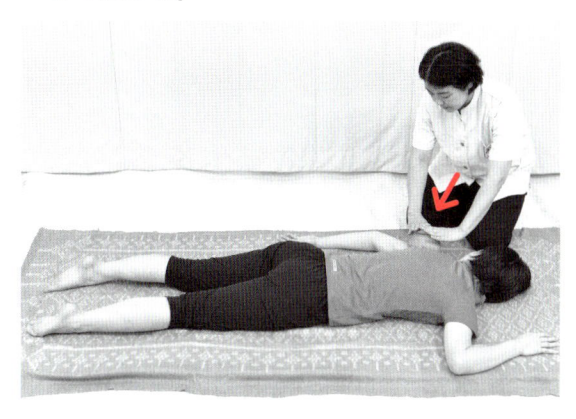

⑤腕の内側を手首まで押して温め、手のひらは
10秒ほどポットを置いて温める。
反対側も①〜⑤を行う。

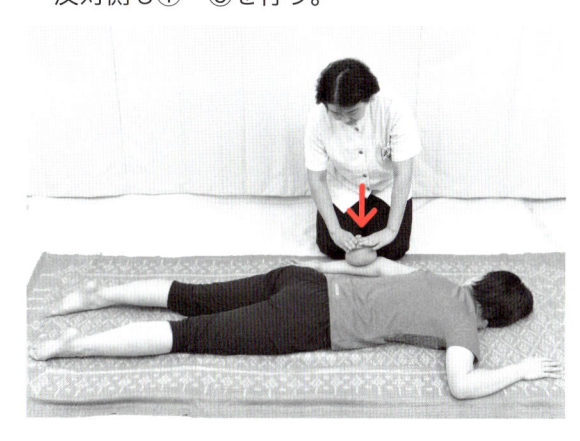

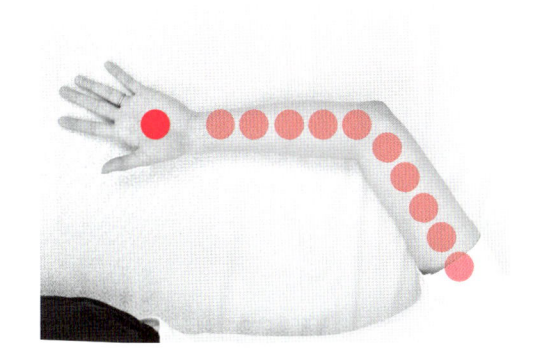

⑥仙骨から尾骨の下まで押して温め、肛門部は
10秒ほどポットを置いて温める。

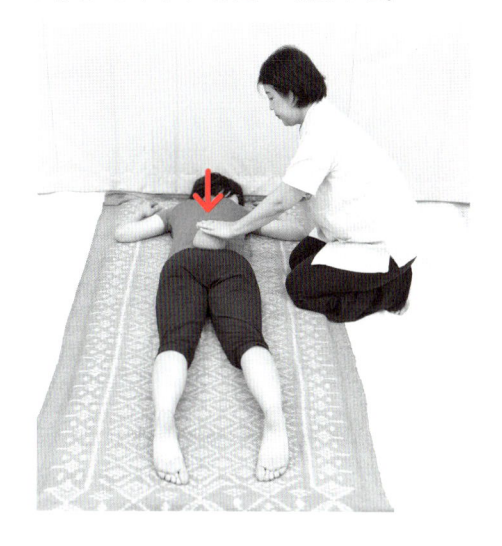

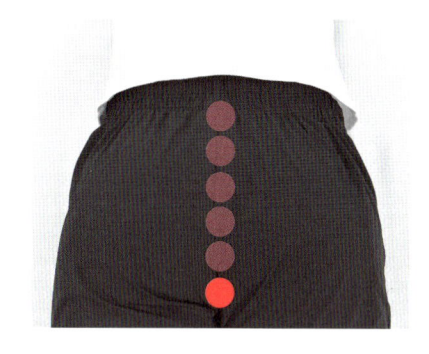

⑦右殿部を右回りに円を描くように押して温
め、中心部は10秒ほど圧をかけて回す。

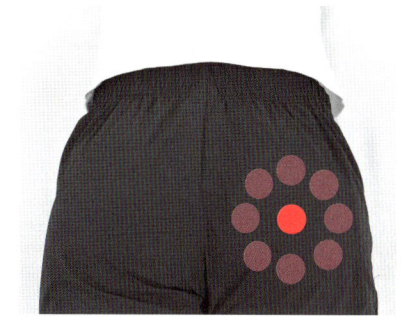

⑧右太ももの後ろを押して温め、膝裏は10秒
　ほど圧をかけて回す。

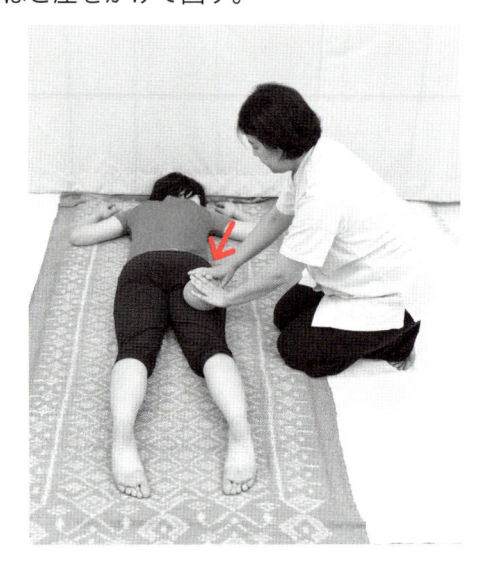

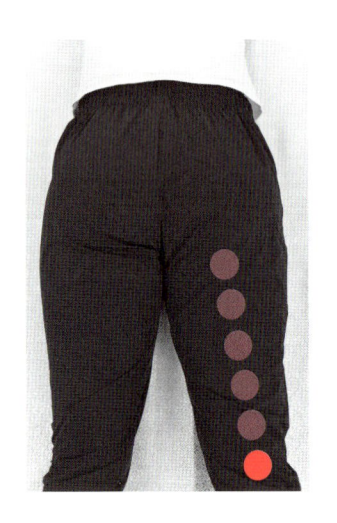

⑨ふくらはぎをアキレス腱まで押して温める。

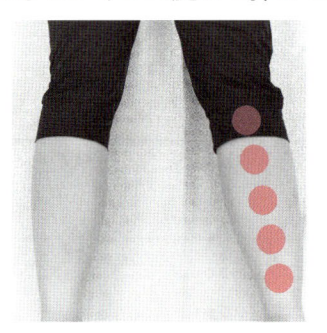

⑩足底は、踵から足趾まで押して温め、中心部
　は10秒ほどポットを置いて温める。
　反対側も⑦〜⑩を行う。

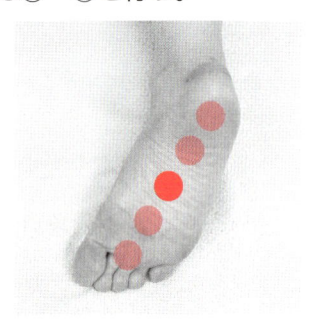

2．胸からすねまでのヌントーン（仰向け）

①相手の右側から、右胸上部を押して温める。

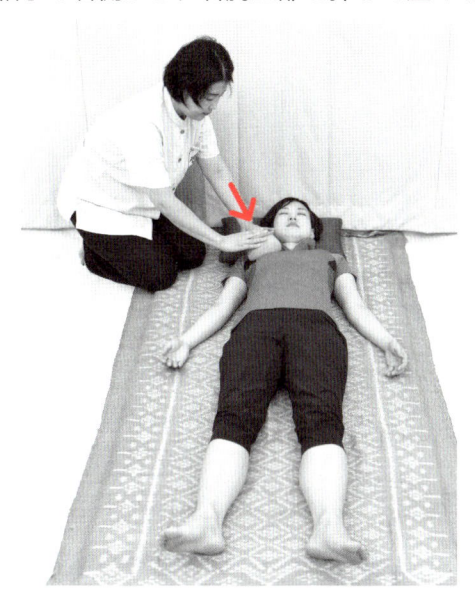

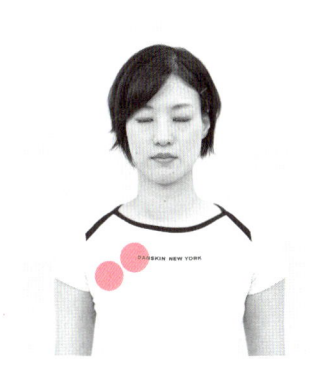

②右肩の付け根から指先まで押して温める（この時手のひらは下向きにする）。

反対側も①〜②を行う。

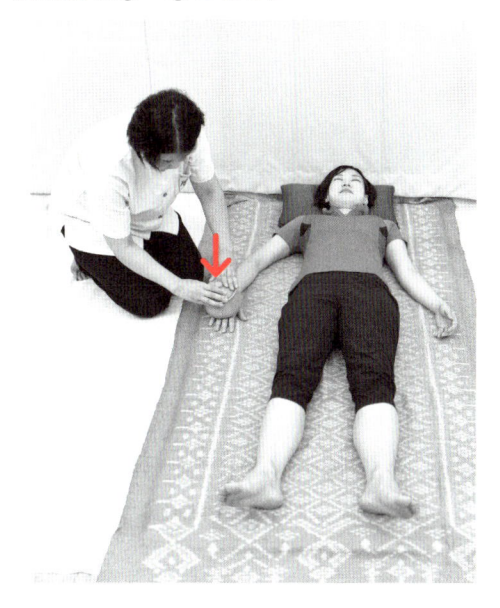

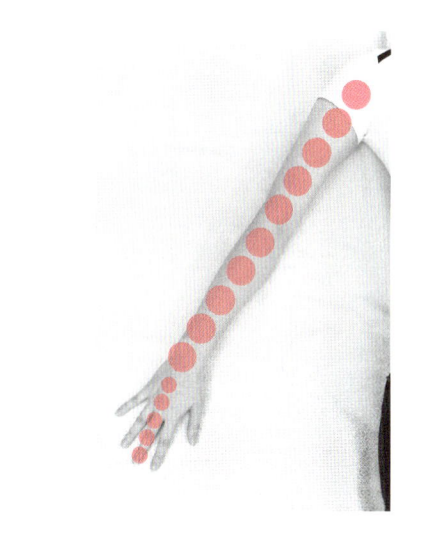

Part 4　ヌントーン

③胸骨の上を胸骨先端に向かって押して温める。

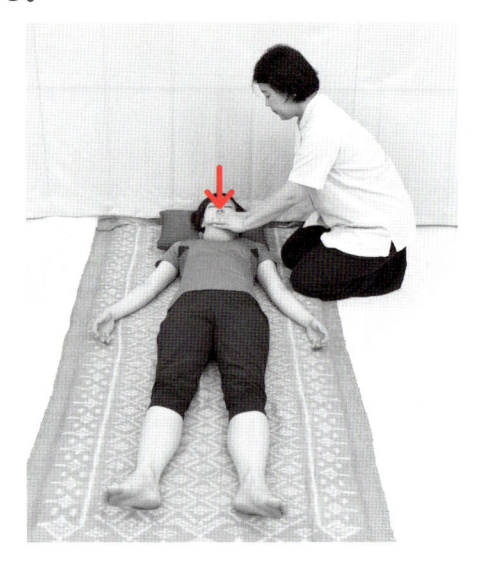

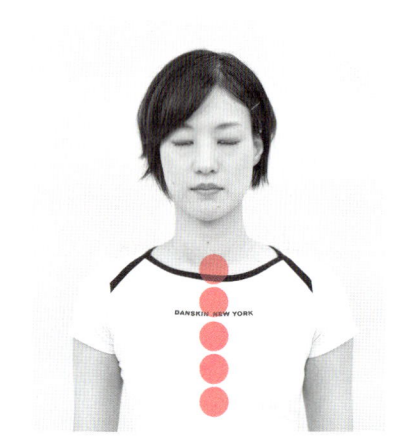

④腹部を大きな円で鳩尾から1周し、その後小さな円で中脘から1周し、押して温める。臍部は10秒ほど圧をかけて回す。

【鳩尾】胸骨の下1寸
〈効果〉心臓病、胃痛、イライラ

【中脘】臍と鳩尾の中間
〈効果〉胃痛、吐き気、しゃっくり

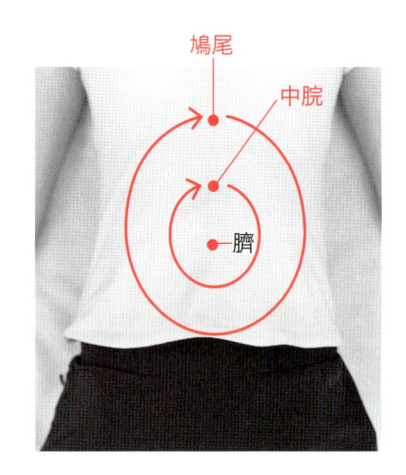

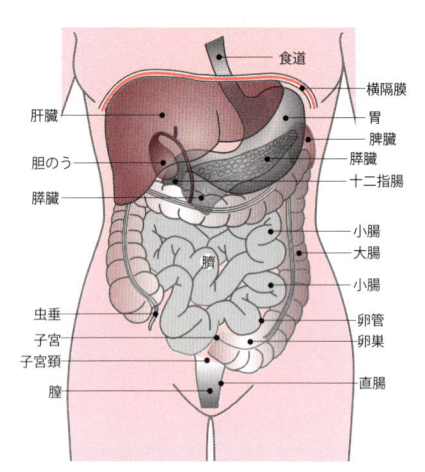

⑤左大腿部前側を膝近くまで押して温める。

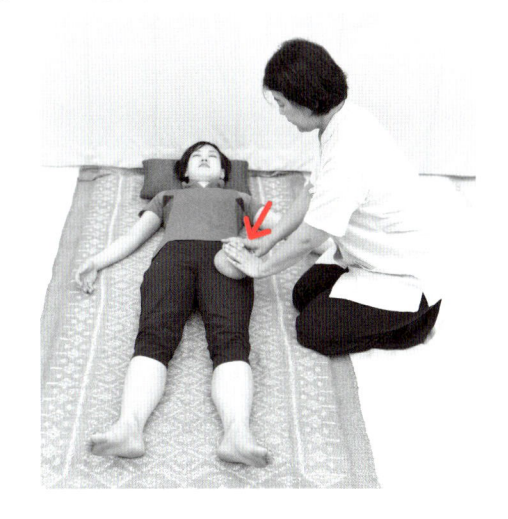

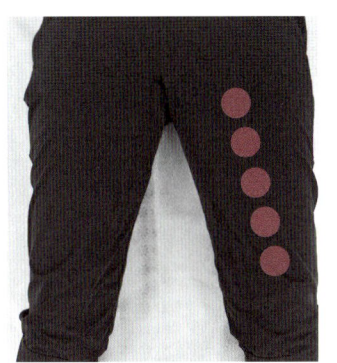

⑥左膝を少し曲げ、大腿部内側を膝近くまで押して温める。

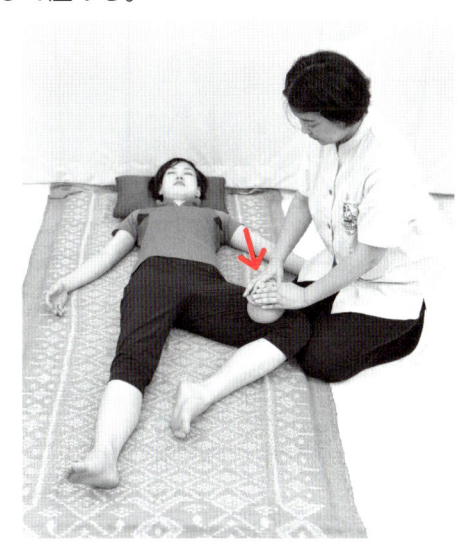

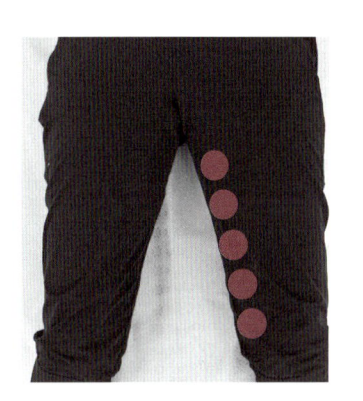

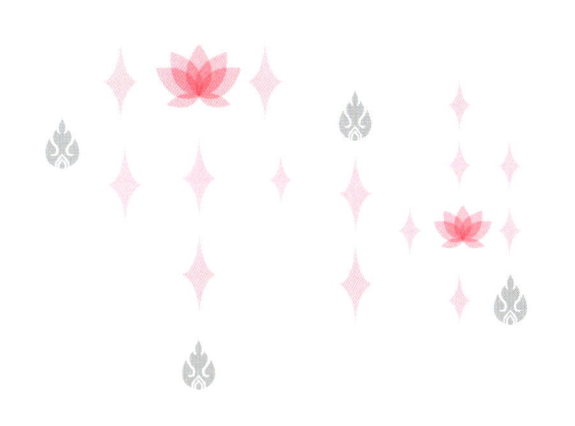

⑦ふくらはぎをアキレス腱まで押して温める。

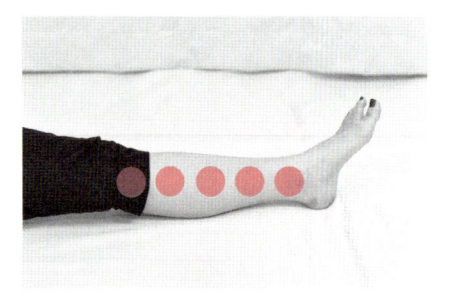

⑧左足を伸ばし、前脛骨筋を足三里から解谿ま
で押して温める。
反対側も⑤〜⑧まで行う。

【足三里】外膝眼（膝の下の外側の凹み）の
下3寸
〈効果〉胃炎、胃痛、足の疲れ

【解谿】足関節前面中央
〈効果〉足関節の痛み、捻挫、下痢

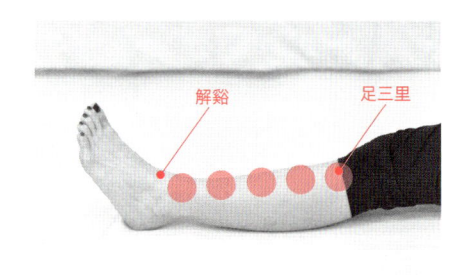

3．肩から首、背中へのヌントーン（座位）

①右膝で背中を支え、左肩を後ろから前に押し
て温める。その後、前から後ろに押して温める。

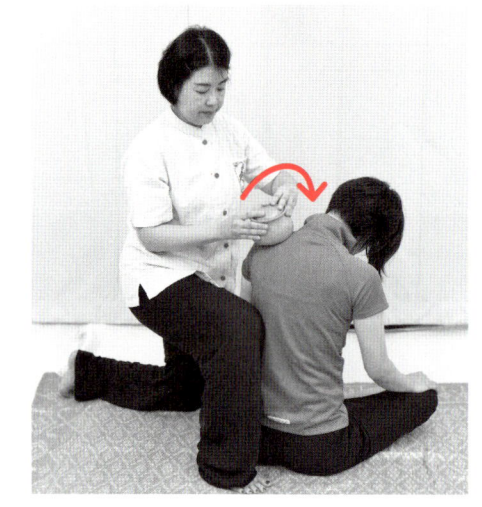

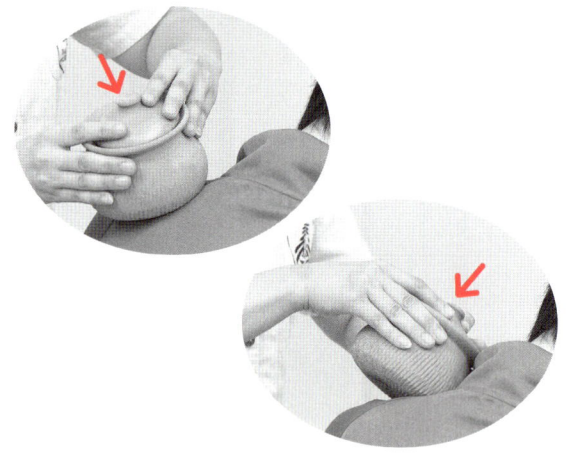

②左首を上に向かい押して温める。反対側も同
様に行う。

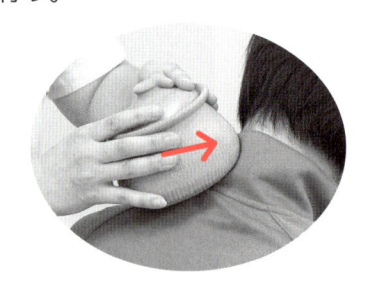

③両手を前についてもらい、右肩甲骨間を上か
　ら下に押して温める。
　反対側も同様に行う。

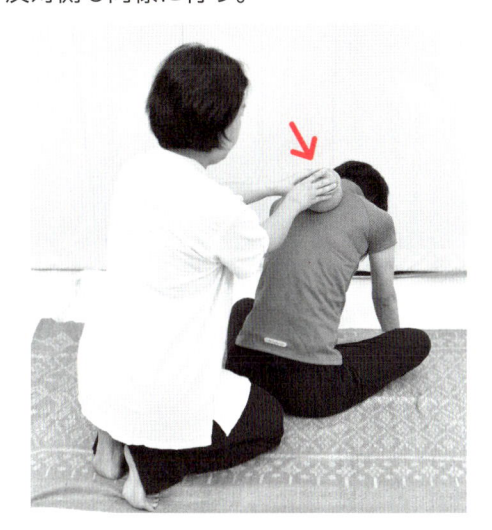

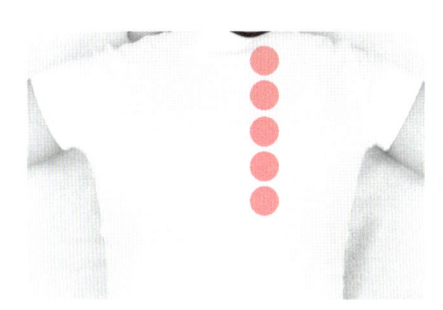

④最後に百会にポットを置き、20秒ほど温め
　る。

【百会】大泉門部
〈効果〉痔、頭痛、高血圧

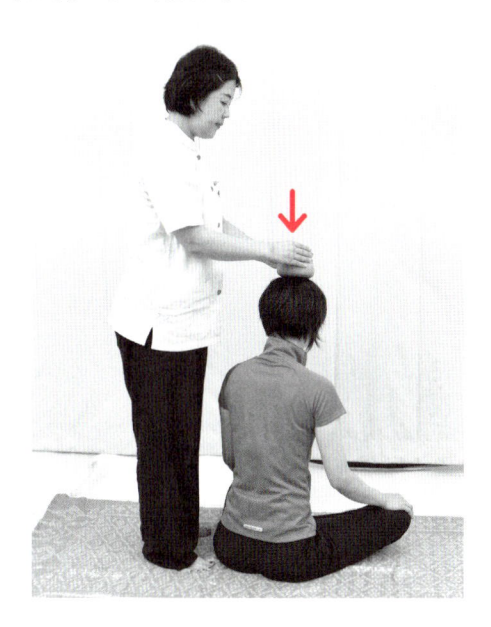

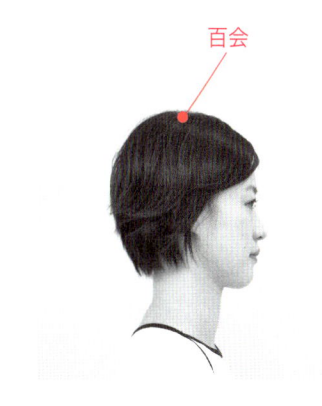

百会

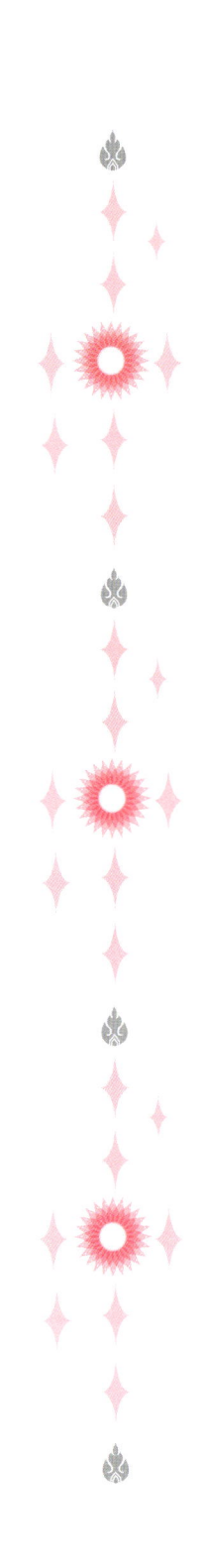

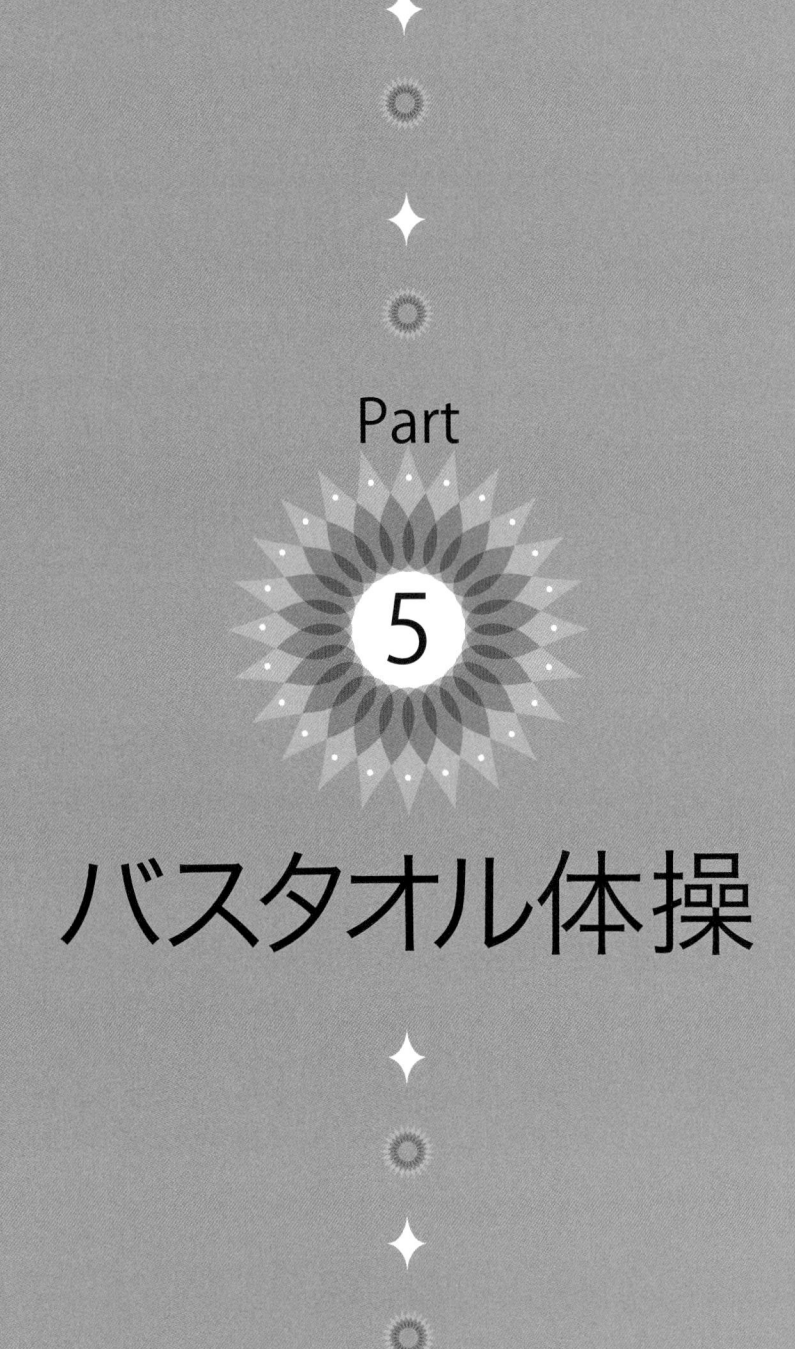

Part

5

バスタオル体操

Step 1

バスタオル体操の基礎知識

1．パーカウマー体操から生まれた、バスタオル体操

　2016年7月、チェンマイで行われた国際健康会議にて、チェンマイのタイマッサージスクール協会と日本の国際タイマッサージ協会が、タイ伝統医学の発展に協力していく旨の覚え書きが交換されました。

　その会議では、タイで100歳以上の人が1万人を超えたとのデータが発表されました。「100歳以上の方々の共通点は、みなさんが太っていないこと」だそうです。そして、「死ぬまでの10年間をベッドの上で過ごすのか、それとも元気でスポーツを楽しみ、自由に動きながら過ごすのか、人生設計を始めるのは、今からです」と強く訴えられました。

　タイでも高齢化が進み、いかに筋力を維持していくかが大きな課題となっているのです。

　そこで考え出されたのが、腰巻き（パーカウマー）を使った体操です。

　パーカウマーは、腰巻きとしてだけでなく、タオルとして、頭に巻いて帽子として、また汗を拭いたり、床に敷いたりと日常生活には欠かせないものでしたが、最近では使う人も減ってきているそうです。

　そして、パーカウマー体操を、より手軽で簡単に、そして気持ち良さを追求してできたのが、バスタオル体操です。バスタオル1つで、全身をほぐすことができます。普通のストレッチでほぐせないところでも、バスタオルを使うと簡単にほぐせます。また、1人でできないところは、2人や3人で組んでほぐすこともできます。

　バスタオル体操は、肩こり、首のこり、猫背、腕の疲れ、腰痛、生理痛、足の疲れ、腹部の張りなどの症状を改善し、元気で生きていくことに必要な、腹筋・背筋・腕の筋肉・脚の筋肉の強化とストレッチをすることができます。

　立って行う動作から始まり、座って行うもの、寝て行うものがあり、約60分で全身がほぐせます。

　バスタオル体操は、体に柔軟性がなくてもできる体操で、子供からお年寄りまで、幅広い年齢層の人を対象に作られています。

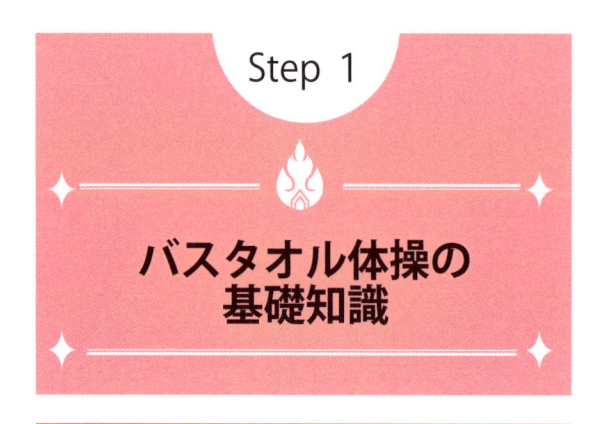

国際健康会議にてチョンコル先生と覚え書きの交換（前列左から2人目が著者）

2. なぜ筋肉の「強化」と「ストレッチ」が必要なのか

　私たちが体を動かすことができるのは、筋肉が骨を動かしているからです。筋肉の力が弱れば、立つことも歩くことも不自由になります。

　筋力は、ただマッサージを受けるだけでは、つけることも維持することもできません。寝たきりになるのを防ぐには、積極的に自分で体を動かして、筋力をつけるしかないのです。

　しかし、筋肉を鍛えすぎて、硬くこってしまっても意味がありません。こった筋肉の内部では、内圧が高くなり、血管を圧迫するため血流が悪くなります。すると筋肉が疲労から回復しにくくなり、疲れが抜けにくい体になるのです。また、こった筋肉では縮む力が出にくく、縮む早さも遅くなるため、動作が鈍くなります。

　大切なのは、筋肉の柔軟性を保ちつつ、筋力をつけることです。つまり適切な運動能力を維持するためには、筋肉の「強化」と「ストレッチ」の2つの要素が必要になるのです。

■ 筋肉の「強化」と「ストレッチ」

強化（鍛える）

筋　肉

ストレッチ（柔軟性を保つ）

柔軟性のある質のよい筋肉をつけることが大切

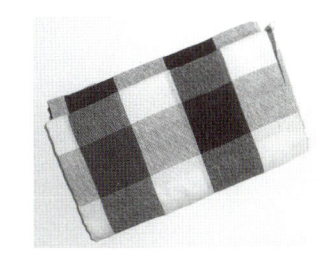

パーカウマー
（腰巻き）

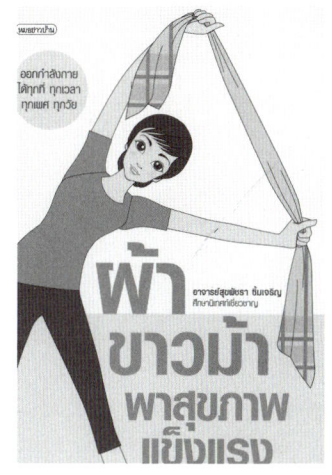

『パーカウマーでいい健康に』という本

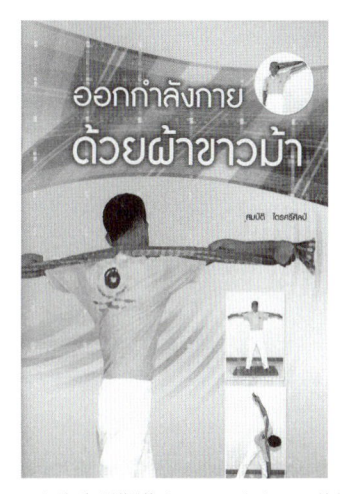

ソンバット先生が指導するパーカウマー体操の本

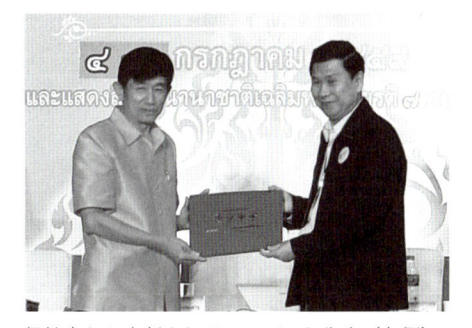

保健省から表彰されるソンバット先生（左側）

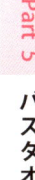

Part 5　バスタオル体操

Step 2

バスタオル体操の基礎知識

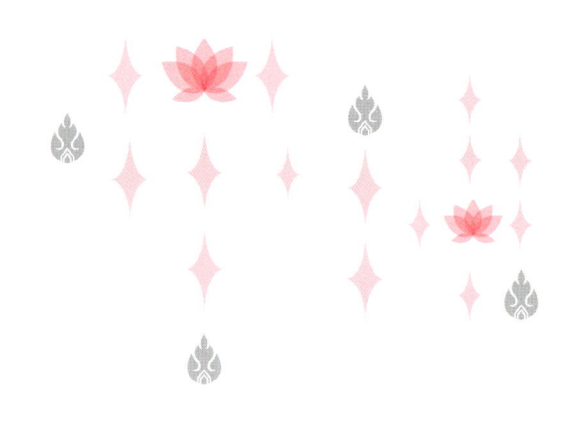

1. 主動筋と拮抗筋、そして協同筋

私たちの体を動かしているのは、全身でおよそ400個ある骨格筋です。骨格筋は、自分の意思で動かすことができます。

筋肉は自分で縮む（収縮）ことはできても、伸びること（伸展）はできません。必ず他の筋肉の助けを借りて伸ばされます。その場合、縮む筋肉を「主動筋」、伸ばされる筋肉を「拮抗筋」といいます。

拮抗筋は、反対の動きをする筋肉のことで、例えば肘を曲げる時には、上腕二頭筋が縮んで、上腕三頭筋が伸ばされます。この時は、上腕二頭筋が主働筋で上腕三頭筋が拮抗筋になります。

反対に、肘を伸ばす時は、上腕三頭筋が縮んで、上腕二頭筋が伸ばされます。この時は、上腕三頭筋が主動筋で上腕二頭筋が拮抗筋になります。

そして、肘を曲げる時に、共同で働く「協働筋」（上腕筋、円回内筋、腕橈骨筋）と呼ばれる筋肉もあります。

■ 肘を曲げるときの各筋の役割

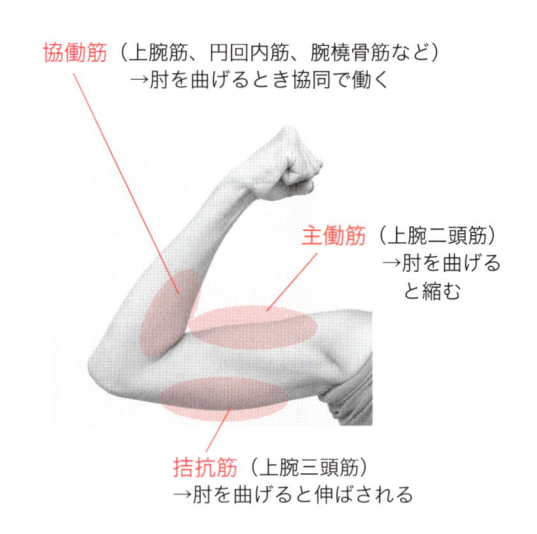

協働筋（上腕筋、円回内筋、腕橈骨筋など）
→肘を曲げるとき協同で働く

主働筋（上腕二頭筋）
→肘を曲げると縮む

拮抗筋（上腕三頭筋）
→肘を曲げると伸ばされる

2. インナーマッスルとアウターマッスル

体の表面にあり、外から触れられたり、動きが感じられたりする筋肉を、「アウターマッスル」（表層筋）といいます。そして、深部にあり、動きを意識しにくい筋肉を「インナーマッスル」（深層筋）といいます。

アウターマッスルは、鍛えていることが実感でき、関節を大きくダイナミックに動かす筋肉です。

インナーマッスルは、体の奥の方で骨と骨をつないだり、関節や姿勢を安定させてアウターマッスルの働きをサポートする筋肉です。

インナーマッスルもアウターマッスルも、実は、正式な解剖用語ではありません。そのため明確な分類はされていませんが、一般的に次のように考えられています。

○インナーマッスル

…多裂筋、棘上筋、棘下筋、大円筋、小円筋、横隔膜、腹横筋、内腹斜筋、骨盤底筋群、腰方形筋、梨状筋、内閉鎖筋、上双子筋、下双子筋、大腿方形筋など

○アウターマッスル

…胸最長筋、胸腸肋筋、僧帽筋、胸鎖乳突筋、三角筋、上腕二頭筋、上腕三頭筋、腕橈骨筋、広背筋、大胸筋、腹直筋、大殿筋、大腿四頭筋、大腿二頭筋、半腱様筋、半膜様筋、前脛骨筋、下腿三頭筋など

3. 赤筋と白筋、そしてピンク筋

筋繊維は収縮する早さによって、「速筋」と「遅筋」に分けられます。

「速筋」は、ミオグロビン（赤色のヘムタンパク質）が少なく白っぽく見えることから「白筋」と呼ばれます。

一方、「遅筋」は、ミオグロビンが多く赤みが強いため「赤筋」とも呼ばれます。

実際には、赤筋と白筋の中間的な性質を持つ「ピンク筋」も存在します。

一般に、長距離ランナーや水泳の選手は、赤筋の割合が多く、短距離ランナーや重量挙げ選手は、白筋の割合が多くなります。

白筋は、持久力を高めるようなトレーニングでピンク筋になる可能性はありますが、赤筋を白筋に変えることは難しいといわれています。

■ 筋繊維の割合

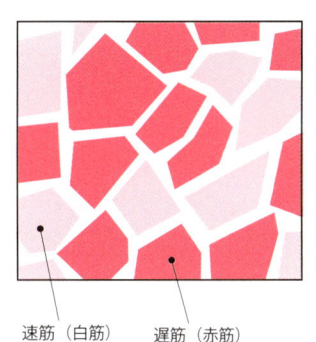

長距離ランナーや水泳の選手の筋繊維は、「遅筋」（赤筋）の割合が多い

速筋（白筋）　　遅筋（赤筋）

短距離ランナーや重量挙げの選手の筋繊維は、「速筋」（白筋）の割合が多い

速筋（白筋）　　遅筋（赤筋）

４．筋収縮の種類

　筋収縮には以下のような４種類があります。上腕二頭筋を例に解説します。

①アイソメトリック・コントラクション
　（等尺性収縮）

…肘を動かさないで重たいものを持っている場合の、上腕二頭筋の筋収縮をいいます。

②コンセントリック・コントラクション
　（短縮性収縮）

…肘を曲げて重たいものを持ち上げる場合の、上腕二頭筋の筋収縮をいいます。

③エキセントリック・コントラクション
　（伸張性収縮）

…肘を伸ばして重たいものを下ろす場合の、上腕二頭筋の筋収縮をいいます。

④アイソトニック・コントラクション
　（等張力性収縮）

…上記②と③で、肘を動かして行う場合の上腕二頭筋の筋収縮をいいます。ダンベルなどでトレーニングする場合は、肘を曲げる動作（短縮性収縮）よりも、肘を伸ばしながら行う動作（伸張性収縮）のほうが効果的だといわれています。

■ アイソメトリック・コントラクション

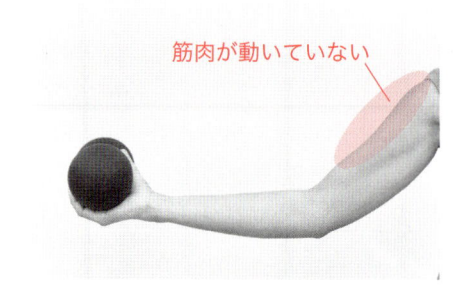

筋肉が動いていない

■ コンセントリック・コントラクション

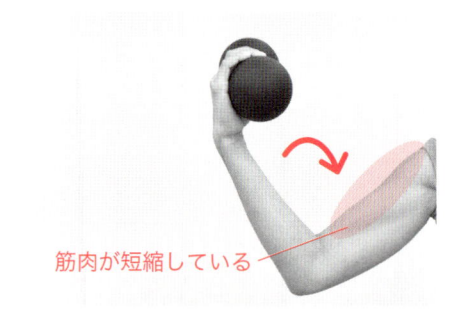

筋肉が短縮している

■ エキセントリック・コントラクション

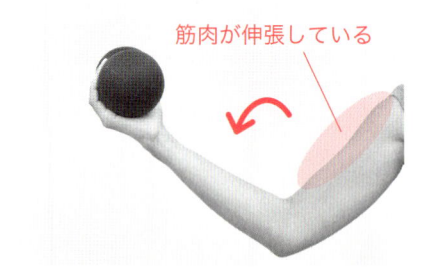

筋肉が伸張している

5．筋力と筋出力

「筋力」とは、筋肉が収縮する時に出せる力のことで、筋肉の断面積の大きさに比例して出せる力に、筋出力の要素を加えたものです。一般的に、筋断面積 1 ㎠あたりの筋力は、5～10kg とされています。

「筋出力」とは、脳から神経を介して筋肉に信号が到達する割合や、1 本の運動神経がどれだけの筋繊維を動かせるかなどの要素を加味した力をいいます。筋出力には、その筋肉がリラックスしているかどうかも関係するため、同じ筋断面積であっても、人によって出せる力が異なります。つまり、体を動かすということは、筋肉の太さだけではなく、筋肉を動かす神経系がどの程度スムーズに働いているかも重要な要素となるのです。

そのため、特に高齢者の場合、筋肉量を増やしただけではあまり筋力向上には結びつかないことがあります。例えば、立ち上がる動作を改善する場合、立ち上がりに使う筋肉を強化するだけでは、動作を改善できない場合もあるのです。

高齢者に限らず、私たちの筋肉にとって重要なのは、神経の伝達能力です。神経と筋肉は繋がっているため、筋肉は脳からの指令を受けて動作が開始されます。つまり脳の指令によって、神経系が働き始め、それに伴う筋線維の稼働率が上昇して、様々な動作が可能となるのです。

日頃運動をしていない人は、脳が指令を出しても筋肉があまり働かない場合があります。

一方、日頃運動をしている人は、脳が指令を出すと多くの筋肉が働きはじめます。

とはいえ、日頃運動をしていない人でも、トレーニングを開始すると、徐々に筋肉が動きやすくなってきます。これを、「筋肉が目覚めるため時間」（神経適応期間）といいます。

そしてさらに、トレーニングを継続していくと、神経適応期間が終わり、徐々に筋断面積が大きくなっていく「筋肥大期間」に入ります。ここでやっと運動能力の向上がみられるのです。

ちなみに 1 回で持ち上げられる最大重量のことを「最大筋力」といいます。

■ 筋肉強化による筋繊維の変化

○…一度に使える繊維
●…使えていない繊維

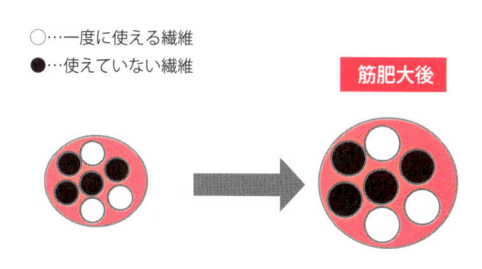

筋肥大後

筋繊維 1 本 1 本が太くなる

○…一度に使える繊維
●…使えていない繊維

神経系の機能改善後

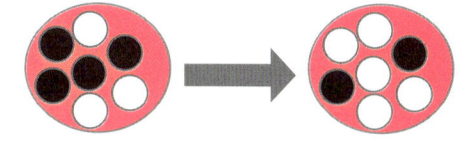

使えていなかった筋繊維が使えるようになる

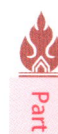

6. レジスタンス運動と超回復

　高齢者の運動といえば、以前はウォーキングや健康体操などの心肺機能や柔軟性を高めるような運動が中心でした。しかし、これらの運動だけでは、筋力低下を食い止めにくいことがわかってきました。そこで、自分の体重やチューブ、弾力性ゴムシート、ダンベルなどを利用した重さに対し抵抗するレジスタンス運動が注目されています。

　レジスタンス運動で、重さにしっかりと抵抗すると筋線維の一部が破断されることがありま

す。それが筋肉痛の原因になります。そして、それが修復される時に、もとの筋線維よりも少し太い状態になります。これを「超回復」と呼び、これを繰り返すことによって筋断面積が大きくなり、筋力がアップしていきます。

　筋力のトレーニングは、この仕組みを利用して、最大筋力に近い負荷でレジスタンス運動を行い、筋肉が修復されるまでの2〜3日間は休息をとります。その後、またレジスタンス運動と休息を繰り返し、徐々に筋力をアップしてトレーニングを進めていきます。

■ 筋肉痛が起こる仕組み

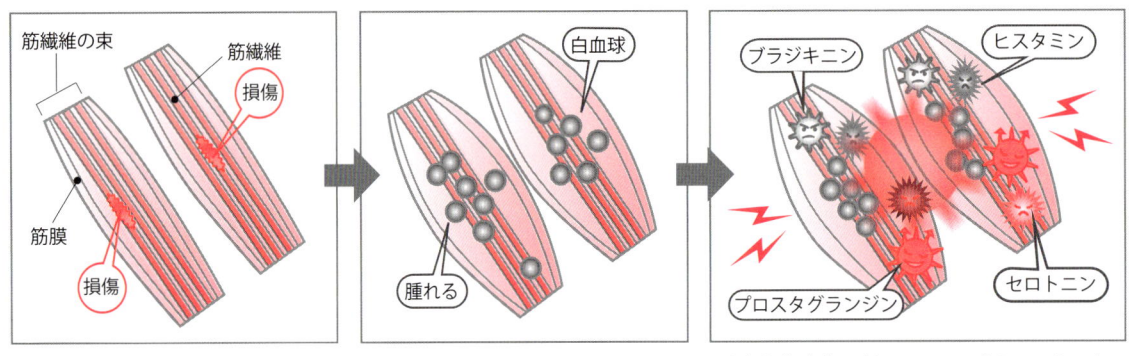

レジスタンス運動で、筋肉の一部がが損傷する

その傷を修復するために白血球が集まり、炎症が起きる

発痛物質（ブラジキニン、ヒスタミン、セロトニン、プロスタグラジン）が生産され、痛みを感じる

■ 筋肉増強のメカニズム

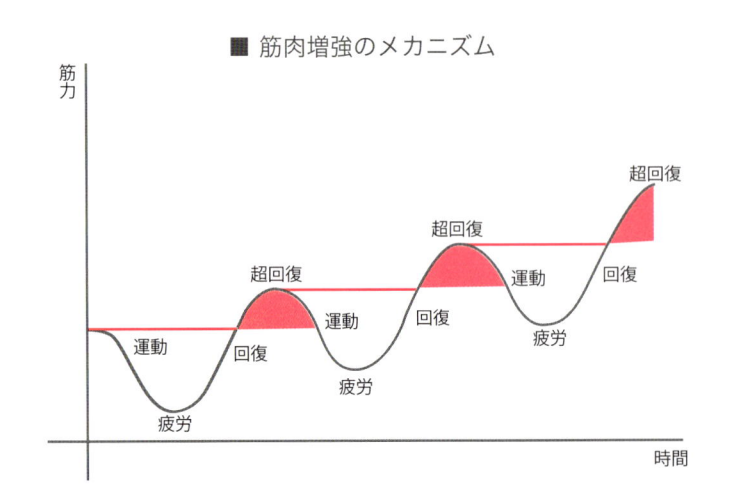

7．ストレッチとは

　ストレッチ（またはストレッチング）は、スポーツやマッサージにおいて、体のある筋肉を良好な状態にする目的で、その筋肉を引っ張って伸ばす動作のことをいいます。筋肉の柔軟性を高め関節の可動域を広げるなど、次のようなメリットがあります。

①筋肉や結合組織の柔軟性が改善される。
②筋肉の緊張が緩和される（肩こりなど、こりが緩和される）。
③血流が改善され、むくみも改善される。
④筋肉を動かす神経機能が向上される。
⑤筋萎縮が抑制される。
⑥骨格のゆがみが改善される。
⑦筋断裂などの怪我を予防できる。

■ 筋繊維の状態の変化

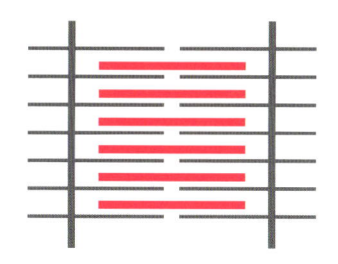

筋繊維が収縮している状態

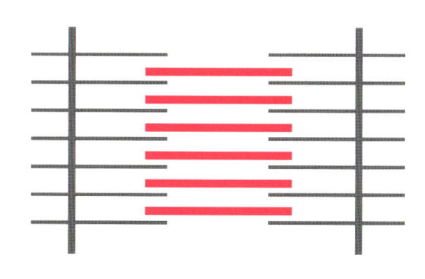

筋繊維が伸展してている状態

8．伸張反射とは

　ストレッチを行う上で、伸張反射の理論を理解する必要があります。筋肉には、伸びたり縮んだりした時の状態を察知する、2つの運動感覚器官（センサー）があります。

①筋紡錘
…主に筋腹にあり、筋肉の長さと縮む速度や伸ばされる速度を感知する器官。

②ゴルジ腱器官
…筋肉と腱のつなぎの部分にあり、筋線維に対して直列に結合し、筋肉の張力を感知する器官。

　筋肉が急激に引き伸ばされると、それを筋紡錘やゴルジ腱器官が察知して脊髄に伝えます。脊髄では急激に筋肉が伸ばされることで起きる筋損傷などを防ぐため、すぐに筋肉を収縮させる判断をし、「収縮しろ」という指令を出します。こうして、急激に引き伸ばされた筋肉を収縮させる「防衛反応」が起きるのです。これを伸張反射といいます。

■ 伸張反射のしくみ

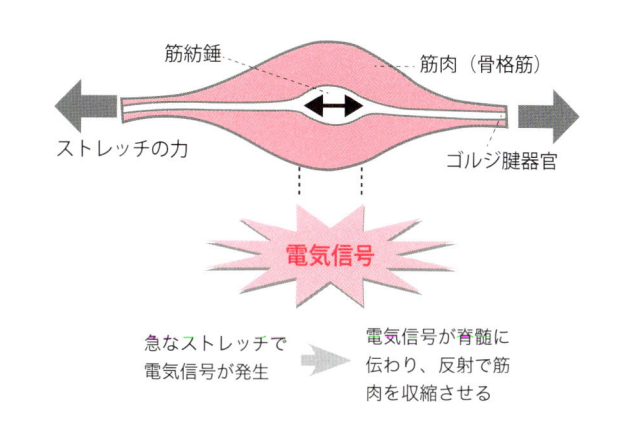

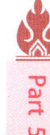

筋肉を伸ばすことが目的のストレッチでは、反動をつけて行うと「これ以上伸ばすと危険」という伸張反射が運動感覚器官から脳に送られ、逆に筋肉を収縮させてしまいます。そのため、ゆっくりとストレッチすることが重要になるのです。

9．筋肉の強化とストレッチ

　バスタオル体操による筋肉の強化とストレッチについてです。

①筋肉の強化

　バスタオル体操では、筋肉を強化するためアイソメトリック・コントラクション（等尺性収縮）やアイソトニック・コントラクション（等張力性収縮）を用います。

　例えば、体の後ろでバスタオルを持ち、右腕で抵抗して左手を外に引っ張ると、主に右の三角筋の筋肉強化になります（実技本文中、主に強化される筋肉には、このように下線が引いてあります）。

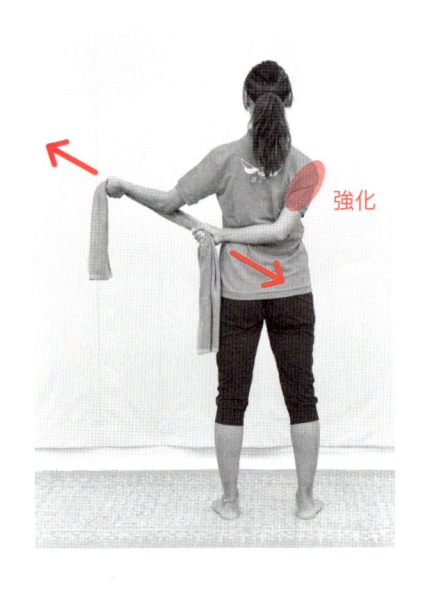

②筋肉のストレッチ

　バスタオル体操では、関節の可動域を広げるために、筋肉や腱を伸ばしていきます。筋肉強化とは違い、筋肉や腱の力を抜いて、リラックスさせることが重要です。

　例えば、体の後ろでバスタオルを持ち、右腕の力を抜いて左手を外に引っ張ると、主に右の三角筋のストレッチになります（実技本文中、主にストレッチされる筋肉には、このように点線が引いてあります）。

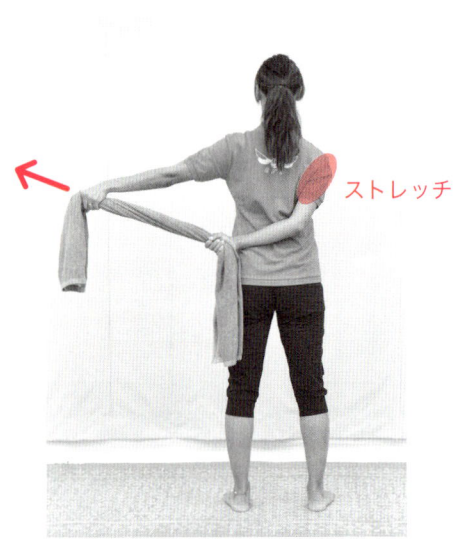

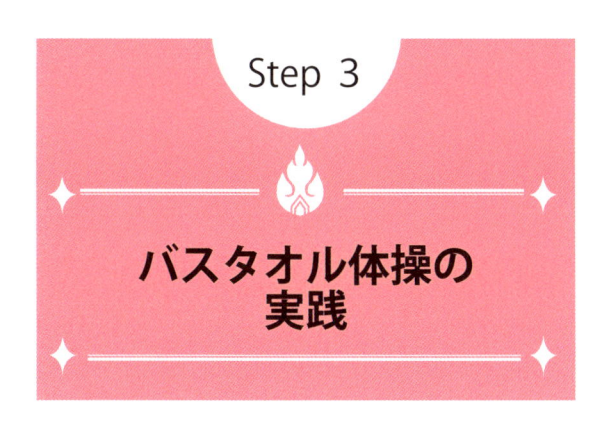

◎ 立位のバスタオル体操

※準備動作と1～4の動作は、椅子に座った状態でも行えます（各動作2～3回行う）。

○準備動作（呼吸の練習）

　お腹に手を当てる。一旦息を吸って、吐きながら手でお腹を3回（初心者は1回）押して息を吐ききる。手でお腹を押したまま息を吸って、最後にゆっくりと手の力を緩めて息を吐く。この呼吸法を2～3回練習する。

※この呼吸法は、動作中にも行うことで、腹筋・横隔膜・肋間筋が強化され、深い呼吸をするための必要なトレーニングになる。

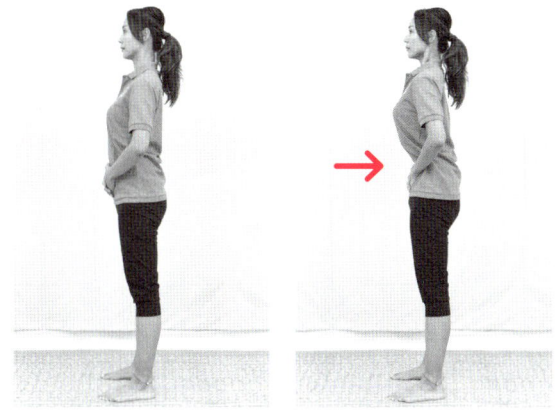

お腹に手を当てて、呼吸とともにお腹を動かす

1．腰部（腰痛、背部痛、肩こり）

①伸展：僧帽筋・広背筋・脊柱起立筋の強化

　バスタオルを肩幅に持ち、体の前に構える。一旦息を吸い、呼吸法を使い、手を頭の上に挙げ、腰を反らす。そのまま息を吸い、吐きながらゆっくりと戻す。この時、体は反りすぎないようにする。

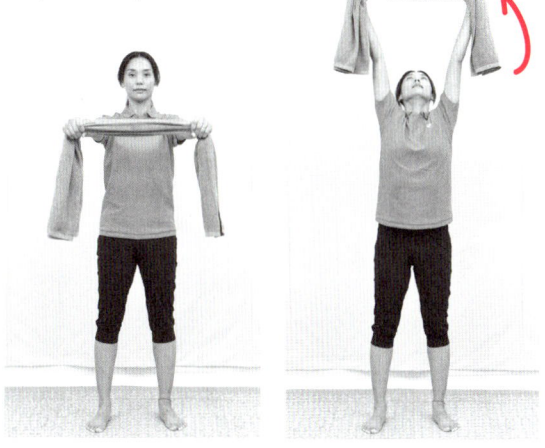

タオルを頭上に挙げて、腰を反らす

②屈曲：広背筋・脊柱起立筋・ハムストリング・腓腹筋のストレッチ

　バスタオルを肩幅に持ち、体の前に構える。一旦息を吸い、呼吸法を使い、手を下に降ろし、前屈する。そのまま息を吸い、吐きながらゆっくりと戻す。

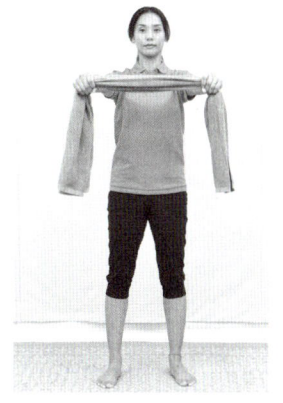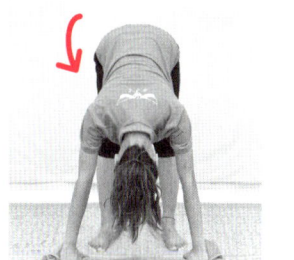

手を降ろしながら前屈する

③回旋：広背筋・菱形筋・三角筋のストレッチ

バスタオルを肩幅に持ち、体の前に構える。一旦息を吸い、呼吸法を使い、体を左に捻る。そのまま息を吸い、吐きながらゆっくりと戻す。反対側も行う。

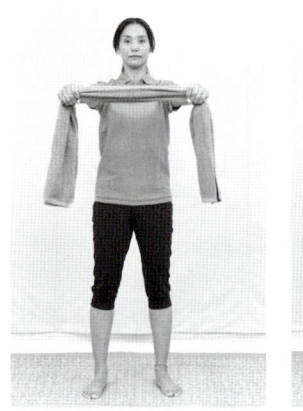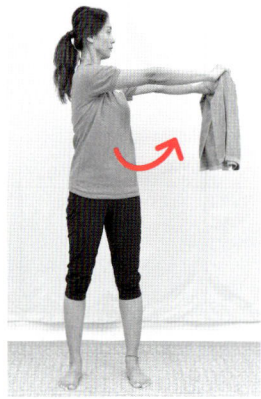

タオルを前に持ったまま体を捻る

④側屈：広背筋・脊柱起立筋・前鋸筋のストレッチ

バスタオルを肩幅に持ち、頭の上で構える。一旦息を吸い、呼吸法を使い、体を左に傾ける。そのまま息を吸い、吐きながらゆっくりと戻す。反対側も行う。

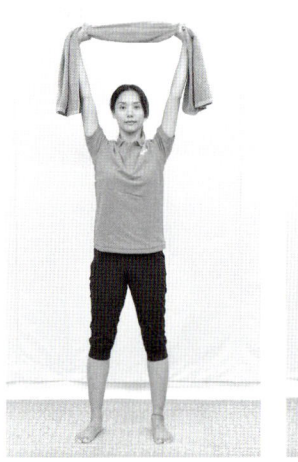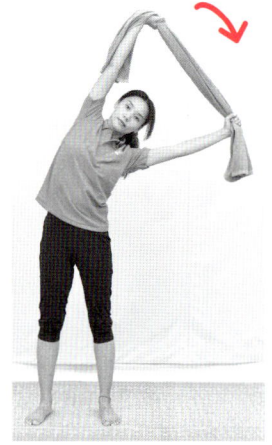

タオルを頭上に構えて、体を傾ける

２．頚部（ストレイトネック、頚椎ヘルニア、手のしびれ）

①伸展：僧帽筋・広背筋・脊柱起立筋の強化

バスタオルを後頭部に当てる。一旦息を吸い、呼吸法を使い、手を前に引き、頭を後ろに伸展する。そのまま息を吸い、吐きながらゆっくりと戻す。

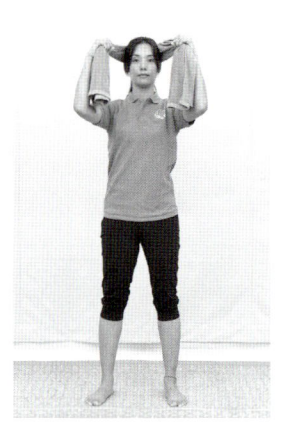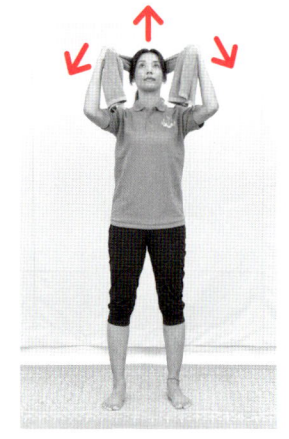

バスタオルを後頭部に当てて、手と頭を逆方向に引き合う

②屈曲：僧帽筋・頭板状筋・頚板状筋・肩甲挙筋のストレッチ

バスタオルを後頭部に当てる。一旦息を吸い、呼吸法を使い、手を前に引き、首の力を抜いて、首の後ろをストレッチする。そのまま息を吸い、吐きながらゆっくりと戻す。

ストレッチは気持ちが良い程度に行う。

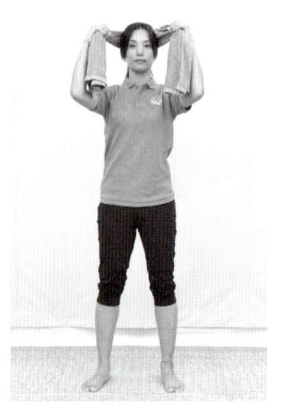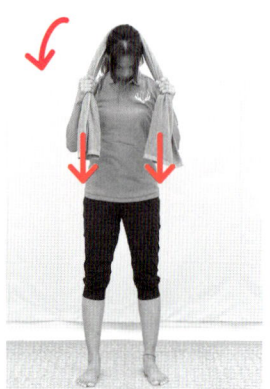

首の力を抜いてストレッチ

③牽引：胸鎖乳突筋・僧帽筋・肩甲挙筋・頸椎のストレッチ

バスタオルを後頸部に当てる。一旦息を吸い、呼吸法を使い、首を左に傾け右頸部をストレッチする。そのまま息を吸い、吐きながらゆっくりと戻す。反対側も行う。最後に首を後ろに傾け、頸椎を牽引する。

ストレッチは気持ちが良い程度に行う。

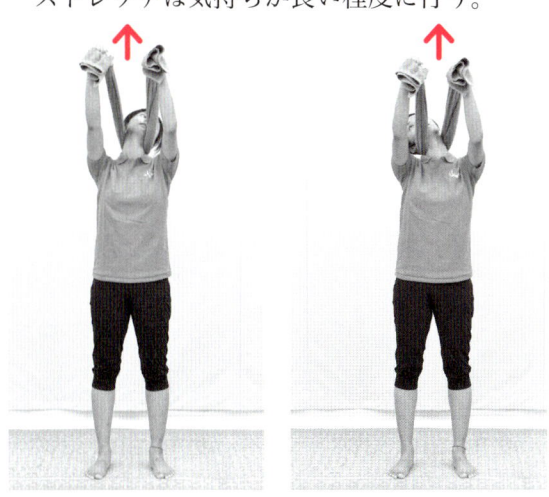

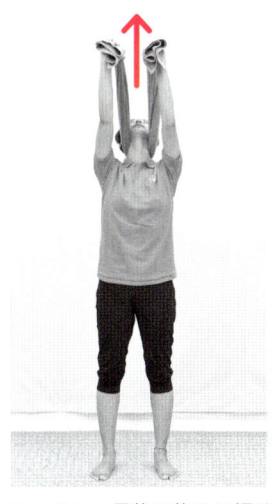

首を左右にストレッチし、最後に後ろに傾けて牽引

3．肩関節（肩こり、50肩）

①内転：僧帽筋・三角筋・大胸筋のストレッチ

左手を後ろに回し、バスタオルを右手で横に伸ばすように持つ。一旦息を吸い、呼吸法を使い、右手を横に伸ばし左肩関節をストレッチする。そのまま息を吸い、吐きながらゆっくりと戻す。反対側も行う。

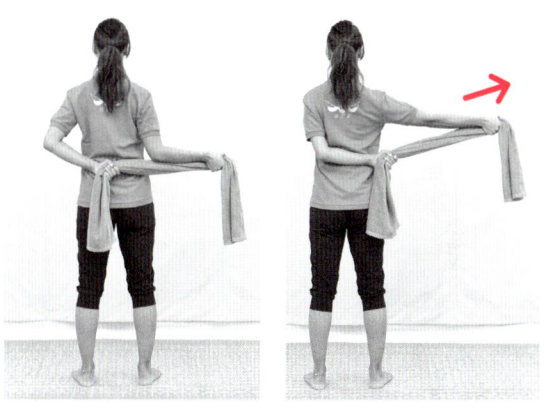

片方の手を後ろに回して肩関節をストレッチする

②内旋：僧帽筋・三角筋・大胸筋のストレッチ

左手を後ろに回し、バスタオルを右手で上に伸ばすように持つ。一旦息を吸い、呼吸法を使い、右手を上に伸ばし左肩関節をストレッチする。そのまま息を吸い、吐きながらゆっくりと戻す。反対側も行う。

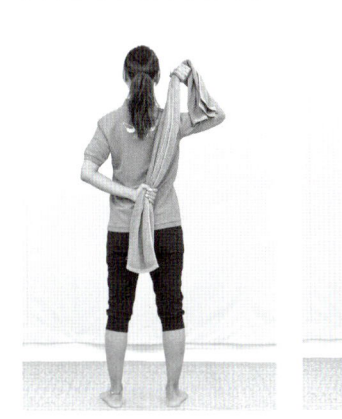
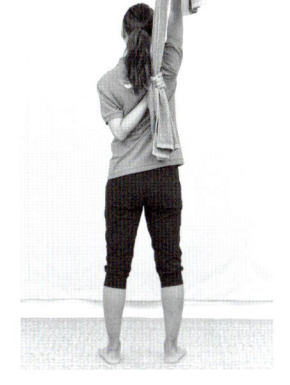

背中側でタオルを上に伸ばして、肩関節をストレッチ

③屈曲：三角筋・棘上筋・棘下筋・菱形筋のストレッチ

左手を前から、右手を後ろから回し、バスタオルを右肩にかけるように持つ。一旦息を吸い、呼吸法を使い、右手を下に伸ばし左肩関節をストレッチする。そのまま息を吸い、吐きながらゆっくりと戻す。反対側も行う。

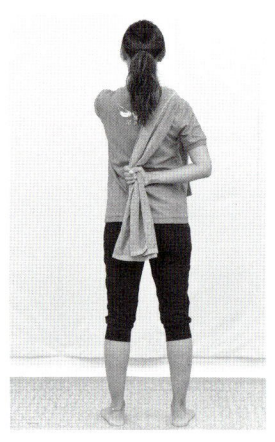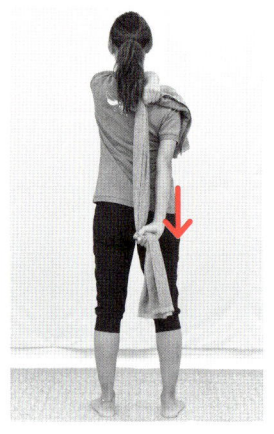

タオルを肩にかけたまま下に引いて、肩関節をストレッチ

④外旋：三角筋・僧帽筋・菱形筋・広背筋の強化

左手でバスタオルを持ち、肘に引っかけて右手は左脇から持つ。一旦息を吸い、呼吸法を使い、左肘を外に開き、右手で抵抗する。そのまま息を吸い、吐きながらゆっくりと戻す。反対も行う。

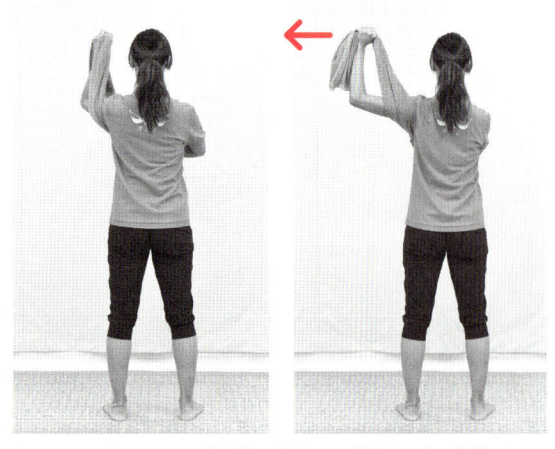

タオルを引っかけた肘を外に開き、反対側の手で拮抗する

4．上腕部、胸部（ふりそで予防、バストアップ、猫背）

①上腕三頭筋の強化

左肩にタオルをかけて両手で持つ。一旦息を吸い、呼吸法を使い、左手を前に伸ばす（その時、拳を捻るように突き出す）。そのまま息を吸い、吐きながらゆっくりと戻す。反対側も行う。

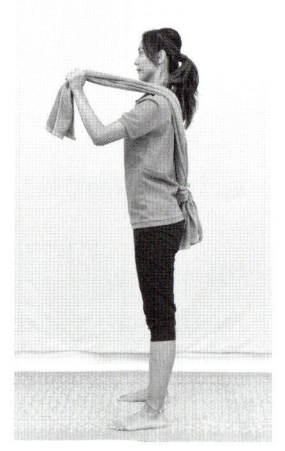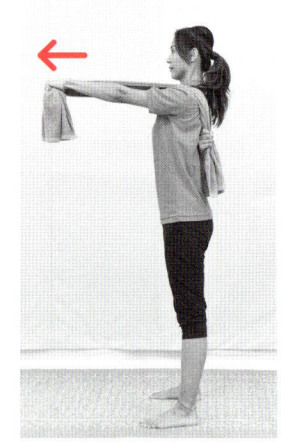

タオルを肩にかけて、手を前に突き出す

②大胸筋・三角筋・上腕二頭筋の強化

両脇からバスタオルを通して脇で挟む。一旦息を吸い、呼吸法を使い、さらに両手を顔の前で近づける。そのまま息を吸い、吐きながらゆっくりと戻す。

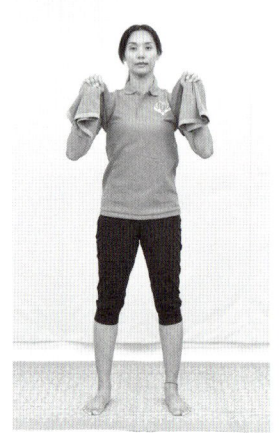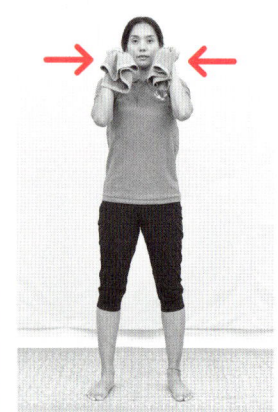

両脇を通したタオルを顔の前で近づける

③大胸筋・三角筋・上腕二頭筋のストレッチ

両手を後ろに回し、バスタオルをつかむ。一旦息を吸い、呼吸法を使い、さらに両手を上に挙げ胸を開く。そのまま息を吸い、吐きながらゆっくりと戻す。

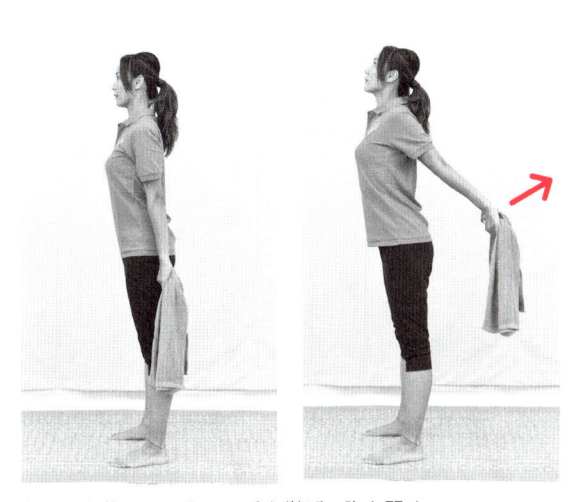

タオルを後ろでつかみ、手を挙げて胸を開く

5．背部、脚部（腰痛予防、転倒予防、バランス力強化）

①脊柱起立筋の強化

左足でタオルを踏む。一旦息を吸い、呼吸法を使い、両手でバスタオルを引っ張る。この時、腰は反るようにする。そのまま息を吸い、吐きながらゆっくりと戻す。反対側も行う。

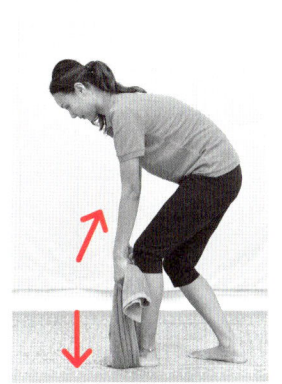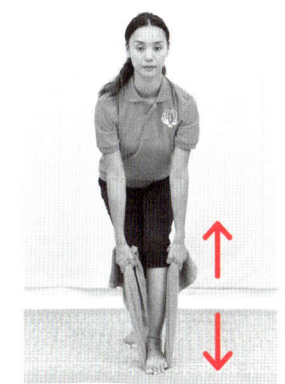

片足でタオルを踏んだまま、手でタオルを引っ張る

②腸腰筋の強化

両手でバスタオルを持つ。左足からバスタオルをまたいで、一周する。次に右足からバスタオルをまたいで、一周する。左右数回行う。転倒しないように、必ずまたいでから回す。この時は自由呼吸で行う。

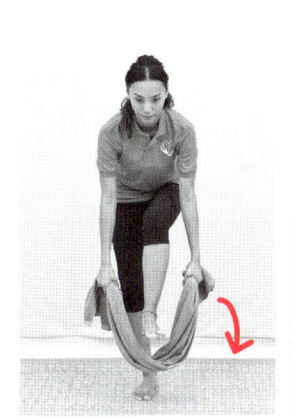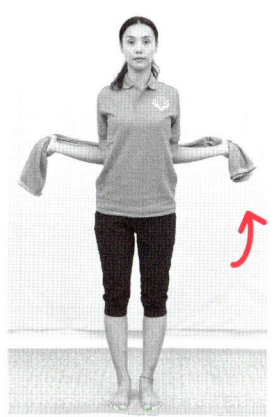

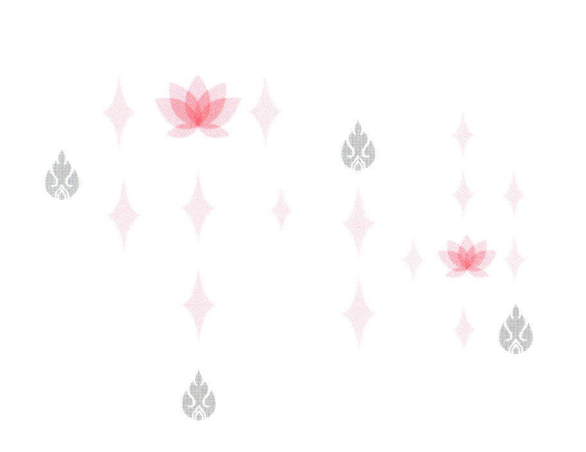

タオルで縄跳びをするようにまたぐ

◎ 座位のバスタオル体操1

---

1. 肩部、胸部（肩こり、首のこり、手のしびれ、呼吸筋強化）

①僧帽筋・広背筋のストレッチ

　左肩にバスタオルをかけ、胸の前でバスタオルを交差して絞る。一旦息を吸い、呼吸法を使い、首を右に傾け、左首をストレッチする。そのまま息を吸い、吐きながらゆっくりと戻す。

　次に同じように首を左に傾け、右首をストレッチして、左肩を圧迫する。そのまま息を吸い、吐きながらゆっくりと戻す。反対側も行う。

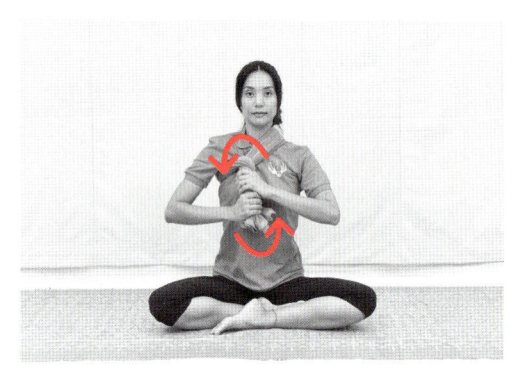

タオルを肩と脇から前に出して、交差させて絞る

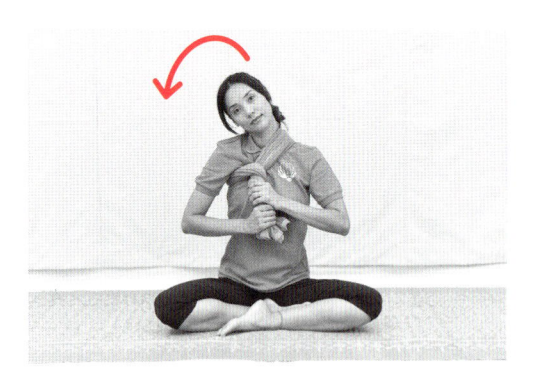

首を傾けてストレッチ

②内外肋間筋・横隔膜の強化

　両脇からバスタオル前で交差し、両手で引っ張る。一旦息を吸い、呼吸法を使い、さらに両手で絞る。そのまま息を吸い、吐きながらゆっくりと戻す。

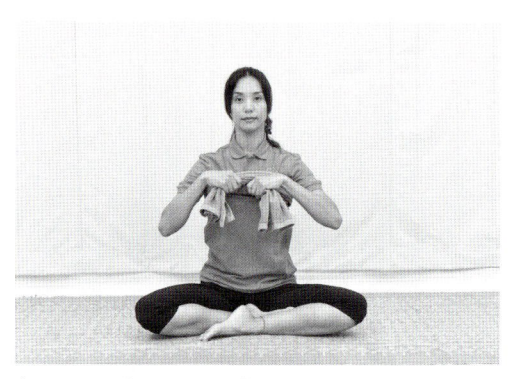

タオルを両脇を通して交差させる

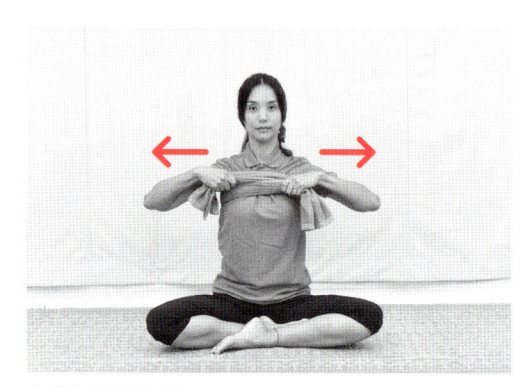

タオルを両手で絞る

２．脚部（坐骨神経痛、むくみ、膝痛、足の疲れ）

①ハムストリング・腓腹筋のストレッチ

左足を横に出して座り、つま先にバスタオルをかける。一旦息を吸い、呼吸法を使い、両手でバスタオルを引っ張り、ハムストリングと腓腹筋をストレッチする。この時、腰は反るようにする。そのまま息を吸い、吐きながらゆっくりと戻す。そのまま、次の筋強化を行う。

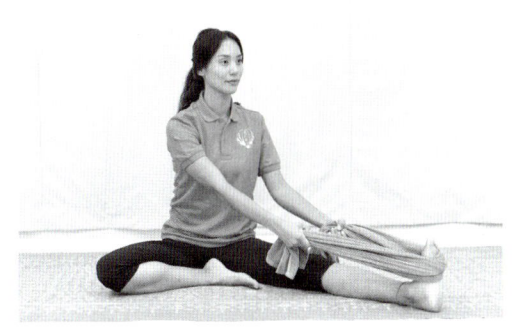

つま先にタオルをかける

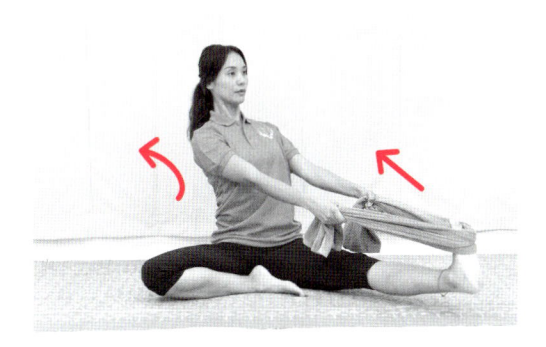

腰を反るようにしながらタオルを引っ張る

②腓腹筋の強化

つま先にバスタオルをかける。一旦息を吸い、呼吸法を使い、両手でバスタオルを引っ張り、つま先を伸ばす。そのまま息を吸い、吐きながらゆっくりと戻す。次の筋強化を行う。

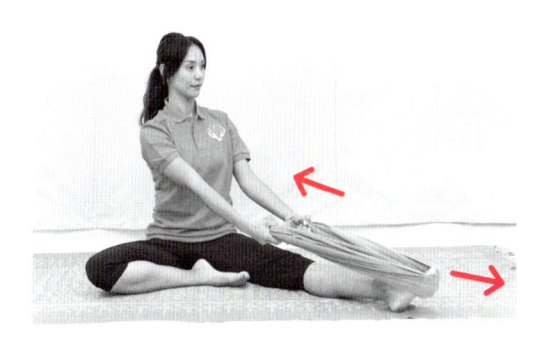

タオルを両手で引っ張り、つま先を伸ばす

③大腿四頭筋の強化

土踏まずにバスタオルをかけ、膝を曲げる。一旦息を吸い、呼吸法を使い、両手でバスタオルを引っ張りながら膝を伸ばす。そのまま息を吸い、吐きながらゆっくりと戻す。反対側も①②③と行う。

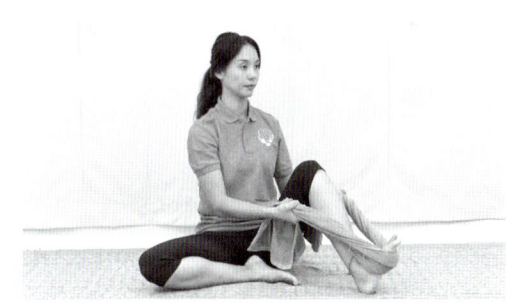

土踏まずにタオルをかけて膝を曲げる

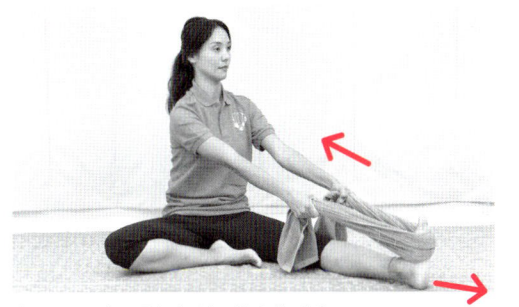

タオルを引っ張りながら膝を伸ばす

3．殿部、腹部（腰痛予防、膝痛、失禁予防）

①中殿筋・大腿筋膜張筋・外側広筋の強化

膝を近づけて座り、膝の周りをバスタオルで巻く。一旦息を吸い、呼吸法を使い、両手でバスタオルを引っ張りながら膝を開く。そのまま息を吸い、吐きながらゆっくりと戻す。

②内転筋群・内側広筋・骨盤底筋群の強化

膝の間にバスタオルを挟み、手を後ろについて座る。一旦息を吸い、呼吸法を使い、両膝でバスタオルを挟み、お尻を上げて肛門と尿道を閉める。

そのまま息を吸い、吐きながらゆっくりと戻す。

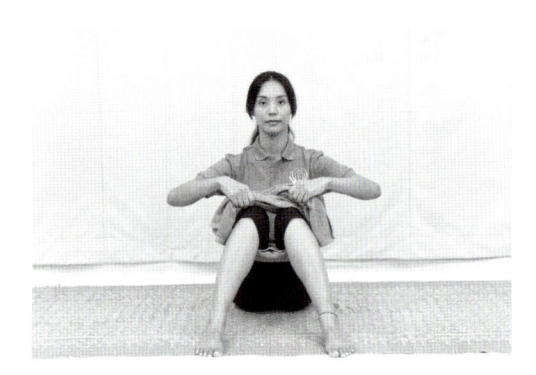

膝をタオルで巻く

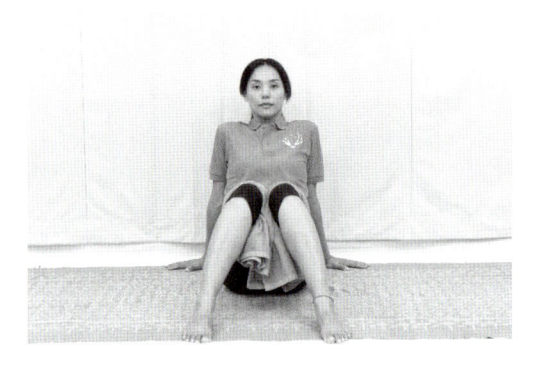

膝の間にタオルを挟み、手は後ろにつく

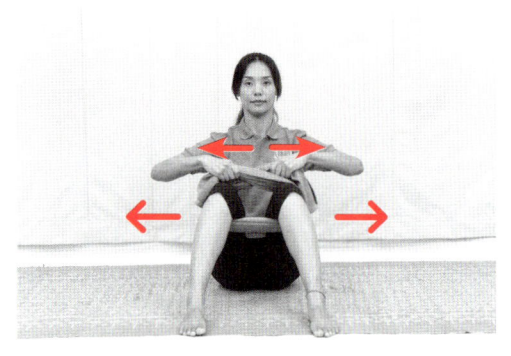

手はタオルを引っ張り、膝は開く

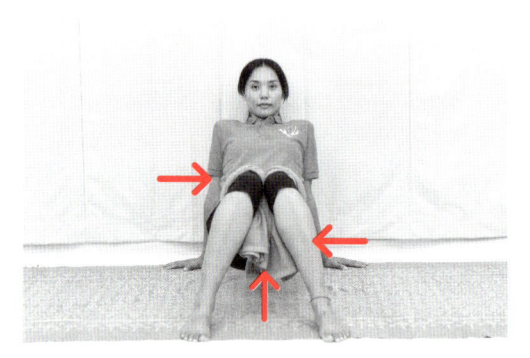

お尻を上げて肛門と尿道を閉める

③腹筋・腸腰筋の強化

仰向けに寝て膝を曲げ、足底にバスタオルをかける。両手でバスタオルを引っ張りながら膝を伸ばし、腹筋を使ってゆっくり起きる。同じ動作を 10 回繰り返す。この時は、反動をつけないで行う。

そのまま両手でバスタオルを引っ張り、膝を伸ばして倒れないようにバランスをとる（約30 秒）。

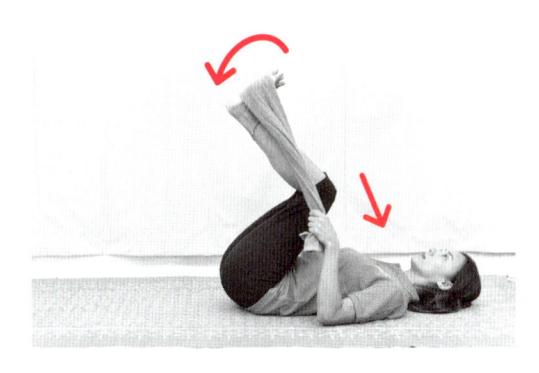

足底にタオルをかけ、ゆっくり起きる

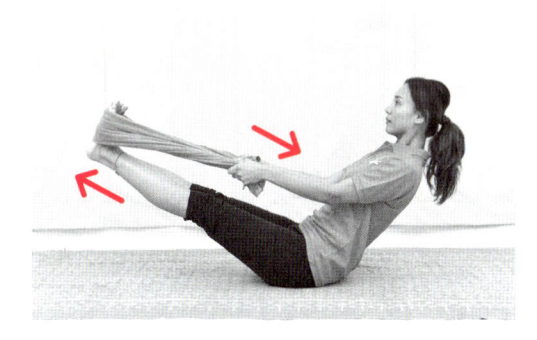

バランスをとる

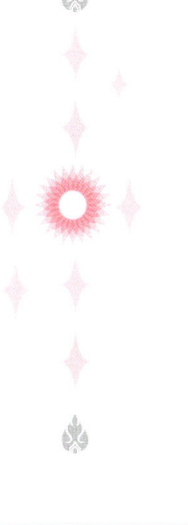

Part 5　バスタオル体操

◎ 仰向けのバスタオル体操

1．脊柱

①頸部のストレッチ（ストレイトネック）

　バスタオルで結び目を作り、それを首の後ろに当て、仰向けに寝る。一旦息を吸い、呼吸法を使い、両手を上に挙げ、頸椎を圧迫する。そのまま息を吸い、吐きながらゆっくりと戻す。その後、少しリラックスする。

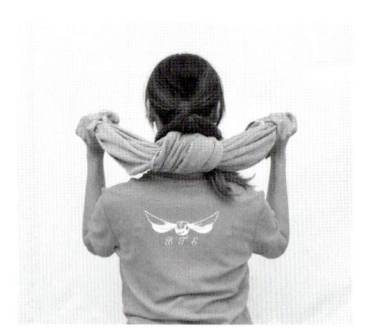

タオルの結び目を首の後ろに当てる

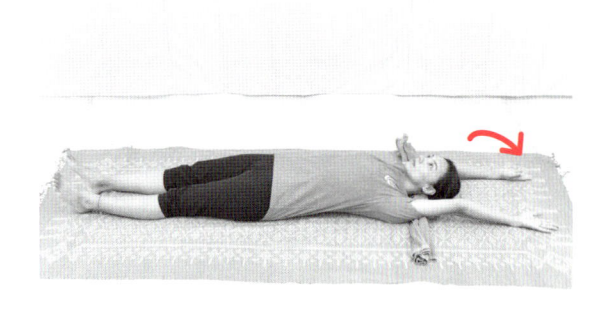

仰向けに寝て、両手を挙げて頸椎を圧迫

②背部のストレッチ（猫背）

　結び目を左肩甲骨間に当て、仰向けに寝る。一旦息を吸い、呼吸法を使い、両手を上に挙げ、肩甲骨間を圧迫する。そのまま息を吸い、吐きながらゆっくりと戻す。その後、少しリラックスする。反対側も行う。

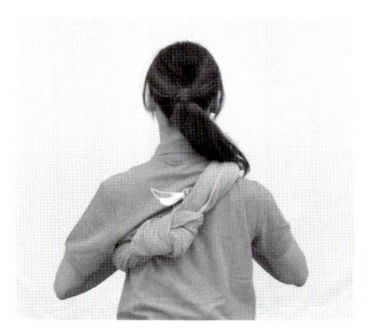

タオルの結び目を左肩甲骨間に当てる

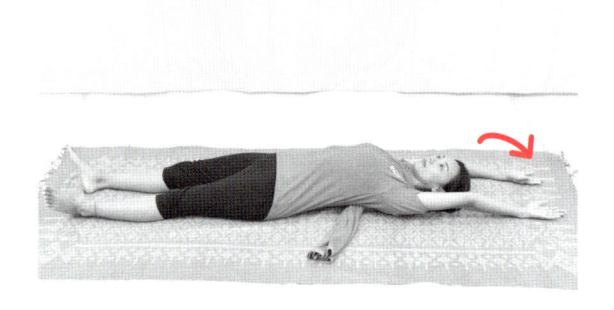

仰向けに寝て、両手を挙げて左肩甲骨間を圧迫

③腰部のストレッチ（腰痛）

　結び目を左腰に当て、仰向けに寝る。両手で左膝を抱え、一旦息を吸い、呼吸法を使い、左膝を胸に引き寄せ、左腰を圧迫する。そのまま息を吸い、吐きながらゆっくりと戻す。その後、少しリラックスする。反対側も行う。

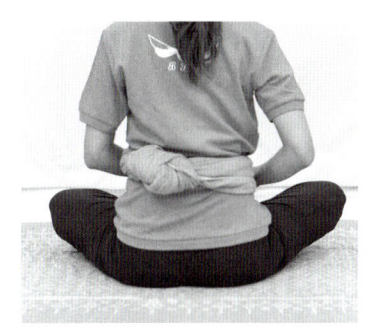

タオルの結び目を左または右の腰に当てる

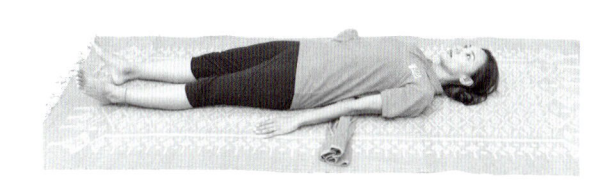

仰向けに寝る

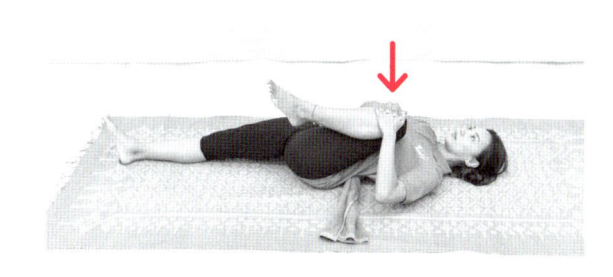

両手で膝を抱えて腰を圧迫

④仙骨部のストレッチ（坐骨神経痛、婦人科疾患）

　結び目を仙骨に当て、仰向けに寝る。両手で両膝を抱え、一旦息を吸い、呼吸法を使い、両膝を胸に引き寄せ、仙骨を圧迫する。そのまま息を吸い、吐きながらゆっくりと戻す。その後、少しリラックスする。

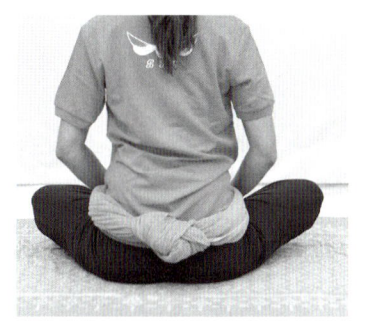

タオルの結び目を仙骨に当てる

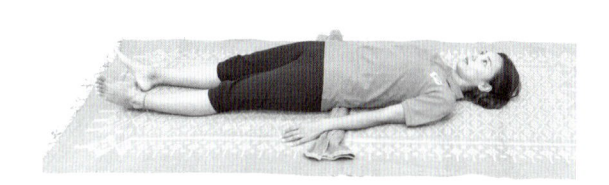

仰向けに寝る

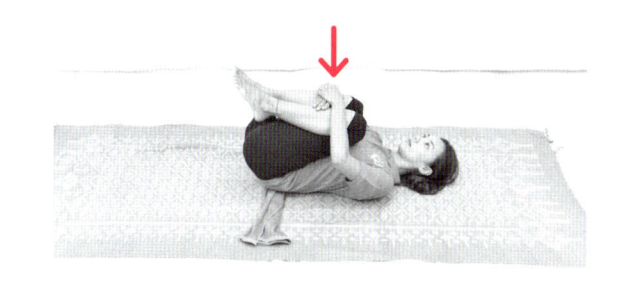

両手で膝を抱えて仙骨を圧迫

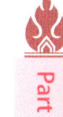

2．大腿部、殿部（股関節痛、坐骨神経痛、肝臓病・腎臓病予防）

①ハムストリングのストレッチ

　結び目を左足底に当て、仰向けに寝る。一旦息を吸い、呼吸法を使い、両手でバスタオルを引っ張り、ハムストリングをストレッチする。そのまま息を吸い、吐きながらゆっくりと戻す。

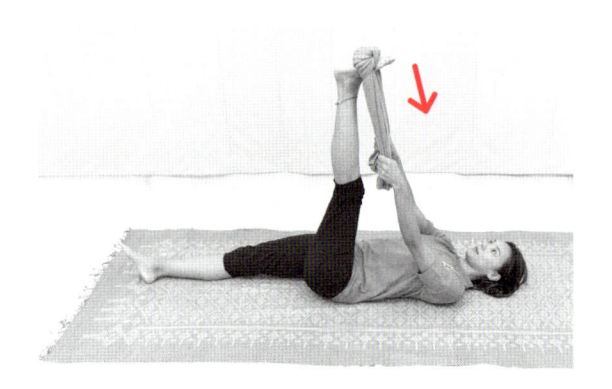

タオルの結び目を足底に当てて足を挙げる

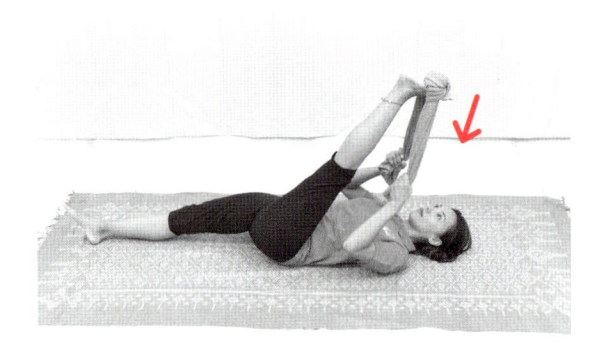

タオルを手前に引っ張り、ストレッチ

②内転筋群のストレッチ

　左手でバスタオルを持ち、右手は外に開いておく。一旦息を吸い、呼吸法を使い、左手でバスタオルを体の外側から頭のほうに引っ張り、ハムストリングと内転筋をストレッチする。そのまま息を吸い、吐きながらゆっくりと戻す。

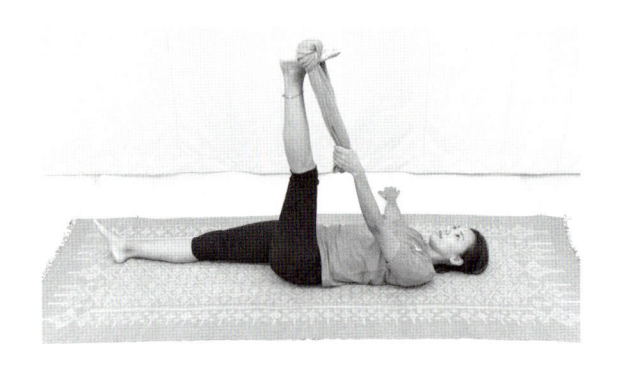

結び目を足底に当て、もう片方の手は外に開いておく

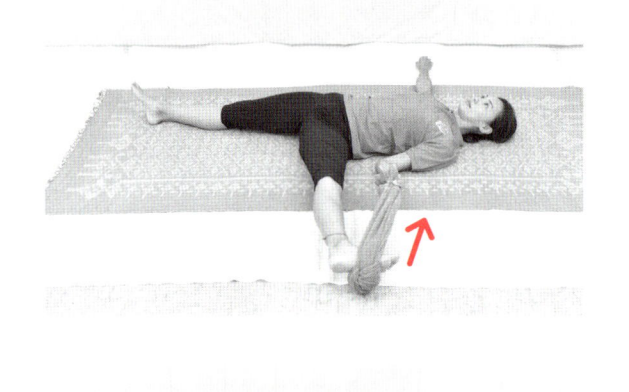

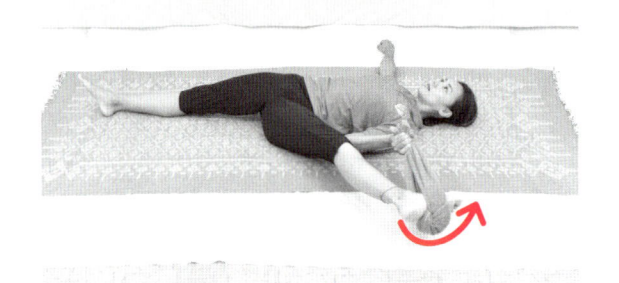

タオルを体の外側に引っ張り、ストレッチ

③大殿筋のストレッチ

　右手でバスタオルを持ち、左手は外に開いて
おく。一旦息を吸い、呼吸法を使い、右手でバ
スタオルを右側に引っ張り、大殿筋をストレッ
チする。そのまま息を吸い、吐きながらゆっく
りと戻す。

　①②③を反対側も行う。

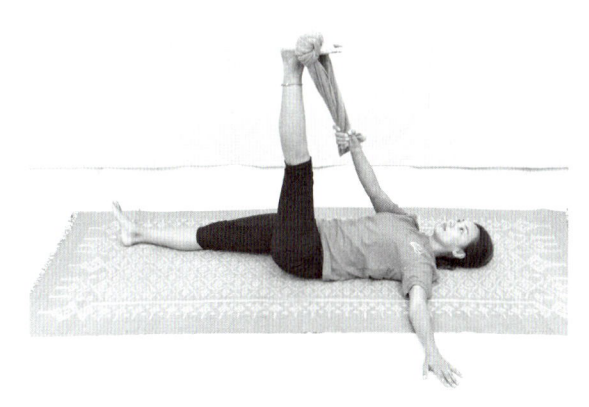

結び目を足底に当て、もう片方の手は外に開いておく

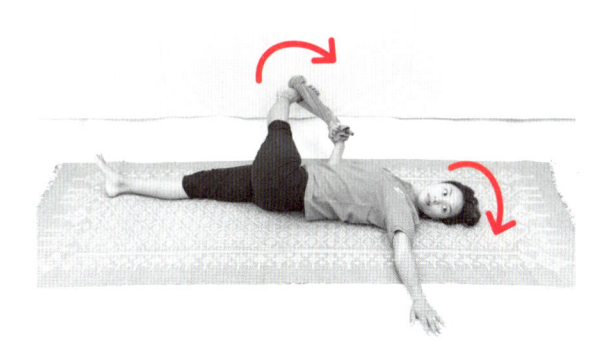

タオルを体の内側に引っぱり、ストレッチ

◎ 座位のバスタオル体操2

1. 脚部、腹部 (足のむくみ、猫背、呼吸筋強化）

①腓腹筋の圧迫、背筋の強化

　バスタオルの結び目をほどいて、2つ折りにする。それをふくらはぎの中央に挟んで正座し、お腹の前で手を組む。一旦息を吸い、呼吸法を使い、両手を組んで上に挙げ、背筋を伸ばす。そのまま息を吸い、吐きながらゆっくりと戻す。

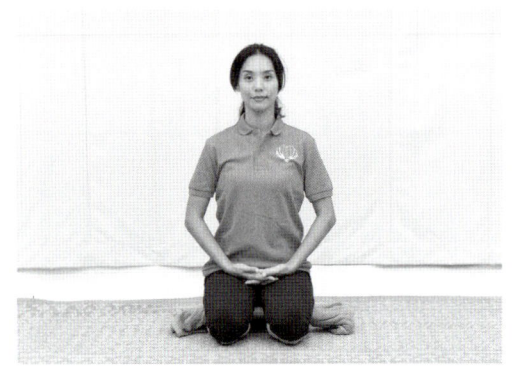

2つ折りのタオルを挟んで正座

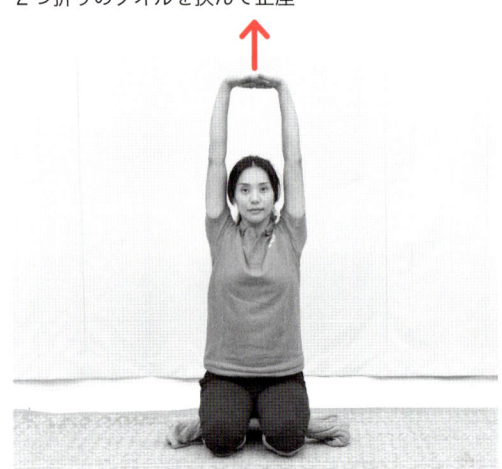

両手を挙げて背筋を伸ばす

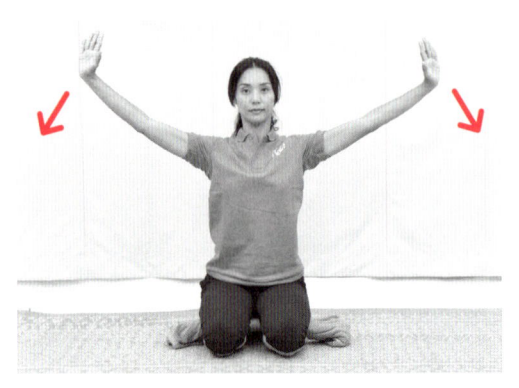

手を開いて元に戻す

②腹直筋・外腹斜筋・内腹斜筋・腹横筋の強化

バスタオルを腰から回し、お腹の前で交差して両手で引っ張る。一旦息を吸い、呼吸法を使い、さらに両手で絞る。そのまま息を吸い、吐きながらゆっくりと戻す。

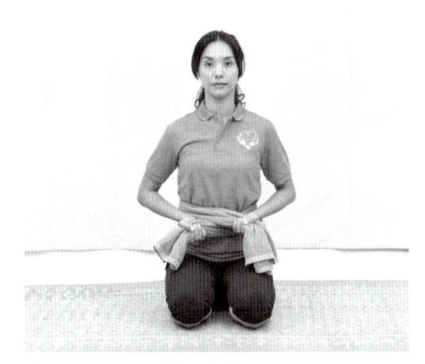

タオルをお腹の前で交差

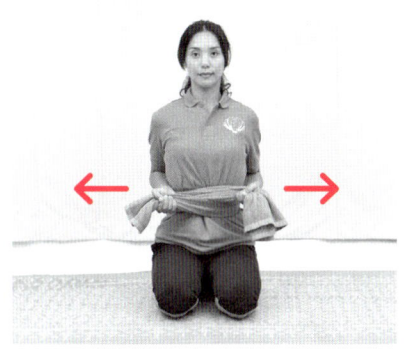

両手で引っ張り、絞る

2．呼吸の確認

バスタオルを外し、お腹に手を当てて座る。一旦息を吸って、吐きながら手でお腹を3回押す。そのまま息を吸って、最後にゆっくりと息を吐く。この呼吸法を行い、最初の時と呼吸のしやすさに変化があったかどうかを確認する。

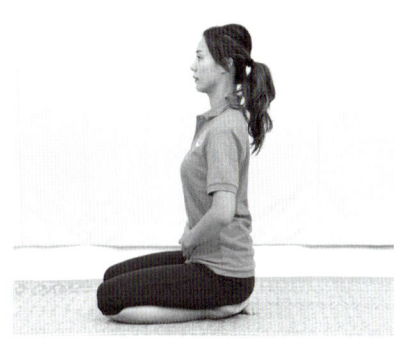

お腹に手を当てて座る

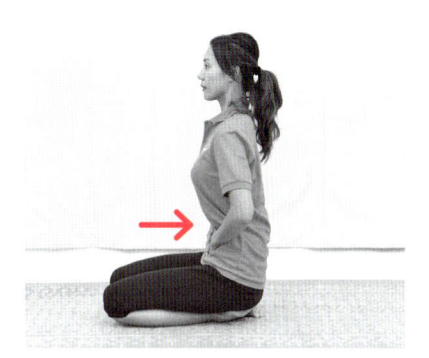

息を吸って、吐きながらお腹を押す

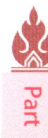

Part 5　バスタオル体操

■ 骨格筋（前面）

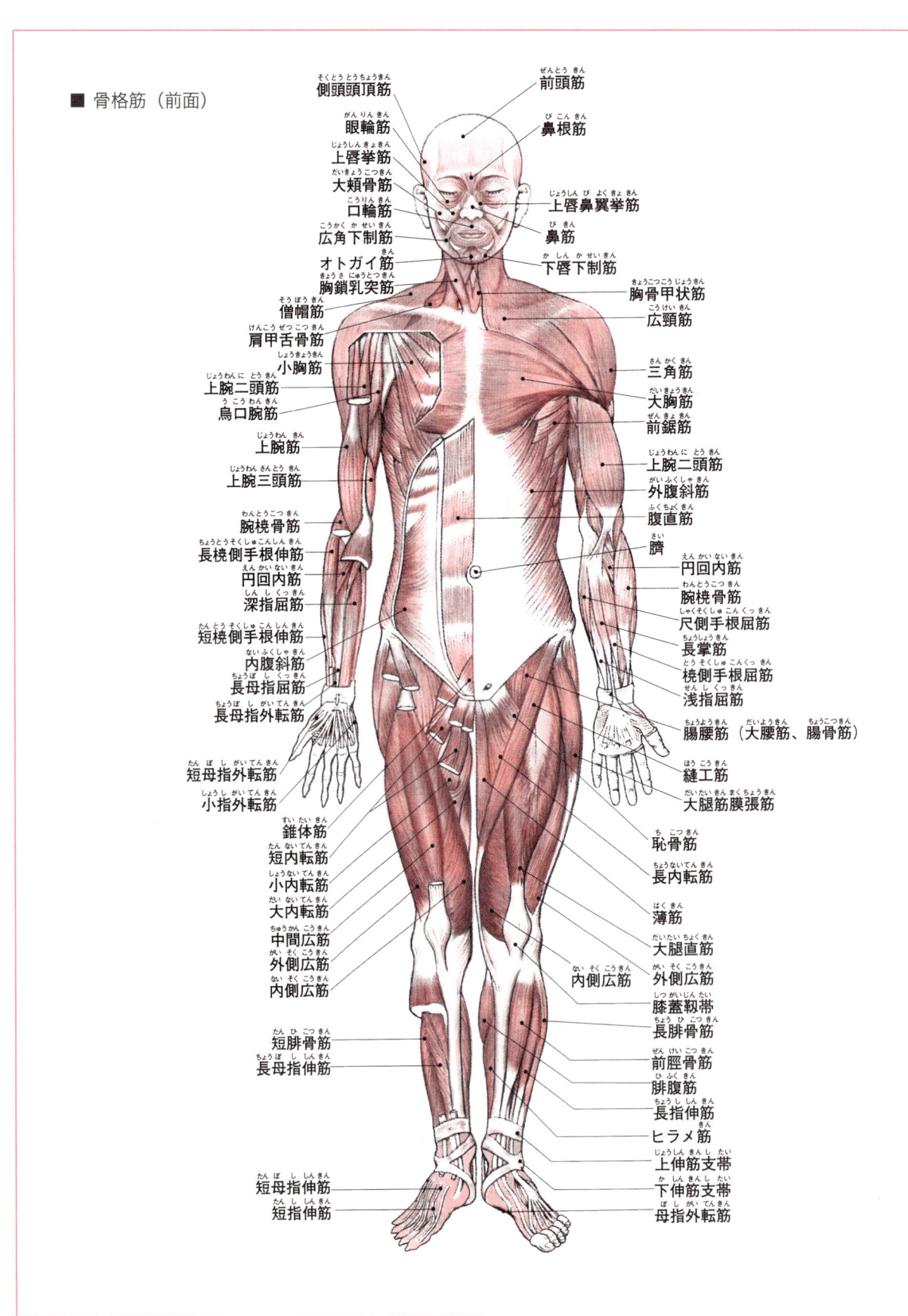

側頭頭頂筋
眼輪筋
上唇挙筋
大頬骨筋
口輪筋
広角下制筋
オトガイ筋
胸鎖乳突筋
僧帽筋
肩甲舌骨筋
小胸筋
上腕二頭筋
烏口腕筋
上腕筋
上腕三頭筋
腕橈骨筋
長橈側手根伸筋
円回内筋
深指屈筋
短橈側手根伸筋
内腹斜筋
長母指屈筋
長母指外転筋
短母指外転筋
小指外転筋
錐体筋
短内転筋
小内転筋
大内転筋
中間広筋
外側広筋
内側広筋
短腓骨筋
長母指伸筋
短母指伸筋
短指伸筋

前頭筋
鼻根筋
上唇鼻翼挙筋
鼻筋
下唇下制筋
胸骨甲状筋
広頸筋
三角筋
大胸筋
前鋸筋
上腕二頭筋
外腹斜筋
腹直筋
臍
円回内筋
腕橈骨筋
尺側手根屈筋
長掌筋
橈側手根屈筋
浅指屈筋
腸腰筋（大腰筋、腸骨筋）
縫工筋
大腿筋膜張筋
恥骨筋
長内転筋
薄筋
大腿直筋
外側広筋
内側広筋
膝蓋靱帯
長腓骨筋
前脛骨筋
腓腹筋
長指伸筋
ヒラメ筋
上伸筋支帯
下伸筋支帯
母指外転筋

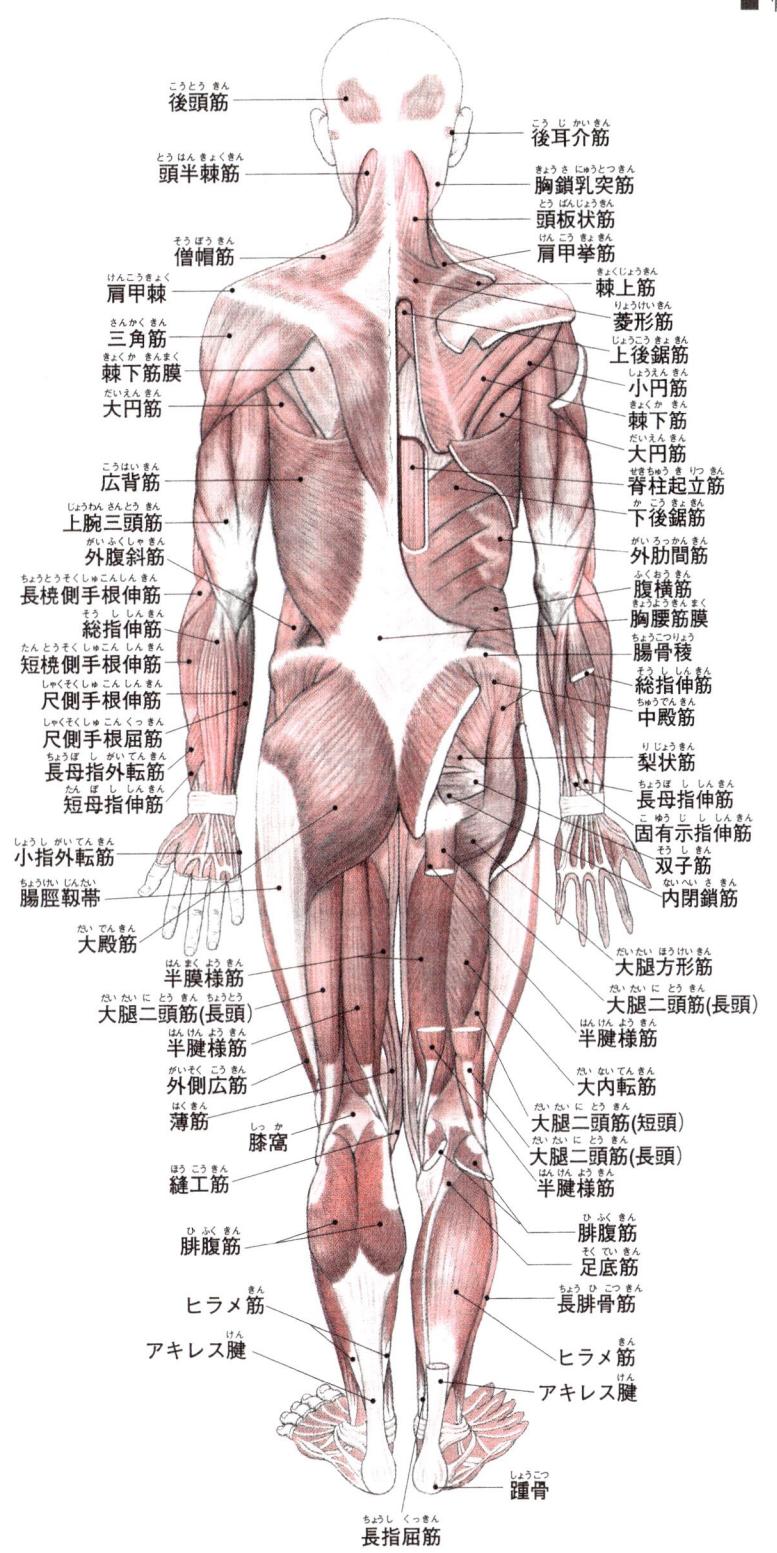

後頭筋
後耳介筋
頭半棘筋
胸鎖乳突筋
頭板状筋
僧帽筋
肩甲挙筋
肩甲棘
棘上筋
三角筋
菱形筋
棘下筋膜
上後鋸筋
大円筋
小円筋
棘下筋
大円筋
広背筋
脊柱起立筋
上腕三頭筋
下後鋸筋
外腹斜筋
外肋間筋
長橈側手根伸筋
腹横筋
総指伸筋
胸腰筋膜
短橈側手根伸筋
腸骨稜
尺側手根伸筋
総指伸筋
尺側手根屈筋
中殿筋
長母指外転筋
梨状筋
短母指伸筋
長母指伸筋
固有示指伸筋
小指外転筋
双子筋
腸脛靱帯
内閉鎖筋
大殿筋
半膜様筋
大腿方形筋
大腿二頭筋(長頭)
大腿二頭筋(長頭)
半腱様筋
半腱様筋
外側広筋
大内転筋
薄筋
大腿二頭筋(短頭)
膝窩
大腿二頭筋(長頭)
縫工筋
半腱様筋
腓腹筋
腓腹筋
足底筋
ヒラメ筋
長腓骨筋
アキレス腱
ヒラメ筋
アキレス腱
踵骨
長指屈筋

協 会 情 報

◆ 国際タイマッサージ協会について

国際タイマッサージ協会は、日本のタイマッサージの団体とタイにおける団体との交流を目的として 2016 年 5 月に設立されました。タイマッサージ、ルースィーダットン、トークセンについての詳しい歴史や情報は、http://i-thaimassage.com/ をご参照ください。

◆ 日本タイマッサージ協会について

日本タイマッサージ協会は、下記の先生方を役員に迎え、2001 年 9 月に設立されました。当協会は、国家資格（あん摩・マッサージ・指圧師、はり師、灸師）有資格者によって運営されています。

2018 年 1 月現在、タイマッサージ・ヤップマッサージ・フットマッサージ 655 名、トークセン137 名、ヌントーン 35 名の卒業生がいます。

◇特別顧問：ワットポー・タイ伝統医学学校校長
プリーダ・タントロンチィット氏

『タイマッサージ バイブル――ワットポースタイル』執筆時には多大なご協力をいただき、また、協会設立時には「高い水準のマッサージ、モラル、そして誠実さを教え伝え、今後ますますの繁栄をお祈りいたします」とのお言葉を承りました。

◇旧技術顧問：チェンマイ伝統病院学校旧校長
故チャイシャカン・シントーン氏

『タイマッサージ――微笑みの国からの贈り物』執筆時には多大なご協力をいただき、協会発足時

には、「日本タイマッサージ協会の発展をお祈りします。いつでも私どもの学校に学びにいらしてください」とのお言葉を承りました。

◇現技術顧問：IDI タイマッサージスクール校長
ソンバット・トライスリスィップ氏

タイ教育省認可 IDI タイマッサージスクールは、日本タイマッサージ協会の提携校として、治療用のタイマッサージをはじめ、タイ伝統医学のトークセン、ヤムカーン、ヌントーン、ルースィーダットン、パーカウマー体操に関する知識を提供していただいています。また、2013 年には、タイハーブ療法の顧問として、タイハーブの詳しい知識と使用法を教えていただきました。

◇名誉会長：元チェンマイ大学心理学博士
ソンバット・タパンヤ氏

協会発足時には「かつて私が教えた大槻先生がタイマッサージを研鑽され、私よりも知識を深められたことを大変うれしく思います。この学校が日本で一番良い学校になることをお祈りいたします」とのお言葉を承りました。

◇日本タイマッサージ協会会長：大槻一博

タイマッサージを始めて 30 年が経ちます。今まで『タイマッサージ――微笑みの国からの贈り物』『タイマッサージ バイブル――ワットポースタイル』『ルーシーダットン・パーフェクト BOOK』などの書籍や DVD を BAB ジャパンから出版することができました。タイマッサージの学校を選ばれる際には、学校責任者が医療関係の資格を持ち、経験年数が豊富であること、また指導カリキュラムなどがしっかりしていることを確認されることをお勧めします。皆様がメディカルタイマッサージの素晴らしさに出会うことをお祈りいたします。

◆ 日本タイマッサージ協会の講習コース

●タイマッサージ入門（新講座）

　初心者を対象とした、日本タイマッサージ協会の新講座です。本書で紹介された内容で、腰痛、生理痛、肩こり、猫背、便秘、胃腸病、肝臓病、心臓疾患、アトピー、頭痛、目の疲れ、がん予防、免疫力低下・骨盤のずれの対処法を学んでいきます。

　タイマッサージを試してみたい人を対象に、家庭でできるタイマッサージを学ぶ3日間18時間のコースで、日本医学柔整鍼灸専門学校の授業でも取り入れられている内容です。

　このコースの修了者は、タイマッサージ入門講座を教える資格が取得できる「タイマッサージ入門トレーナーコース」の受講資格があります。筋肉をゆるめることで体の柔軟性が高まり、それが各症状の改善や健康へとつながることを皆様に知ってもらいたいという思いで作られたコースです。

●タイマッサージに関する実技と知識をしっかり学べる
プロフェッショナル・タイマッサージ （PTM）コース

　日本タイマッサージ協会では、ワットポー伝統医学学校やチェンマイ伝統病院コースに整体学的なテクニックを追加して「プロフェッショナル・タイマッサージ」（PTM）として講習をしています。PTMは、日本人向けの施術として満足できる手技で構成されているため、様々な症状で悩む人たちに即座に対応できる技術と知識が身に付きます。

○ベーシック30時間コース（日本タイマッサージ協会修了証取得）

　タイ国の歴史、創始者の系譜、伝統医学の基礎理論、センとは何か、こりとゆがみについて、タイマッサージの治療効果、病気の起こる原因、仏教について、そして90分のテクニックを学びます。

○アドバンス30時間コース（タイ国教育省認可チェンマイIDIタイマッサージスクール修了証取得）

　骨格系・筋肉系・神経系・消化器系・泌尿生殖器系・内分泌系・心臓血管系・リンパ系などの施術に際して必要な、解剖生理学の知識と120分のテクニックを学びます。

○アプライド30時間コース（日本タイマッサージ協会認定セラピストの認定証取得）

　PTMの最終コースで、腰痛、ぎっくり腰、椎間板ヘルニア、肩こり、50肩、テニス肘、ゴルフ肘、腱鞘炎、風邪、喘息、咳、股関節痛、膝痛、足捻挫の対処法、生理痛、胃腸障害、肝臓障害、リウマチ、アトピー、アレルギーについての対処法、整体学理論、ゆがみの見方、経穴（ツボ）について、陰陽について、ハーバルボールについて、薬草温湿布療法、開業するための法規、カルテのつけかた、整体理論と実技、開業の知識を学ぶコースです。

●治療用タイマッサージの知識と実技の最終形
メディカルタイマッサージコース

　すでに活躍されているセラピストやタイマッサージの経験者、国家資格有資格者などを対象とした講座です。タイマッサージには、通常のタイマッサージスクールでは教えられていない治療目的のヌアッド・バンバッドというテクニックがあります。この講座では、そのヌアッド・バンバッドと整体学に基づいたテクニック、機能運動学と

ルースィーダットンを学ぶことができます。現地タイですでに学んだ経験のある方々にも「1回4.5時間で、体のしくみと症状の原因が良く理解でき、実技がすぐ実践に活かせる」と評判の講座です。

□第1回目「腰部・骨盤部」講座内容

・腰部と骨盤部の骨格・筋肉・神経系解剖学と機能運動学

・腰痛・ぎっくり腰・椎間板ヘルニアなどの見分け方と対処法

・腰部・骨盤部マッサージ法と骨盤・仙腸関節・腰仙関節調整法

□第2回目「背部・肩甲間部」講座内容

・背部・肩甲間部の骨格・筋肉・神経系解剖学と機能運動学

・胃腸病・生理痛・肝臓病・心臓病・呼吸器疾患のマッサージ法

・背部・肩甲間部マッサージ法と脊椎調整法、肩甲骨調整法

□第3回目「肩部・肩関節」講座内容

・肩部・肩関節の骨格・筋肉・神経系解剖学と機能運動学

・肩こり・ぜんそく・風邪・50肩のマッサージ法

・50肩調整法、頸椎・胸椎切り離し調整法、肩関節調整法

□第4回目：「頚部・喉部」講座内容

・頚部・喉部の骨格・筋肉・神経系解剖学と機能運動学

・頸椎ヘルニア対処法、甲状腺・扁桃腺・リンパマッサージ法

・片頭痛対処法、頸椎調整法、胸郭出口症候群対処法

□第5回目：「頭部・耳部・顎関節」講座内容

・頭部・耳部・顎関節の骨格・筋肉・神経系解剖学と機能運動学

・ほうれい線・目尻マッサージ法、フェイス小顔マッ

サージ法

・顎関節調整法、目の疲れマッサージ法、花粉症対処法

□第6回目：「上肢部（腕・手首・指）」講座内容

・上肢部（腕・指）の骨格・筋肉・神経系解剖学と機能運動学

・テニス肘・ゴルフ肘マッサージ法、寝違い対処法

・腕の痛み・しびれ対処法、ハンドリフレマッサージ法

□第7回目：「胸部・腹部」講座内容

・胸部・腹部の骨格・筋肉・神経系解剖学と機能運動学

・各内臓チネイザンマッサージ法、呼吸器疾患対処法

・猫背調整法、腸腰筋弛緩法

□第8回目：「股関節・大腿部」講座内容

・股関節・大腿部の骨格・筋肉・神経系解剖学と機能運動学

・O脚・X脚矯正法、変形性股関節対処法

・股関節運動法、股関節けん引法、腸腰筋ストレッチ法

□第9回目：「膝関節・下腿部」講座内容

・膝関節・下腿部の骨格・筋肉・神経系解剖学と機能運動学

・足のラインマッサージ法、変形性膝関節症対処法

・むくみマッサージ法、膝関節調整法、靭帯断裂検査法

□第10回目：「足関節・足底部」講座内容

・足関節・足底部の骨格・筋肉・神経系解剖学と機能運動学

・歩き方の見方、外反母趾対処法、捻挫調整法、扁平足調整法

・リスフラン関節調整法、フットリフレマッサージ法

ヤップ（足踏み）マッサージ

○ヤップマッサージ 12 時間コース（日本タイマッサージ協会修了証取得）

足でほぐし体の柔軟性を増し、怪我を予防するテクニックは、タイマッサージの他、インドやタイの武術にも伝わっています。日本タイマッサージ協会ではそれらのテクニックを整理してヤップマッサージとして講習しています。足は指で押すよりも力が入り、当たる面積が広いため気持ち良さが増します。また、指を使う場合と比べて、施術側の負担が少ないのも特徴です。

●叩いてほぐすタイ北部伝統医学の秘技

トークセンマッサージ

○トークセンベーシック 12 時間コース（日本タイマッサージ協会修了証取得）

本書で紹介した内容で、ランプーン県村医者代表のイントン・ホイゲオ先生の技術に、タイマッサージの技術を加え、ストレッチ・調整などの施術バランスがとれるように構成された約１時間の基本実技を学びます。また、座学としては、基礎的な骨格・筋肉・神経などの解剖学と、トークセンの歴史などを学びます。

トークセンの効果は鍼治療と似ています。また、音と響きが精神をリラックスさせる効果もあります。タイマッサージではほぐしきれないこりがある時など、施術の補助に使うことでさらにリラックス効果が高まります。

○トークセンアドバンス 18 時間コース（日本タイマッサージ協会認定証取得）

父からトークセンを学び、20 数年の経験がある専門家コンペット先生の技術に、特殊なツボを叩く技術を加え、全身をくまなく施術するテクニックと症状に合わせた実技を学びます。また知識としては、診察方法、施術における注意事項、実際の施術の手順などを学びます。

●温め、押して、緩める、タイ北部伝統医学の秘技

ヌントーン（ソルトポット療法）

○ヌントーン 4.5 時間コース

本書で紹介された内容で、素焼きのポットを200 度近くに熱し、そのポットを断熱性の高い布で覆い、腰から背中、肩・腕、仙骨・尾骨周囲、胸、足全体をゆるめ、特にお腹をしっかりと温めていくテクニックで、タイマッサージとは緩み方がひと味違うテクニックです。講座では、電子レンジを使って素焼きポットを温める方法も紹介します。

※メディカルタイマッサージセラピスト資格認定について

この本で紹介しているタイマッサージ入門コース、ルースィーダットン入門コース、トークセンベーシックコース、ヌントーンコース、バスタオル体操インストラクターコースを受講された方は、タイ教育省認可 IDI タイマッサージスクールより、メディカルタイマッサージセラピスト 2 級の認定資格が取得できます。

またメディカルタイマッサージコース、ルースィーダットンベーシックコース、トークセンアドバンスコースを受講された方は、タイ教育省認可 IDI タイマッサージスクールより、メディカルタイマッサージセラピスト 1 級の認定資格が取得できます。詳しくは、日本タイマッサージ協会ホームページをご覧ください。

◆ 日本ルースィーダットン協会について

日本ルースィーダットン協会は下記の方々を役員に迎え、2003年1月に設立されました。当協会は、国家資格（あん摩・マッサージ・指圧師、はり師、灸師）有資格者によって運営されています。2018年1月現在、ルースィーダットン・インストラクター209名、バスタオル体操・インストラクター13名の卒業生がいます。

◇日本ルースィーダットン協会導師：
ルースィー・アヌソン・クハカン師

カンチャナブリー県生まれ。30数年前のある日、突然意識を失い空中浮遊の経験をする。その時に「人間の悪を全て排除するように」とのお告げを受け、肉食をやめ修行の道を進むことを決心する。現存する数少ないルースィーの一人。ルースィーダットンに関する呼吸法・瞑想法・精神集中法・動作中の心構え・体内エネルギー調整法などを指導すると共に、ガイドスピリット（指導霊）についてのアドバイスも行う。

◇日本ルースィーダットン協会特別顧問：
故ソンペット・コンウェート師

1975年、インド・サンテニケタン大学にて哲学・心理学、ルースィーダットンを学ぶ。帰国後、ルースィー・アヌソン・クハカン師と共に山にこもり修行する。その後、ワットポー・タイ伝統医学学校にて1年間、コラート県教育大学、ホアヒン王立学校やパタヤ、オランダなどでルースィーダットンを教え、オールドマンクラブでルースィーダットンを指導していた。日本ルースィーダットン協会に80種類の古くから伝わるルースィーダットンを教授されました。

◇日本ルースィーダットン協会技術顧問：
アピンヤ・タブキン女史

タイ保健省にて4年間、タイ伝統医学、タイ薬草医学、ルースィーダットンを学ぶ。SPAのマネージャーとして、タイマッサージ、ハーバル療法、ルースィーダットン、デトックス療法などを指導する。日本ルースィーダットン協会に115種の新しく認定されたルースィーダットンを教授する。

◇日本ルースィーダットン協会名誉会長：
ソンバット・トライスリスィップ氏

生物統計学・タイ薬草医学を学び2003年、IDI (Intellectual Development Institute) を開校。タイ伝統医学を指導するスクール、タイマッサージ・オイルマッサージ・トークセンの治療所、サムンプライ（タイ伝統薬草療法）を処方するクリニックを開設。日本ルースィーダットン協会・日本タイマッサージ協会の提携校としてタイ伝統医学を指導する。

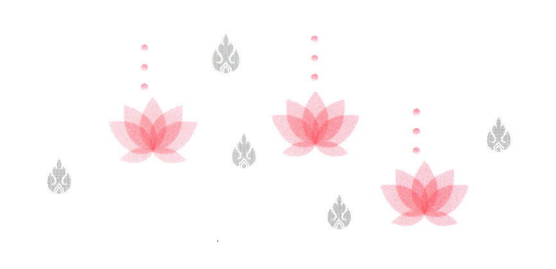

◆ 日本ルースィーダットン協会の講習クラス

1. ルースィーダットン入門 4.5 時間コース

　本書で紹介された 25 種類のポーズを学ぶ講座で、ルースィーダットンの基本的な背景と簡単な理論、そして、詳しい動作やストレッチ法を学ぶことができます。

＊日程：午前 10 時〜午後 3 時半（昼休み 1 時間）、または午後 1 時〜午後 5 時半

2. ベーシック・インストラクター 18 時間コース

＜講習内容＞：

① 40 種類の動作解説と指導法

②ルースィーダットンの基礎知識

③ルースィーダットンの歴史

④2 人で行うルースィーダットン

⑤基礎腹式呼吸法

⑥アナパーナサティ呼吸法とヴィパッサナー瞑想法

＊日程：午前 9 時〜午後 4 時半まで 3 日間

3. アドバンス・インストラクターコース

＜講習内容＞：

① 48 種類の動作解説と指導法

②体のゆがみの原因と見方、こりについて

③各症状と体のゆがみとの関連性

④2 人で行うルースィーダットン各種

⑤ルースィーダットンで使う筋肉名と基礎知識

⑥複腹式呼吸法について

⑦慈悲喜捨の瞑想法と感謝の瞑想法

＊日程：午前 9 時〜午後 4 時半まで 3 日間

＜インストラクターコース受講対象者＞

①ルースィーダットンを詳しく知りたい人

②ルースィーダットンを指導してみたい人

③クライアントに体操法を指導したい人

④自分で体の疲れやこり、ゆがみを整えたい人

⑤運動不足で適度な運動をしたい人

⑥体の柔軟性を増したい人

　以下のトレーナーコースは、ご自分でルースィーダットンのインストラクターコースを開催し、日本ルースィーダットン協会インストラクターの資格を認定することができるコースです。

　最近タイでルースィーダットンを学ばれ、日本で教えている方もおられますが、現地では新人の先生が多く、間違った動作や呼吸法で体に無理な負担がかかるケースもあります。是非この講座で、仙人直伝の、人を幸せにし体に害のない、気持ち良いルースィーダットン学び、広めていただけるようお願いいたします。

4. ベーシック・トレーナーコース

＊日程：午前 9 時〜午後 4 時半まで 2 日間

＊対象：日本ルースィーダットン協会ベーシックインストラクター

5. アドバンス・トレーナーコース

＊日程：午前 9 時〜午後 4 時半まで 2 日間

＊対象：日本ルースィーダットン協会アドバンスインストラクター

6. ルースィーダットン健康増進コース

　柔軟性を高め、免疫力・抵抗力を増進させる一般向けのルースィーダットンコースです（無料体験可）。

＊持ち物：五本指ソックス、タオル、動きやすい服装

＊講習費：1 回 2,000 円、月 4 回 6,000 円

7．バスタオル体操コース

本書で紹介したバスタオル体操を練習するコースです（無料体験可）。

＊持ち物：五本指ソックス、バスタオル（140cm×70cm）、動きやすい服装

＊毎月第2・4木曜午後2時〜3時15分

＊毎月第3日曜午後4時〜5時15分

8．ツボ押し体操コース

天山気功法で呼吸を深め全身を動かした後、お互いにツボを押して健康になるコースです。

＊持ち物：五本指ソックス、タオル、動きやすい服装

＊毎月第3木曜午後2時〜3時15分

9．バスタオル体操インストラクターコース

本書で紹介されたバスタオル体操を学ぶ講座で、トレーニングに必要な知識と詳しい動作を学ぶことができます。

＊日程：午前10時〜午後4時まで1日

＜講習内容＞

①体操に必要な解剖生理学の知識

②体操に必要なトレーニングの知識

③バスタオル体操の基礎知識

④バスタオル体操の指導の仕方

＜インストラクターコース受講対象者＞

①バスタオル体操を詳しく学びたい人

②バスタオル体操を指導してみたい人

③周りの人を健康にしたい人

④自分で体の疲れやこり、ゆがみを整えたい人

⑤運動不足で適度な運動をしたい人

⑥体の柔軟性を増したい人

◆ 日本フォンジューン協会について

日本フォンジューン協会は、特別顧問にタナチャイ先生、舞踏顧問にサーンカム先生、名誉会長にサラン先生を迎え、2009年に設立されました。

フォンジューンは、昔、北タイの地にあったラーンナー王国で伝えられてきた武術です。その動きはなめらかで、円やラセンの動作が多く、その武術をもとに作られたのが「フォンジューン体操」です。「フォンジューン」は、体操、舞踊、武術の3部門に分けられ練習できます。

1．フォンジューン体操（健康法）

フォンジューンの美しい動きをもとに、簡単な17種類の動作からできていて、全身を動かし、呼吸機能を深めたい人に最適です。準備運動を含めると1時間15分の体操です。

＊毎月第1木曜午後2時〜3時15分

2．フォンジューン舞踊（ダンス）

フォンジューンには、踊りにも使われる動作が多く含まれ、音楽に合わせて楽しく踊り、体全体を動かし脂肪燃焼効果を高めます。基礎動作とダンスで2時間半のクラスです。

＊毎月第3日曜午後6時〜8時半

3．フォンジューン武術（護身術）

フォンジューンは、戦いから生まれ、その美しい動きには、足腰を鍛え、体の柔軟性を高め、全身の気の巡りよくする効能があります。ストレッチ・武術・整体のメニューで2時間半のクラスです。

＊毎月第1・2・4日曜午後6時〜8時半

4．インストラクターコース（指導者養成）

フォンジューン体操の指導法を学ぶコースです。

コースは、ベーシックコース、アドバンスコース、アプライドコースの3段階に分かれ、順番に学ぶことができます。

HP：http://www.fonjerng.com

＊持ち物：タオル、五本指ソックス、動きやすい服装

＜フォンジューン体操体験者の声＞

☆とても楽しかったです。すぐに手先が熱くなり体中がポカポカして、体がとても楽になりました。気持ちが良かったです。動作に早く慣れてもっと楽しみたいと思いました。それほど難解なポーズではないけれど身体に効きました。（32歳、女性）

☆短時間なのにすごく体が熱くなり、血行が良くなりました。片方の手の動きができたと思っても、もう片方の手も動くとわからなくなってしまいました。でも音楽が耳に入って動きができて踊れた時はとても楽しかったです。また参加したいです。（25歳、女性）

＜フォンジューン体操インストラクターコース受講者の声＞

☆最初は、動きや流れを覚え習得することで一生懸命でしたが、途中から楽しさや心地よさを体感しながら受講できました。今後特別レッスンや勉強会などを開催して頂ければ情報交換ができ、広がっていくように思います。大槻先生のご指導は、気さくで楽しくわかりやすく貴重な時間でした。（45歳、女性）

◆ 各地のレッスン

□関東支部

■アジアンブリーズ学芸大学店

HP：http://asian-breeze.jp/school.html

…タイマッサージ、ルースィーダットンが学べる

…サロン併設なので取得後の就職も可能！

…PTM タイマッサージ講座、ルースィーダットンインストラクター講座随時開催

＊担当：香月（かつき）　Tel：03-3712-6391

Mail：katsuki@asianbreezespa.com

■横須賀市ハイランド 2 丁目自治会館

…ルースィーダットンが学べる

＊第 1、3 木曜日 10 ～ 11 時半

＊担当：中村（※本書ルースィーダットンのモデル担当）

Mail：hiromi.rusie@gmail.com

□大阪支部

■よもぎ蒸しとタイ式ヨガ・マッサージ みわにわ

HP：www.miwa-niwa.com/

…PTM タイマッサージ講座、ルースィーダットンインストラクター講座、トークセン講座随時開催

＊担当：村中

Mail：miwaniwa3539@gmail.com

□福岡支部

■ tammachart（タンマチャート）

HP：http://www.tammachart.jp/

ブログ：http://blog.tammachart.jp/

…ルースィーダットンが学べる

…インストラクター養成講座随時開催

＊担当：岩永（いわなが）　Tel：090-5025-8841

□沖縄支部

■ Ryu Yoga 琉球セラピーヨガスタジオ

HP：http://ryu-yoga.link/

…ルースィーダットンが学べる

…ルースィーダットンベーシックインストラクター講座毎月開催

＊担当：八幡（やはた）　Tel：080-9701-0295

◆ サロン情報

■タイ伝統医学施術院「ヒーリングタイ」

　日本タイマッサージ協会直営サロンです。タイマッサージの他、トークセン（木槌療法）、ヤップ（足踏み）マッサージ、ヌントーン（ソルトポット療法）などを自由に組み合わせて受けることができます。

＜施術の流れ＞

1．その方に合った適切な施術をするためにカルテの記入をお願いしています。
2．着替え後、体のこり具合や背骨のゆがみ、脚長差をチェックし、体の不調の原因を探ります。
3．基本的には足からマッサージを始めますが、症状によっては腰から行います。
4．硬いところや辛いところは、肘を使ってしっかりとほぐしていきます。
5．必要によって、トークセンで叩いて筋肉や腱を早めに緩めていきます。
6．痛みが強い箇所は、薬草温湿布で温め、筋肉の緊張を効果的にほぐします。

HP：http://www.healing-thai.com

〒142-0062　東京都品川区小山 4-9-4

Tel：03-3783-0086

＊営業時間：11:00 〜 21:30（予約優先。最終受付は 20:30）、日曜は 12:00 〜

＊東急目黒線武蔵小山駅より徒歩 3 分

■整体・鍼灸・マッサージ「太極治療院」

　本書の著者が院長を務める治療院で、カルテ記入後、問診を経て、背骨のゆがみチェック、脚長差のチェック、気になる関節の可動域チェック、腹診を行います。

　その結果をもとに、症状の原因を突きとめ、バランスの悪いところを手技で集中的にほぐして調整し、必要に応じて鍼灸・光線療法・薬草温湿布の治療に入ります。

〒142-0062　東京都品川区小山 4-9-4

（日本タイマッサージ協会内）

Tel：03-3794-6657（予約受付のみ）

＊営業時間：月・水・土 9:00 〜 12:00、14：00 〜 18:00　火・金 14:00 〜 20:00

＊休診日：水曜・日曜・祝日

＊東急目黒線 武蔵小山駅より徒歩 3 分

※本書で紹介したメディカルタイマッサージを教えているところは、現在日本タイマッサージ協会と日本医学柔整鍼灸専門学校のみです。講習スケジュールに関しては、日本タイマッサージ協会ホームページをご覧ください。

■日本タイマッサージ協会

〒 142-0062　東京都品川区小山 4 - 9 - 4

Tel & Fax：03-3783-0186

HP：http://www.thaimassage.jp

Mail：info@thaimassage.jp

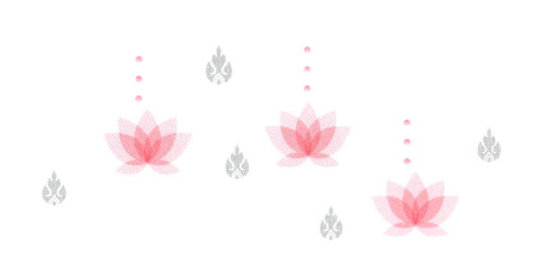

※講習内容に関する詳しい解説、直接の講師派遣、地方でのセミナーなどについては、本書の著者・大槻一博まで直接お問い合せください。

■太極治療院

Tel：03-3794-6657

Mail：taikyoku@nifty.com

＜参考文献＞

・『解剖学アトラス』越智淳三訳、文光堂
・『カラー人体解剖学』井上貴央監訳、西村書店
・『人体の正常構造と機能』坂井建雄、河原克雅総編集、日本医事新報社
・『キネシオロジー』西端泉、有限会社ラウンドフラット
・『原色針灸穴位解剖図譜』中国山東科学技術出版社
・『経絡経穴図』小林三剛監修、中山仁二著、有限会社宝栄企画
・『肩こり・腰痛のストレッチング』中村栄太郎、藤木幸雄著
・『古代インドの苦行と癒し』ケネス・G・ジスク、時空出版
・『タイマッサージ──微笑みの国からの贈り物』拙著、BAB ジャパン
・『タイマッサージ バイブル』拙著、BAB ジャパン
・『ルーシーダットン・パーフェクト BOOK』拙著、BAB ジャパン

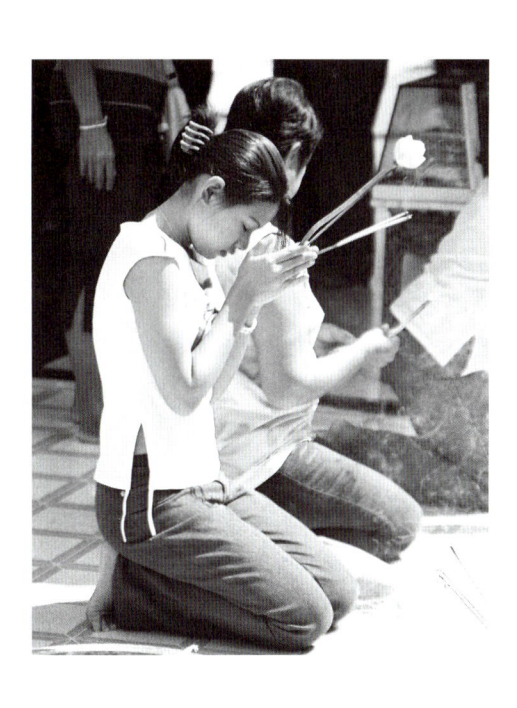

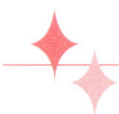

あとがき

　今まで 62 回、タイを訪れることができ、タイマッサージを習いはじめた 1988 年から 30 年が経ちました。そして日本タイマッサージ協会は、ワットポータイ伝統医学学校理事長のプリーダ先生を特別顧問に、またチェンマイ大学心理学博士のソンバット先生を名誉会長にお迎えし、設立してから 17 年が経っています。

　この間、私自身も色々な先生方にタイマッサージを習い、また様々な施術所でタイマッサージを受けてきました。特にタイ保健省やアーユルヴェーダ病院、チェンマイ大学管轄伝統医学病院、そしてそこで学ばれた先生方から受けた施術は、一般のリラクゼーション用のタイマッサージとは異なり、治療としてすぐに応用できる内容でした。

　私が鍼灸・マッサージ・整体治療の太極治療院を開業してから 35 年が経ちます。延べ 4 万人以上の患者様を診させていただき、その経験から独自の整体理論を確立しました。その整体理論は、「タイマッサージを理解するための整体学」として各地でワークショップを行い、チェンマイで行われた健康会議でも通訳を交えて発表いたしました。

　その整体理論と治療用タイマッサージの知識と経験をまとめたものを「メディカルタイマッサージ」と命し、日本タイマッサージ協会と日本医学柔整鍼灸専門学校で教えています。本書では、メディカルタイマッサージの理論と実技の一部を入門編として紹介しました。

　タイでは、治療用のタイマッサージは存在していても、その理論に関しては、伝統医学の理論が使われています。しかし、タイマッサージがこれから世界で認められるには、しっかりとした現代医学の裏打ちされた理論が必要だと思い、本書を出版させていただきました。

　また、私がルースィーダットンに出会ってから 17 年が経ち、今まで 322 種類のポーズを教わってきました。その中から症状改善に必要なポーズと運動学や機能解剖学からみて必要なポーズを計 25 種類を本書では紹介しています。これらのポーズは健康な人でも週に 2 〜 3 回行うことで健康を維持できますし、初期症状であれば十分に改善することのできる可能性があるものばかりです。

　トークセンは、2006 年、チェンマイにおいて、ロイヤルマッサージ（王宮マッサージ）を習っていたときに出会いました。日本タイマッサージ協会の提携校、IDI タイマッサージスクールのソンバット校長が、こんな施術法があると紹介してくれたのです。その時に教えてくれたのがコンペット先生でした。その後、イントン先生や他の先生にも習う機会がありました。

　2009 年には、日本テレビ「おしゃれイズム」でイモトアヤコさんに、2010 年には同じく日本テレビ「鉄腕ダッシュ」で城島茂さんにトークセンの施術を行いました。本書では、日本タイマッサージ協会で講習されているベーシックコースを紹介しています。

ヌントーンは、2013 年、ソンバット校長から教わり、その気持ち良さに感動して、日本タイマッサージ協会直営タイ伝統医学施術院「ヒーリングタイ」の施術メニューに付け加えるとともに、講習も開始しました。

バスタオル体操は、2016 年、ソンバット校長から腰巻きを使った体操を教わり、そのユニークな発想にヒントを得て、身近にあるバスタオルでできる体操として講習をはじめました。高齢者が多くなるこれからの時代に、手軽に筋トレを楽しめるよう広めていきたいと思っています。

本書で紹介した内容は、タイの国に伝わりタイの方たちの健康法として代々受け継がれてきたものばかりです。教えていただいたタイの先生方には、大変感謝をしています。そして、これまでタイに度々訪れることができたのも、タイの人々の心の広さと優しさがあってのことだと思っています。

今回も本書の出版を快く引き受けていただいた、BAB ジャパンの東口敏郎様に感謝いたします。振り返ってみれば、武術でお世話になっていた 30 年前から、タイマッサージの書籍出版まで、長いお付き合いをさせていただいています。

そして、撮影現場での立ち会い、編集から校正までを一手に引き受けていただいた木村麗様に感謝いたします。彼女のまじめで何事にも負けない根性があってこそ本書を出版することができました。

また、本書の写真を 1 日で撮り終えたカメラマンの漆戸美保様にも感謝いたします。不自然な姿勢が多く、腰の負担もありながら 400 枚以上もの撮影を敢行した意志の強さに頭が下がります。

そして、タイマッサージ、トークセン、ヌントーンのモデルとして、気持ち良さを表現してくれた高橋淳子様にも感謝しています。また、ルースィーダットンとバスタオル体操のトレーナーをしてくれた中村裕美様にも感謝しています。彼女のダイナミックな動きで、皆様にわかりやすい写真が撮れたと思います。

最後に、日本タイマッサージ協会チーフトレーナーとしていつも私を支えてくれる妻、大槻幸代に深く感謝いたします。

大槻一博

著者・**大槻 一博**（おおつき かずひろ）

太極治療院院長、日本タイマッサージ協会・日本ルースィーダットン協会・日本フォンジューン協会会長、日本医学柔整鍼灸専門学校非常勤講師。

1952 年 1 月 29 日東京生まれ。

学生時代から武術を研鑽し、第 1 回学生合気道選手権大会優勝、第 13 回全日本合気道選手権大会優勝、第 4 回中華国術ハワイ世界大会第 4 位、中正杯中華国術国際武術大会優勝等の好成績をあげる。

伝統医学探求のためタイ・カンボジア・インド・中国・台湾・スリランカを訪れる。

古代文明探求のためメキシコ・グァテマラ・ペルー・ボリビア、エジプト・イスラエルの遺跡を歴訪する。

1981 年東洋鍼灸専門学校卒業後、あん摩・マッサージ・指圧師と鍼師、灸師の国家資格を取得し、カイロプラクティック・整体学などを学び、東京武蔵小山にて「太極治療院」を開設。

1988 年、チェンマイ大学心理学博士ソンバット・タパンヤ氏よりタイマッサージを学び、チェンマイ伝統病院やワットポーマッサージスクールでタイマッサージを研鑽。

2001 年 9 月、日本タイマッサージ協会を設立、タイマッサージの講習会と施術を開始。

2003 年 1 月、日本ルースィーダットン協会を設立。

2002 年 4 月、「タイマッサージ」の本とビデオを出版。

2005 年 8 月、「タイマッサージ バイブル」の本とビデオを出版。

2007 年 2 月、「ルースィーダットン・パーフェクト BOOK・DVD」出版。

2009 年 4 月、日本フォンジューン協会を設立し、フォンジューンの指導を開始する。

2012 年 4 月、日本医学柔整鍼灸専門学校にて、メディカルタイマッサージを教える。

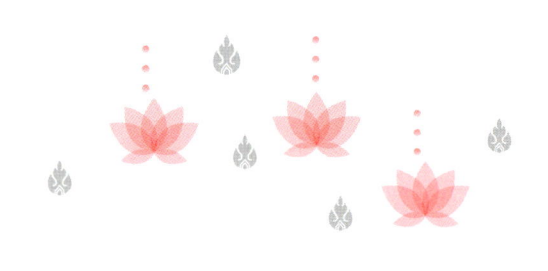

＜装丁＞　梅村昇史
＜本文デザイン、イラスト＞　中島啓子
＜カメラマン＞　漆戸美保

＜施術＞
大槻一博（タイマッサージ、トークセン）
〔鍼灸・あん摩・マッサージ師、日本タイマッサージ協会・日本ルースィーダットン協会・日本フォンジューン協会会長、太極治療院院長〕

大槻幸代（ヌントーン）
〔鍼灸・あん摩・マッサージ師、日本タイマッサージ協会チーフトレーナー、ヒーリングタイ院長〕

＜モデル＞
中村裕美（ルースィーダットン、バスタオル体操）
〔ルースィーダットンインストラクター、バスタオル体操インストラクター〕
高橋淳子（タイマッサージ、トークセン、ヌントーン）
〔タイマッサージセラピスト〕

ホリスティック療法の最高峰！

メディカル・タイマッサージ入門

2018 年 3 月 20 日　初版第 1 刷発行

著者
大槻一博

発行者
東口敏郎

発行所
株式会社 BAB ジャパン
〒 151-0073　東京都渋谷区笹塚 1-30-11 中村ビル
TEL 03-3469-0135
FAX 03-3469-0162
URL http://www.therapylife.jp
E-mail: shop@bab.co.jp

郵便振替
00140-7-116767

印刷・製本
株式会社 暁印刷

ISBN978-4-8142-0104-4　C2077

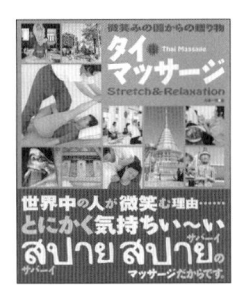

BOOK　本場タイのチェンマイスタイルを完全マスター
タイマッサージ

Stretch & Relaxation !　疲れた体に最も効果的なタイマッサージ。　東洋のマッサージの中で癒す側と癒される側の双方が「無我の境地」に辿り着けるマッサージはこれだけ! 本場タイのスタイルを完全マスター。仰向けから座位まで 184 の手技を一挙公開します。■目次:タイ国の歴史/タイの宗教と釈尊の教え/創始者シワカ・コマラパとタイ伝統医学の基礎理論/タイマッサージの治療効果と施術に際しての注意事項/タイマッサージ技術編[仰向け・横向き・座位・他]/タイマッサージ応用編/タイマッサージ資料編/他

●大槻一博 著　●AB判　●192頁　●本体2,500円＋税

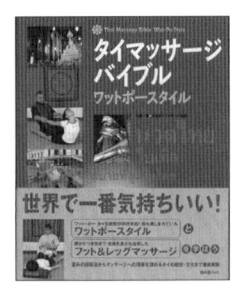

BOOK　タイマッサージ教則の決定版
タイマッサージ・バイブル ワットポースタイル

マッサージ教則の決定版。　最も親しまれているワットポースタイルのマッサージをその歴史から文化、理論まで丁寧に解説。　さらにフット&レッグマッサージは伝統的な手法に整体学の技術を追加して解説。　附録として足の反射区のチャートをカラーで掲載。。■目次:タイ伝統医学の基礎知識/タイマッサージの予備知識/タイマッサージの実技/フット&レッグマッサージ/タイマッサージ紀行/他

●大槻一博 著　●AB判　●268頁　●本体2,500円＋税

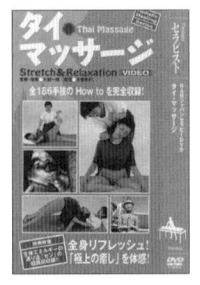

DVD　全身リフレッシュ!「極上の癒し」を体感!
タイマッサージ

タイ・マッサージは「指圧・マッサージ・ストレッチ・整体・矯正」の5大マッサージで、足の爪先から頭のてっぺん、果ては心の底まで体全体の根本治療を施してくれる極上の癒し! ■目次:Part01 仰向け　Section1 ～ 7(足と腰へのストレッチ/てのひら・腕へのマッサージ/首・肩・顔へのマッサージ etc.) / VOL.2 実技編(Part02 横向き Section1 ～ 2/足・腰・背部へのマッサージ etc) / Part03 うつ伏せ　Section1 ～ 3(足・腰・背部へのストレッチ etc) Part04 座位　Section1 ～ 5(肩・首へのマッサージ etc) /応用編　Part01 仰向け　Section1 ～ 7(足背骨の調整、骨盤の調整、etc)

●大槻一博 指導・監修　●収録時間110分　●本体9,524円＋税

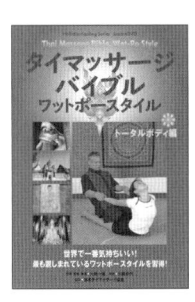

DVD　世界で一番気持ちいい!!
タイマッサージバイブル ワットポースタイル トータルボディ編

2,500 年の歴史を持ち世界で一番気持ちいいと言われるタイマッサージ。　心と体のリラクゼーション効果はもちろん、頭痛、腰痛、肩こり、生理不順、冷え性、便秘など多くの症状改善に有効で予防医学的な効果も絶大です。古来のタイマッサージから効果的な手技を抜き出し効率的な体系を構築したワットポースタイルの全身マッサージを完全習得!　■目次:トータルボディ・マッサージ(Section.1 ～ 6　ワットポースタイル全 90 の手技を完全収録!整体学から見た歪みの見方/体の歪みの調べ方を紹介)　マッサージ・セラピー(Section.1～4　応用技として頭痛、腰痛、肩こりなどに効果のあるマッサージセラピーを紹介)

●大槻一博 指導・監修　●収録時間60分　●本体5,237円＋税

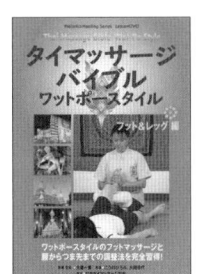

DVD　世界で一番気持ちいい!!
タイマッサージバイブル フット&レッグ編

タイマッサージの総本山『ワットポー』で確立されたフットマッサージは痛みの感覚が少なく気持ちの良さを追求した施術が特徴です。この DVD では、足の施術により各器官、臓器の機能向上、活性化をはかる反射療法に加え、腰から足先までの施術により腰痛、便秘、生理不順など諸症状を改善する調整法を含んだフット&レッグマッサージを紹介します。　■目次:Foot & Leg Massage(ワットポースタイル・フットマッサージ/腰からつま先までの施術による調整法 全 94 の手技を収録)　Foot & Leg Massage　応用編(フット&レッグマッサージの応用編としてスティックを使った手技などを紹介)反射区チャート付き!

●大槻一博 指導・監修　●収録時間48分　●本体5,237円＋税

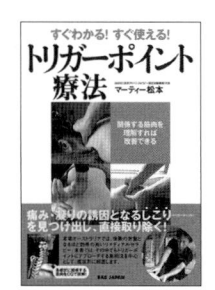
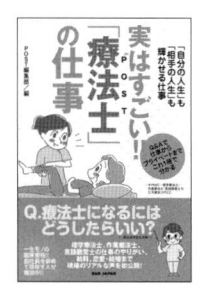
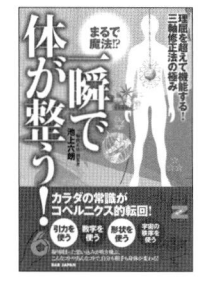
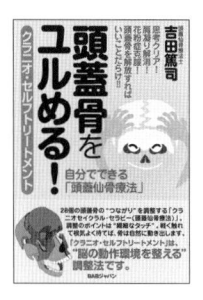
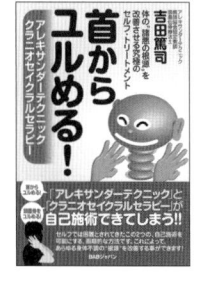

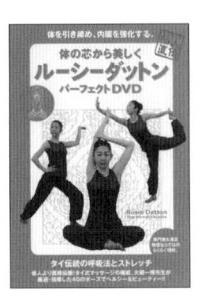
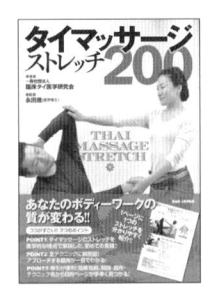
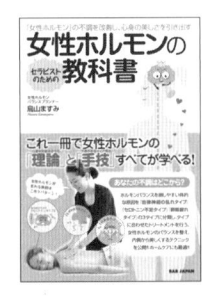
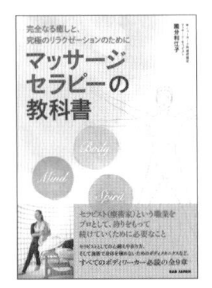
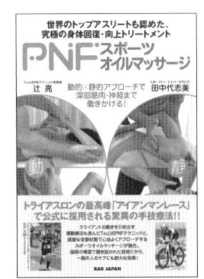

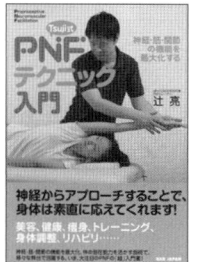

BOOK　神経 ・ 筋 ・ 関節の機能を最大化する！

Tsuji 式 **PNF** テクニック入門

神経・筋・関節の機能を最大化、体の潜在能力を活かす施術で、様々な舞台で活躍する。いま、大注目の PNF の「超」入門書！　神経と筋肉の仕組みを使って、楽に、的確に、そして効率よく施術できる……、それが "PNF"。リハビリテーションの手法として考案され、アスリートやダンサーのトレーニング、身体調整法として発達した施術メソッドです。受ける側に無理をさせず、施術する側も力を必要としない技術と理論です。

●辻亮 著　●四六判　●211頁　●本体1,600円＋税

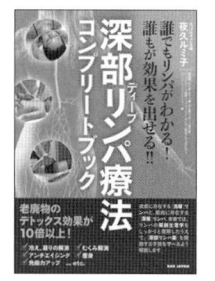

BOOK　**深部** (ディープ) **リンパ療法コンプリートブック**

〜誰でもリンパがわかる! 誰もが効果を出せる‼ 〜

老廃物のデトックス効果が 10 倍以上！　リンパ最前線！　解剖生理&手技を学ぶ　自己施術できてしまう‼　皮膚に存在する「浅層」リンパと、筋肉に存在する「深層」リンパ。本書では、リンパの解剖生理学をしっかりと理解したうえで、「深部リンパ節」を開放する手技を学べるよう解説します。「理論編」でリンパの全体像がわかる解剖生理学をわかりやすく解説し、「手技編」で西洋医学の解剖生理学に基づいたドイツリンパ療法に、東洋医学の鍼灸理論を組み合わせた著者独自のメソッドを大公開します

●夜久ルミ子 著　●A5判　●184頁　●本体1,600円＋税

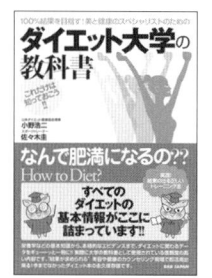

BOOK　100% 結果を目指す！美と健康のスペシャリストのための

ダイエット大学の教科書

美容や健康現場のプロとして、カウンセリングに活用したい方、健康について、正確で信用できるデータや知識を習得したい方、自分のストレスやホルモンがダイエットにどう影響しているのか知りたい方、効果がでるトレーニングの実践方法を知りたい方等…こんな方々にオススメです。栄養学などの基本知識から、本格的なエビデンスまで、ダイエットに関わるデータをギューーッと一冊に!実際に大学の教科書として使用されている信頼度の高い内容です。"結果が求められる" 美容や健康のカウンセリング現場で即活用出来る!今までなかったダイエット本の永久保存版です。すべてのダイエットの基本情報がここに詰まっています!!

●小野浩二 , 佐々木圭 著　●A5判　●200頁　●本体1,500円＋税

BOOK　理学療法士と医学博士が開発した新しいリンパシステムの理論 + 基本手技

ダニエル ・ マードン式モダンリンパドレナージュ

リンパの解剖生理学

理学療法士と医学博士が開発した新しいリンパシステムの理論 + 基本手技。リンパドレナージュは医学や解剖生理の裏付けを持った、科学的な技術です。正しい知識を持って行ってこそ安全に高い効果を発揮できるのです。セラピストのために、リンパのしくみを分かりやすいイラストで紹介し、新しいリンパシステムの理論と基本手技を学ぶことができます。知識や技術に自信がつき現場で活かせるようになるでしょう。

●高橋結子 著　●A5判　●204頁　●本体1,600円＋税

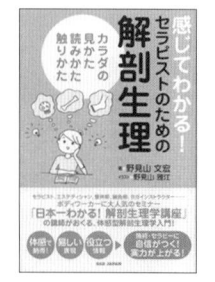

BOOK　ボディワーカーに大人気のセミナーの講師がおくる、体感型解剖生理学入門!

感じてわかる！セラピストのための **解剖生理**

なんて完璧なんだろう。もっと知りたい！　カラダという不思議と未知が溢れた世界。本書は、そんな世界を旅するためのサポート役であり方位磁石です。そして旅をするのはあなた自身！　自らのカラダを動かしたり触ったりしながら、未知なるカラダワンダーランドを探究していきましょう！　カラダの見かた、読みかた、触りかた」　カラダという、不思議と未知が溢れた世界。　セラピスト、エステティシャンなど様々なボディワーカーに大人気のセミナー講師の体感型解剖生理学入門。

●野見山文宏 著／野見山雅江 イラスト　●四六判　●180頁　●本体1,500円＋税

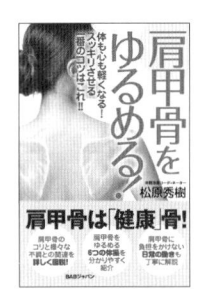

BOOK　体も心も軽くなる!すっきりさせる一番のコツはこれ!!

肩甲骨をゆるめる!

肩甲骨のコリと様々な不調との関連を詳しく図説、肩甲骨をゆるめる6つの体操を分かりやすく紹介、肩甲骨に負担をかけない日常の動きも丁寧に解説、肩甲骨を意識すれば、みるみる不調が改善します。首・肩・腰・膝・股関節が痛い/肋間に痛みが走る/腕や脚のしびれ/慢性的な鼻詰まり/頭痛/耳鳴り/咳/胃もたれ/便秘/冷え性/息苦しい/疲れやすい/深く眠れない/血圧が高い … etc. 実力派整体師が明かす、不調の改善法を公開します。誰にでもできる肩甲骨「健康」講座です。

●松原秀樹 著　●四六判　●184頁　●本体1,400円+税

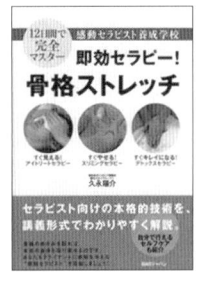

BOOK　トップアスリートのボディケア経験から生まれた、独自のホリスティック・メソッドを大公開!

即効セラピー! 骨格ストレッチ

骨格ストレッチとは、整体法・カイロプラクティック療法・呼吸法などの理論をベースに、人体構成の土台である骨格のバランスや関節の動きを、本来あるべき状態に導く特殊ストレッチです。そして、瞬時に自律神経を活性化させ、深層筋を刺激し、デトックス効果も発揮します。本格的技術を講義形式でわかりやすく解説。ぜひこの即効セラピーで、クライアントに感動を与える"感動セラピスト"を目指してください!

●久永陽介 著　●A5判　●216頁　●本体1,700円+税

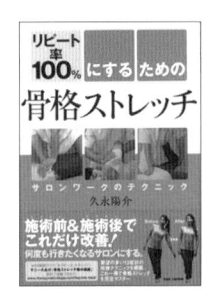

BOOK　また行きたくなるサロンのワークフロー教えます。

リピート率100%にするための骨格ストレッチ

どうすればお客様に繰り返しお越しいただけるサロンになるのか?　必要なのは、施術前(ビフォー)の状態から施術後(アフター)の状態がどれだけよくなったのかをきちんとお客様に体感していただくことなのです。骨格ストレッチは、骨格や筋肉のゆがみを調整し瞬時に改善を実感してもらえるセラピーです。施術前後の体の変化を、はっきりとお客様に確認していただけます。本書は要望の多い12症状の改善テクニックを網羅、これ一冊で骨格ストレッチを完全マスターしていただけます。何度も行きたくなるサロンをつくりましょう。

●久永陽介 著　●A5判　●216頁　●本体1,500円+税

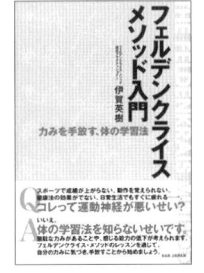

BOOK　無駄な力みや、感じる能力の低下に気づき、手放すことから始める体の学習法

フェルデンクライス・メソッド入門

力みを手放す、体の学習法

「無駄な力みや、感じる能力の低下に気づき、手放すことから始める体の学習法」 フェルデンクライス・メソッドは、人間の学習能力の仕組みに着目した「体の学習法」。独自のレッスンを通して、無駄に力んだ体や効率の悪い動作に気付き、無駄な力を使わない、効率の良い動作を学びます。本書では、フェルデンクライス・メソッドの基礎的な考え方から実践法について、初心者にも分かりやすく解説。体験レッスンも用意しました。

●伊賀英樹 著　●四六判　●192頁　●本体1,500円+税

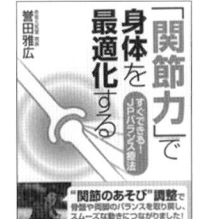

BOOK　すぐできる!JPバランス療法

「関節力」で身体を最適化する

自分でできる!　JPバランス療法の知恵。「関節力」は、トップアスリートの身体能力向上から、トップモデルの美容、日常生活まで、あらゆる身体コンディショニングのカギを握っています。関節微動点を活用し、適正な関節のあそび(=JP:Joint Play)を取り戻すことで、一瞬にして身体の状態や動きの質を改善します。■内容:第1章 関節のあそびとは?/第2章 基本関節編/第3章 応用動作編/第4章 スポーツ編/第5章 美容編/第6章 療術編(セラピスト向けテクニック)

●誉田雅広 著　●四六判　●180頁　●本体1,400円+税

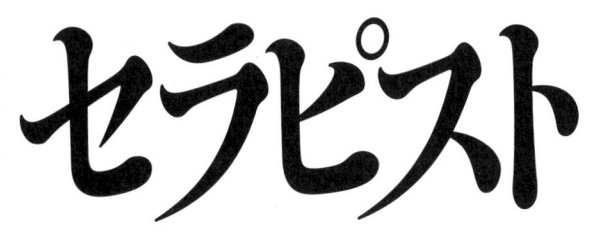

 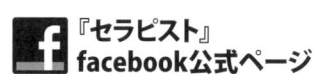
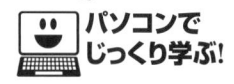
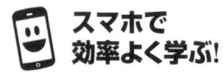
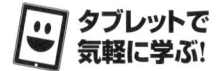